CB130189

SAÚDE MENTAL
DE CRIANÇAS E ADOLESCENTES
E ATENÇÃO PSICOSSOCIAL

SAÚDE MENTAL DE CRIANÇAS E ADOLESCENTES E ATENÇÃO PSICOSSOCIAL

Organizadoras

Amanda Dourado Souza Akahosi Fernandes

Bruna Lidia Taño

Maria Fernanda Barboza Cid

Thelma Simões Matsukura

MANOLE

Projeto gráfico: Departamento Editorial da Editora Manole
Editoração eletrônica e ilustrações: Formato Editoração
Capa: Ricardo Yoshiaki Nitta Rodrigues
Imagem da capa: istockphoto.com

CIP-BRASIL. CATALOGAÇÃO NA PUBLICAÇÃO
SINDICATO NACIONAL DOS EDITORES DE LIVROS, RJ

S272
Saúde mental de crianças e adolescentes e atenção psicossocial / organização Amanda Dourado Souza Akahosi Fernandes ... [et al.]. - 1. ed. - Santana de Parnaíba [SP] : Manole, 2021.
; 23 cm.

Inclui bibliografia e índice
ISBN 978-65-5576-192-4

1. Saúde mental infantil - Brasil. 2. Adolescentes - Saúde mental - Brasil. 3. Serviços de saúde mental infantil - Brasil. 4. Adolescentes - Serviços de saúde mental - Brasil. I. Fernandes, Amanda Dourado Souza Akahosi.

21-70377 CDD: 618.9289
CDU: 616.89-053.2-053.6

Meri Gleice Rodrigues de Souza - Bibliotecária - CRB-7/6439

Editora Manole Ltda.
Alameda América, 876
Tamboré – Santana de Parnaíba – SP – Brasil
CEP: 06543-315
Fone: (11) 4196-6000
www.manole.com.br | https://atendimento.manole.com.br/

Impresso no Brasil | *Printed in Brazil*

Organizadoras

Amanda Dourado Souza Akahosi Fernandes

Professora adjunta do Departamento de Terapia Ocupacional da Universidade Federal de São Carlos (UFSCar) e do Programa de Pós-graduação em Terapia Ocupacional da UFSCar. Atua com pesquisa, ensino e extensão na perspectiva da saúde mental e atenção psicossocial junto às crianças e adolescentes em sofrimento psíquico e suas famílias.

Bruna Lidia Taño

Terapeuta Ocupacional. Professora Adjunta do Departamento de Terapia Ocupacional da Universidade Federal do Espírito Santo (UFES). Doutora em Educação Especial pela Universidade Federal de São Carlos (UFSCar). Realiza ações de ensino, pesquisa e extensão nos campos da saúde mental de crianças e adolescentes, dos direitos humanos e em abordagens centradas nos territórios e comunidades.

Maria Fernanda Barboza Cid

Professora associada do Departamento de Terapia Ocupacional da Universidade Federal de São Carlos (UFSCar) e do Programa de Pós-graduação em Terapia Ocupacional da UFSCar. Realiza ações de ensino, pesquisa e extensão no campo da saúde mental de crianças e adolescentes. Pós-doutora em Educação Inclusiva pela Universidade de Vigo/Espanha.

Thelma Simões Matsukura

Professora Titular da Universidade Federal de São Carlos (UFSCar). Professora Sênior do Departamento de Terapia Ocupacional e do Programa de Pós-Graduação em Terapia Ocupacional (UFSCar). Doutora em Saúde Mental pela Faculdade de Medicina de Ribeirão Preto da Universidade de São Paulo (FMRP-USP). Pós-doutora pela Faculdade de Saúde Pública da Universidade de São Paulo (FSP-USP) e pela Università Degli Studi Di Perugia (UNIPG) - Itália.

Autores

Adriana Barbosa Pereira

Psicanalista, Professora na Pontifícia Universidade Católica de São Paulo, Membro do Grupo Brasileiro de Pesquisas Sándor Ferenczi. Foi professora do Rede Sampa, formação continuidade de trabalhadores do SUS. Doutora em Psicologia pela Universidade de São Paulo (USP).

Amanda Dourado Souza Akahosi Fernandes

Professora adjunta do Departamento de Terapia Ocupacional da Universidade Federal de São Carlos (UFSCar) e do Programa de Pós-graduação em Terapia Ocupacional da UFSCar. Atua com pesquisa, ensino e extensão na perspectiva da saúde mental e atenção psicossocial junto às crianças e adolescentes em sofrimento psíquico e suas famílias.

Amanda Oliveira Ferreira

Terapeuta Ocupacional do Departamento de Terapia Ocupacional da Universidade Federal do Rio de Janeiro (UFRJ) e Pesquisadora no Núcleo de Pesquisa em Políticas Públicas de Saúde Mental (NUPPSAM-IPUB-UFRJ). Mestrado Profissional em Atenção Psicossocial (IPUB-UFRJ).

Ana Flávia Soeiro dos Santos

Estudante do 9º termo de Serviço Social na Universidade Federal de São Paulo (UNIFESP). Coordenadora de cultura no Centro Acadêmico Livre de Serviço Social Ricardo Ferreira Gama (CARFG), redutora de danos com atuações práticas na Baixada Santista e integrante do Div3rso: Grupo de Estudos, Pesquisa e Extensão sobre Saúde Mental, Redução de Danos e Direitos Humanos.

Andrea Carla Atilano Braga

Atuou como Psicóloga de um Centro de Atenção Psicossocial Infantojuvenil (CAPSij). Foi docente do Programa Rede Sampa – Saúde Mental Paulistana, da Prefeitura de São Paulo. Supervisora do CAPSij de Jacareí. Psicóloga pela Pontifícia Universidade Católica de São Paulo. Pós-graduação em Psicanálise na Perinatalidade e Parentalidade, pelo Instituto Gerar de Psicanálise.

Beatriz Rocha Moura

Gerente de CAPS infantojuvenil em São Paulo (de 2012 a 2019). Mestre em Terapia Ocupacional pela Universidade Federal de São Carlos (UFSCar).

Bruna Lidia Taño

Terapeuta Ocupacional. Professora Adjunta do Departamento de Terapia Ocupacional da Universidade Federal do Espírito Santo (UFES). Doutora em Educação Especial pela Universidade Federal de São Carlos (UFSCar). Realiza ações de ensino, pesquisa e extensão nos campos da saúde mental de crianças e adolescentes, dos direitos humanos e em abordagens centradas nos territórios e comunidades.

Camila Camargo Santarosa

Terapeuta Ocupacional na Clínica Building Blocks Occupational Therapy (Sydney, Austrália). Mestre em Terapia Ocupacional pela Universidade Federal de São Carlos, Especialista no Método Terapia Ocupacional Dinâmica, Especialista em Saúde Pública.

Carina Curti Galhardi

Orientadora de medidas socioeducativas em meio aberto. Mestra em Terapia Ocupacional pela Universidade Federal de São Carlos.

Carolina Elisabeth Squassoni

Terapeuta Ocupacional do Centro de Atenção Psicossocial (CAPS II), São Carlos – SP. Doutorado em Educação Especial pelo Programa de Pós-Graduação da Universidade Federal de São Carlos (PPGEEs – UFSCar). Pós-Doutorado em Terapia Ocupacional pelo Programa de Pós-Graduação em Terapia Ocupacional da Universidade Federal de São Carlos (PPGTO – UFSCar).

Christiane Mery Costa

Fonoaudióloga, trabalhadora do Sistema Único de Saúde no município de São Paulo e coordenadora do Projeto Rede Sampa, de educação permanente para profissionais da Rede de Atenção Psicossocial. Mestrado Profissional em Educação Profissional em Saúde pela FIOCRUZ/RJ.

Cristiana Beatrice Lykouropoulos

Interlocutora de Saúde Mental do Butantã – SMS/SP, supervisora clínico-institucional de CAPS infantojuvenil (CAPSij), coordenadora do GT Saúde Mental da Sociedade Brasileira de Fonoaudiologia, gerente de CAPSij em São Paulo (2005 a 2019). Mestre em Educação: História, Política e Sociedade pela PUC/SP.

Elizabeth Maria Freire de Araújo Lima

Professora Associada do Curso de Terapia Ocupacional da Faculdade de Medicina da Universidade de São Paulo. Livre-Docente em Terapia Ocupacional pela Faculdade de Medicina da USP. Pós-doutora em Artes pela University of the Arts, London, UK.

Emiliano de Camargo David

Psicólogo, Doutorando e Mestre em Psicologia Social pela Pontifícia Universidade Católica de São Paulo. Bolsista CNPq e professor do Instituto Sedes Sapientiae (Curso de Especialização "Saúde Mental e Reforma Psiquiátrica: Clínica e Política na Transformação das Práticas"). Integrante do Núcleo de Pesquisa em Lógicas Institucionais e Coletivas (NUPLIC-PUC/SP), do Instituto AMMA Psique e Negritude e do GT Racismo e Saúde, da ABRASCO. É membro do Departamento Formação em Psicanálise do Instituto Sedes Sapientiae.

Fernanda Carolina Marinelli

Orientadora de Medidas Socioeducativas em meio aberto. Graduada em Psicologia.

Fernanda de Almeida Pimentel

Terapeuta Ocupacional da Universidade Federal de São Paulo (UNIFESP). Gerente de CAPS infantojuvenil (CAPSij) em São Paulo (de 2012 a 2019). Mestre em Ciências pela UNIFESP.

Giovana Garcia Morato

Professora Adjunta do Departamento de Terapia Ocupacional da Universidade Federal de São Carlos (UFSCar). Doutorado pela PPGTO-UFSCar.

Isabela Aparecida de Oliveira Lussi

Professora Associada junto ao Departamento de Terapia Ocupacional e ao Programa de Pós-graduação em Terapia Ocupacional da Universidade Federal de São Carlos (UFSCar). Doutora em Ciências pela Escola de Enfermagem de Ribeirão Preto da Universidade de São Paulo, Programa de Enfermagem Psiquiátrica. Pós-Doutoramento pelo Centro de Estudos Sociais da Universidade de Coimbra – Portugal.

Julia Ferreira Bernardo

Terapeuta Ocupacional do SUS. Doutora em Educação e Saúde.

Juliana Araújo Silva

Pós-doutoranda em Estética e História da Arte pelo PGHEA-USP. Doutora em Psicologia e Sociedade.

Julieta Jerusalinsky

Psicóloga pela Universidade Federal do Rio Grande do Sul. Especialização em clínica com bebês pela FEPI Argentina. Mestrado e Doutorado em Psicologia Clínica pela Pontifícia Universidade Católica de São Paulo.

Luciana Togni de Lima e Silva Surjus

Professora Adjunta no Departamento de Políticas Públicas e Saúde Coletiva da Universidade Federal de São Paulo. Doutora em Saúde Coletiva.

Luziane Zacché Avellar

Professora Titular do Programa de Pós-graduação em Psicologia (PPGP) do Departamento de Psicologia Social e do Desenvolvimento (DPSD) da Universidade Federal do Espírito Santo (UFES).

Maria Antonieta Pezo del Pino

Psicanalista. Pesquisadora no Pós-Doutorado no Instituto de Psicologia da Universidade de São Paulo (IP-USP) junto ao Laboratório de Psicanálise Sociedade e Política. Coordena o espaço virtual Rene Kaes. Supervisora clínico-institucional desde 1983 na saúde pública. Autora de diversos artigos e capítulos de livros.

Maria Cristina Gonçalves Vicentin

Professora Doutora do Programa de Estudos Pós-graduados em Psicologia Social da Pontifícia Universidade Católica de São Paulo (PUC-SP). Coordenadora do Núcleo de Estudos e Pesquisas Lógicas Institucionais e Coletivas da PUC-SP.

Maria Cristina Ventura Couto

Psicóloga e Pesquisadora no Núcleo de Pesquisa em Políticas Públicas de Saúde Mental do Instituto de Psiquiatria da Universidade Federal do Rio de Janeiro (NUPPSAM-IPUB-UFRJ). Docente no Programa de Mestrado Profissional em Atenção Psicossocial do IPUB/UFRJ. Doutorado em Saúde Mental (PROPSAM-IPUB-UFRJ).

Maria Fernanda Barboza Cid

Professora associada do Departamento de Terapia Ocupacional da Universidade Federal de São Carlos (UFSCar) e do Programa de Pós-graduação em Terapia Ocupacional da UFSCar. Realiza ações de ensino, pesquisa e extensão no campo da saúde mental de crianças e adolescentes. Pós-doutora em Educação Inclusiva pela Universidade de Vigo/Espanha.

Mariane Cristina Lourenço

Terapeuta Ocupacional na Prefeitura Municipal de Ibaté. Mestre em Terapia Ocupacional pela Universidade Federal de São Carlos.

Martha Morais Minatel

Professora Adjunta do Departamento de Terapia Ocupacional da Universidade Federal de São Carlos. Doutora em Educação (PPGED-UFS).

Massimiliano Minelli

Professor Associado do Dipartimento di Filosofia, Scienze Sociali, Umane e Della Formazione dell´Università degli Studi di Perugia. Doutor em Metodologia de pesquisa etnoantropologica pela Università degli Studi di Siena.

Melissa Ribeiro Teixeira

Professora Adjunta do Departamento de Terapia Ocupacional da Universidade Federal do Rio de Janeiro (UFRJ) e Pesquisadora no Núcleo de Pesquisa em Políticas Públicas de Saúde Mental (NUPPSAM-IPUB-UFRJ). Doutorado em Saúde Mental (PROPSAM-IPUB-UFRJ).

Paola Lazzarotto

Psicóloga pela UNISINOS/RS. Mestra em Saúde Coletiva, construiu o seu percurso atuando na gestão e na assistência no campo da saúde mental, tendo especial dedicação ao cuidado de crianças e adolescentes em situação de vulnerabilidade social e com sujeitos que fazem uso de álcool e outras drogas. Atualmente se dedica à prática clínica e ao trabalho de supervisão clínico-institucional neste campo.

Raíssa Herold Matias Richter

Terapeuta Ocupacional na Prefeitura Municipal de São Paulo. Coordenação da Residência Multiprofissional em Práticas Integrativas e Complementares em Saúde da Secretaria Municipal de Saúde de São Paulo. Mestrado em Terapia Ocupacional pela Universidade Federal de São Carlos.

Rosana Maria Menzani
Orientadora de medidas socioeducativas em meio aberto – foco em atendimento às famílias. Pós-graduada em Promoção de Saúde na Comunidade.

Sarah Raquel Almeida Lins
Terapeuta Ocupacional da Associação Renascer – Centro de Reabilitação e Integração, São José do Rio Preto – SP. Doutora em Educação Especial pelo Programa de Pós-graduação em Educação Especial da Universidade Federal de São Carlos (PPGEEs-UFSCar).

Tatiana Dimov
Professora Adjunta do Departamento de Terapia Ocupacional do Centro de Ciências da Saúde da Universidade Federal de Santa Maria.

Teresinha Cid Constantinidis
Professora associada do Departamento de Terapia Ocupacional da Universidade Federal do Espírito Santo (UFES). Doutora em Psicologia Social.

Thauana Letícia Felício
Coordenadora do Programa de Medidas Socioeducativas em Meio Aberto – Salesianos São Carlos. Pós-graduação em Políticas Públicas e Socioeducação.

Thelma Simões Matsukura
Professora Titular da Universidade Federal de São Carlos (UFSCar). Professora Sênior do Departamento de Terapia Ocupacional e do Programa de Pós-Graduação em Terapia Ocupacional (UFSCar). Doutora em Saúde Mental pela Faculdade de Medicina de Ribeirão Preto da Universidade de São Paulo (FMRP-USP). Pós-doutora pela Faculdade de Saúde Pública da Universidade de São Paulo (FSP-USP) e pela Università Degli Studi Di Perugia (UNIPG) - Itália.

Yanca Almeida Silva
Terapeuta Ocupacional no Centro de Reabilitação e Estimulação do Neurodesenvolvimento (CREN). Bacharelado em Terapia Ocupacional. Pós-graduanda em Saúde Mental e Atenção Psicossocial.

Sumário

Prefácio

CRIANÇAS E ADOLESCENTES E O CAMPO DA ATENÇÃO PSICOSSOCIAL

Se estivéssemos em tempos normais, este livro de ensaios sobre atenção psicossocial de crianças e jovens já estaria cumprindo uma missão fantástica de educação em saúde e sustentação de algumas conquistas conceituais sólidas dos últimos 20 anos.

Mas não estamos vivendo tempos normais, e este livro torna-se uma oportuna ferramenta de luta e resistência para os trabalhadores, usuários e familiares da saúde mental no Brasil.

Conquistas conceituais sólidas, o que isso significa? Desde meados dos anos 1990, a saúde mental no Brasil, através da prática dos novos serviços territoriais do SUS, vem sendo desafiada a construir referências úteis e aplicáveis ao dia a dia dos novos dispositivos de atenção, para serem compartilhadas com o amplo universo de trabalhadores deste campo. Esta designação, Campo da Atenção Psicossocial, começa a surgir no discurso publicado pela área de saúde mental a partir do início da segunda metade da década de 1990, vindo a tornar-se uma moldura eficaz e compartilhada pela maioria dos autores e trabalhadores, capaz de designar e circunscrever um extenso conjunto de indagações que vão da política à clínica, no território concreto das cidades brasileiras e, direta ou indiretamente, no âmbito das políticas públicas.

Quantitativa e qualitativamente, as reflexões e práticas produzidas em nosso Campo, de rarefeitas e frágeis até o início do milênio, foram a cada ano se avolumando e se adensando, superando barreiras e armadilhas, e afirmando uma singularidade necessária, sem a qual seu objeto, a atenção psicossocial nos territórios concretos da vida, poderia ficar prisioneiro de simplificações e reducionismos oriundos das poderosas tradições que lhe são matrizes.

A rigor, pensando a partir de Bourdieu, nem parece tarefa possível e realista afirmar a construção de um novo campo de reflexões e práticas da saúde mental, em meio à acirrada batalha pelo poder simbólico no âmbito do conhecimento e das instituições que articulam psiquiatria, psicologia, psicanálise, saúde pública. A tarefa de sustentar um modelo de atenção, no âmbito da política pública, que assegure o cuidado em liberdade, torna este campo uma necessidade e uma urgência, como espaço de conhecimento, prática clínica e militância.

Pois acrescento: as ações e reflexões que têm como objeto a atenção psicossocial de crianças e adolescentes constituem, a meu ver, a vanguarda do campo de atenção psicossocial, a ponta de lança, o espaço onde se colocam à prova, para valer, concepções decisivas do campo, como a intersetorialidade, a autonomia do sujeito, os direitos de cidadania, a promoção de saúde, as interfaces com as instituições disciplinares do Estado.

Nesta preciosa coletânea, um painel abrangente e crítico dos desafios da atenção psicossocial de crianças e jovens é oferecido aos leitores.

Intersetorialidade, atuação compartilhada com as famílias, promoção de saúde nas escolas, a escola como espaço privilegiado de sociabilidade e de intervenção psicossocial, drogas e redução de danos na adolescência, racismo e saúde mental no cenário dos CAPSijs (tenho pleno acordo com o uso da sigla CAPSij, em lugar de CAPSi, como usávamos até agora), e a abordagem das situações definidas como crise, são temas debatidos na primeira seção.

A segunda parte do livro é dedicada ao Centro de Atenção Psicossocial Infantojuvenil, o CAPSij, este dispositivo criado pela reforma psiquiátrica no ano de 2002, através da Portaria 336 do Ministério da Saúde, e que, como ação sistemática e compromisso do Estado de Bem-Estar Social proposto na Constituição de 1988, inaugura a política nacional de atenção psicossocial de crianças e adolescentes. Não é trivial pensar que estamos falando de um lapso temporal de menos de 20 anos na história desse dispositivo estratégico tão decisivo. Em período histórico tão curto, os desafios de gestão clínica, inovação, articulação territorial desse serviço tão peculiar e indispensável ocuparam o debate do cuidado a crianças e adolescentes em sofrimento psíquico, constituindo um corpus conceitual complexo e denso, que fica bem expressado nos capítulos desta parte da coletânea.

Finalmente, na terceira parte, interfaces e parcerias do cuidado são discutidos, como o trabalho colaborativo com a atenção básica, o desafio dos jovens que vivem em extrema vulnerabilidade social nas cenas urbanas de consumo de drogas, a crueza e ambiguidade das medidas socioeducativas, o impacto da pandemia do Covid-19 sobre crianças e adolescentes.

Comecei dizendo que não estamos vivendo tempos normais. Vivemos um país em destroços, pela pandemia que tira mais de duas mil vidas a cada dia, pela indiferença criminosa do Estado com o sofrimento sanitário e social da população, pela restrição do oxigênio democrático desde a interrupção da institucionalidade constitucional a partir de abril de 2016. Vivemos tempos sombrios, em que as crianças e jovens, e suas famílias, especialmente nas classes sociais que sofrem diretamente o flagelo da iniquidade, são as mais diretamente afetadas.

Esta coletânea, organizada por Amanda Dourado Souza Akahosi Fernandes, Bruna Lidia Taño, Maria Fernanda Barboza Cid e Thelma Simões Matsukura, que nos apresenta 18 vigorosos ensaios sobre Saúde Mental de Crianças e Adolescentes e Atenção Psicossocial, constitui para todos nós um alento, uma inspiração e um poderoso instrumento de resistência ao desmonte da atenção psicossocial e das políticas de bem-estar social.

Eis aqui um livro que se tornará, certamente, referência obrigatória para os profissionais do campo da atenção psicossocial, para estudantes de graduação e pós-graduação, para pesquisadores da saúde coletiva, e para todos os interessados na saúde mental e bem-estar de crianças e jovens.

Pedro Gabriel Delgado
Psiquiatra. Professor da Universidade Federal do Rio de Janeiro.

Rio de Janeiro, 30 de março de 2021

Apresentação

"Do nosso jeito, tá ligado?
quem define é o cuidado"
Emicida

O percurso histórico da assistência e cuidado no campo da psiquiatria e saúde mental, os processos de institucionalização e segregação perduraram por décadas, enquanto meios de lidar com as pessoas que vivenciavam a experiência do sofrimento psíquico (TAÑO; MATSUKURA, 2015). Com as crianças e adolescentes não foi diferente. Sob diferentes olhares e instâncias, crianças e adolescentes foram tratados durante várias décadas sem nenhuma distinção dos adultos (ARAUJO et al, 2014) e, para além, quando finalmente foi proposto algum tipo de assistência, esta se pautava na normatização dos corpos, patologização e medicalização da vida.

Assim, compreende-se que diferentes formas de assistência e cuidado se fizeram presentes ao longo da história sob esse viés, até o relativamente recente reconhecimento de que crianças e adolescentes são sujeitos de direitos a partir do Estatuto da Criança e do Adolescente (ECA) em 1990. Porém, observa-se que mesmo diante de avanços, há o desafio de transformação real e concreta dessa realidade.

A Atenção Psicossocial vinculada ao movimento da reforma psiquiátrica, reúne um conjunto de ações teórico-práticas, político-ideológicas e éticas de caráter inovador, tendo em vista a substituição do modelo asilar (COSTA-ROSA; LUZIO; YASUI, 2003). Segundo os autores, não se trata apenas da transformação nos serviços de saúde mental ou de organização institucional, mas sim da maneira como se cuida e reinventa a sociedade, dando outro lugar ao sofrimento psíquico, respeitando as diferenças e compreendendo a saúde como produção e promoção da autonomia, liberdade e defesa da vida (COSTA-ROSA; LUZIO; YASUI, 2003).

Quanto aos desafios para o campo da saúde mental infantojuvenil, um deles, se não o principal, tem sido o de constituir a Atenção Psicossocial a essa população, consolidada, principalmente a partir da Rede de Atenção Psicossocial (RAPS). Isto em decorrência da compreensão de que a Atenção Psicossocial no Brasil é considerada o arranjo estruturante da RAPS, de forma a possibilitar teórica e metodologicamente o processo de trabalho e de cuidado que orienta seu funcionamento, bem como a organização da rede de cuidados e práticas (MORATO, 2019).

Quando se trata da Atenção Psicossocial para a infância e adolescência, embora tenhamos clareza do lugar que os CAPSij assumem no cuidado, precisamos ir para além de certa centralidade excludente, ao compreender que o cuidado se faz em rede, intersetorial, e que, para tanto, a Atenção Básica à Saúde, as escolas, os equipamentos da assistência social se tornam também atores principais e não coadjuvantes. Os CAPSij devem ser o meio, o caminho e não o fim. Compreendendo que o cuidado não se faz em um único lugar, mas na tessitura de uma rede de alianças com diferentes grupos e atores sociais, serviços e cuidadores (YASUI, 2010).

Desta forma, a partir dessa dimensão, uma das questões centrais nas nossas reflexões e pesquisas é "Como a Atenção Psicossocial se configura e se operacionaliza efetivamente na prática cotidiana do cuidado à população infantojuvenil?", tendo em vista os limites e as fragilidades para sua concretude como, por exemplo, a necessidade de ampliação e expansão das políticas e de garantias de execução, considerando, de fato, a complexidade e singularidade da infância e adolescência, e todas as dificuldades estruturais, formativas e de recursos humanos (FERNANDES et al., 2020).

Este livro se afirma então enquanto um compromisso e um desdobramento do nosso encontro com o campo da saúde mental de crianças e adolescentes, que vem sendo tecido ao longo do tempo, desde o final dos anos 1990, a partir de alguns pontos que, em um processo contínuo de alinhavos e costuras, tem contribuído para o debate amplo e complexo da atenção psicossocial da população infantojuvenil.

Concordamos com Vicentin (2006), que afirma que tanto os processos de produção e manifestação do sofrimento psíquico quanto de cuidado não devem ser remetidos unicamente às crianças (e, aqui, incluímos os adolescentes), sendo esta uma questão complexa que diz respeito a todos, especialmente aos processos macroestruturais produtores de subjetividades.

Trata-se, então, de compreender as infâncias e adolescências a partir de um compromisso coletivo, em redes sociais de proteção. Em certa medida, isso se coloca enquanto a responsabilidade de fomentar reflexões que tenham o potencial de produzir cuidado pautado no encontro com as crianças e adolescentes que atravessam ou não o sofrimento psíquico intenso, buscando a coexistência com o novo, o singular, possibilitam a expressão e a construção de novas formas de estar, se relacionar, existir e produzir a vida (ANDRE; BASILE, 1996).

Assim, retomamos as direções que devem organizar o cuidado, tal propostas por Andre é Basile (1996) ainda na década de 1990. Uma ancorada na disponibilidade do encontro com as crianças e adolescentes, de modo que, por meio deste, elas possam cavar espaços de expressividade e participação nos diferentes contextos nos quais circulam e outra que se ocupe da construção de relações e territórios capazes de sustentar coletivamente tais expressividades e modos de existência.

A esta proposta, nós apresentamos um componente a mais, que, sob a luz da Atenção Psicossocial, concretiza a disponibilidade para o encontro, ou seja a participação ativa de crianças, adolescentes e suas famílias no projeto, planejamento e implementação das ações de cuidado, de forma que os caminhos a serem trilhados possam ser conduzidos com os principais atores e autores da história a ser contada, a partir de um processo que de fato escute e reconheça o lugar genuíno de cada sujeito e coletivo, bem como as singularidades que vão tecendo as diferentes formas de ser/estar no mundo e atravessar adversidades tais como a experiência do sofrimento psíquico, fomentando, assim, o exercício da participação e, consequentemente da cidadania.

Apostamos e defendemos que a produção dos sofrimentos e também das potências e criativas formas de viver se fazem no encontro das crianças, dos adolescentes e de suas famílias com o mundo, na partilha do cotidiano. Esta defesa se coloca em franca oposição às atuais estratégias, difundidas por organizações biomédicas, pela mídia e por discursos institucionais de distintos setores que traduzem expressões de crianças e adolescentes por diagnósticos que então sustentam discursiva e institucionalmente prescrições medicamentosas, protocolos rígidos de intervenção e criminalização das vidas e dos modos de viver.

Cabe observar que, ao apostar em processos de cuidado que não sejam disparados pelo viés da medicalização e da individualização das problemáticas, não estamos negando ou nos opondo às práticas que se produzem pelo viés das especialidades clínicas ou psiquiátricas, pelo contrário, reconhecemos que elas fazem parte dessa costura coletiva das estratégias de cuidado, de forma que podem se fazer presentes desde que a partir de uma análise complexa da produção da saúde mental e do sofrimento psíquico em crianças e adolescentes e suas famílias.

As reflexões apresentadas até aqui desembocam em um dos elementos que, para nós, é muito caro na composição da nossa história com o campo da saúde mental infantojuvenil, ou seja, o entendimento de que as redes (pessoais, intrasetoriais, intersetoriais) são potentes estratégias de produção do cuidado em saúde mental, mas também de constituição do terreno de circulação, criação, interação, crescimento e participação de crianças e adolescentes de forma geral. Interessa-nos, então, questionar: Quais terrenos temos cultivado, enquanto responsáveis que somos (adultos, profissionais, instituições e sociedade no geral), para as crianças e adolescentes?

A constituição de redes intersetoriais é um dos pilares da política de atenção psicossocial infantojuvenil no Brasil que defendemos, sobre a qual poderemos falar de forma mais ampla e aprofundada em outros capítulos deste livro, partindo de estudos conduzidos pelo nosso grupo e de propostas com grande potencial para a produção do cuidado coletivo e engajado em saúde mental de crianças e adolescentes (da promoção ao cuidado estratégico).

Aqui, neste texto, gostaríamos apenas de enfatizar o nosso lugar nesta rede, de forma a manifestar nosso compromisso pela garantia dos direitos de ser criança e adolescente e pelo cultivo de espaços seguros para a produção e o encontro deles com a vida.

Falamos a partir do lugar de terapeutas ocupacionais trabalhadoras e militantes, formadoras profissionais e pesquisadoras do campo da saúde mental infantojuvenil, ou seja, compartilhamos o entendimento sobre a potência do que se produz no encontro entre indivíduos e coletivos advindos de singulares e delicadas produções territoriais, comunitárias, históricas e culturais, tanto na perspectiva da prática profissional quanto da produção de conhecimento.

Além disso compartilhamos, também, do entendimento de que cada ação nossa diz de um posicionamento ético e político, e que o trabalho interdisciplinar e mais, transdisciplinar, é o que se coloca mais alinhado às complexas e urgentes questões que se enunciam neste campo. Agradecemos assim cada autora e autor que a partir de suas práticas e suas reflexões contribuíram para esta produção com a oferta de seus textos, resultados de seus engajamentos tão profundos com o campo. Nesse sentido, nossa intenção, com este livro, é contribuir para o campo da saúde mental de crianças e adolescentes, a partir de composições teórico-práticas de fato comprometidas com as infâncias e adolescências e que possam fomentar reflexões que sejam capazes de fortalecer a criação de redes, territórios e relações mais democráticas, inclusivas, afetivas, pautadas na real disponibilidade para os encontros e os caminhares com crianças e adolescentes, reconhecendo a pluralidade dos modos de existência e expressão.

Temos consciência de que o momento atual caminha na contramão do que defendemos aqui. Uma atualidade que insiste no retrocesso no campo dos direitos humanos e do direito às diferenças e que toma por exercício o campo da saúde mental, desinvestindo e desmontando as práticas territoriais e psicossociais e fortalecendo as intervenções e instituições psiquiátricas, sob a égide de uma política autoritária, higienista, criminalizante e racista.

No entanto, nosso compromisso se mantém e se fortalece. Para cada ataque à diversidade da vida humana, das vidas coletivas, maiores e mais sustentadas serão as nossas resistências. Assim, a intenção colocada na produção deste livro é de que ele possa ser alimento, que ele possa contribuir para o acalanto e respeito a crianças, adolescentes e suas comunidades e que subsidie e dispare outras tantas e variadas formas de produção de cuidado e de conhecimento: em potência de criação, vida e liberdade a partir do que experimenta, vive e sonha cada território.

Seguiremos,

As Organizadoras

REFERÊNCIAS

1. ANDRE, S. Al-B; BASILE, O. Fábrica de mundos: ferramentas conceituais para o tratamento das psicoses infantis. In.: FERNANDES, M.I.A; VICENTIM, M.C.G.; VIEIRA, MCT (Org.). **Tecendo a rede.** Taubaté: Cabral, 1999, p. 137-182.
2. ARAUJO et al. História da saúde da criança: conquistas, políticas e perspectivas. **Rev Bras Enferm**, n.67, v.6, p.1000-7, 2014.
3. COSTA-ROSA, A.; LUZIO, C. A.; YASUI, S. Atenção Psicossocial- rumo a um novo paradigma na Saúde Mental Coletiva. In P. Amarante (coord.), **Archivos de Saúde Mental e Atenção Psicossocial.** Rio de Janeiro: Nau, p. 13-44, 2003.
4. MORATO, G.G. **Reabilitação psicossocial e atenção psicossocial: identificando concepções teóricas e práticas no contexto da assistência em saúde mental.** 2019. 288 fls. Tese (Doutorado em Terapia Ocupacional) - Universidade Federal de São Carlos, São Carlos, 2019.
5. TAÑO, B.L.; MATSUKURA, T.S. Saúde mental infantojuvenil e os desafios do campo: reflexões a partir do percurso histórico. **Cadernos de Terapia Ocupacional da UFSCar**, São Carlos, 23, n.2, 2015.
6. VICENTIN, M.C.G. Infância e adolescência: uma clínica necessariamente ampliada. **Revista de Terapia Ocupacional da Universidade de São Paulo**, São Paulo, v.17, n.1, p. 10-17, jan./abr. 2006.
7. YASUI, S. **Rupturas e encontros: desafios da reforma psiquiátrica brasileira.** Rio de Janeiro: Fiocruz, 2010.

PARTE I

Elementos para a composição do cuidado comprometido com a saúde mental de crianças e adolescentes

1

Atenção psicossocial e intersetorialidade: entre o lugar do saber e o saber do lugar

Bruna Lidia Taño
Thelma Simões Matsukura
Martha Morais Minatel

PALAVRAS-CHAVE

- Intersetorialidade; saúde mental; crianças; adolescentes.

"Nenhum aquário é maior do que o mar."
Lenine

APRESENTAÇÃO

Propomos aqui uma conversa sobre a articulação intersetorial como condição absoluta para o cuidado e exercício de direitos de crianças, adolescentes, suas famílias e comunidades*. Destacamos em especial as crianças e adolescentes que se encontram em momentos de sofrimento psíquico e aquelas que estão expostas às mais graves e urgentes vulnerabilidades. A intenção é a de que possamos discutir sobre a superação de lógicas de atenção que, ao tratarem as crianças e adolescentes como "casos" ou como "queixas", não se efetivam como prática de proteção e cuidado e (re)produzem violências históricas†. Para tanto, partimos do reconhecimento dos saberes e contribuições disparados pelo

---

* Este texto é produto de elaboração conjunta entre as autoras, e teve como suporte a tese de doutorado da primeira autora, sob orientação da segunda.

† A respeito da produção histórica de violência e invisibilidade de famílias, consultar o capítulo "Crianças, adolescentes e suas famílias: proposições para práticas comprometidas com os encontros", de Taño, Matsukura, Minelli e Constantinidis, que também compõe esta obra.

Sistema Único de Saúde (SUS), por outros agentes sociais e pelo que se produz de comum a partir das lógicas dos encontros.

As reflexões aqui presentes tomam como ponto de partida (e não de centralidade) os Centros de Atenção Psicossocial Infantojuvenis (CAPSij) e suas equipes de trabalho que, desde sua criação, há pouco menos de vinte anos, se colocam na linha de frente e na tarefa de sustentar/apoiar a tessitura de redes de cuidado. Compreendemos que, entre outras funções, os CAPSij podem enunciar a importância das ações coletivas em saúde e em favor dos direitos humanos que se colocam muito mais adiante do simples foco na doença, compondo o debate e as ações para um cuidado ético e integral e o respeito às diferenças humanas.

Ressaltamos ainda que outros pontos da Rede de Atenção Psicossocial (RAPS), em especial a Atenção Básica em Saúde, têm atribuição correlata e vêm buscando responder ao desafio da intersetorialidade a partir de suas realidades locais.

Reconhecemos que as questões que se colocam para a articulação intersetorial, ainda que locais e relacionadas aos territórios dinâmicos aos quais se referem, trazem em seus movimentos temas gerais, no sentido dos desafios e apostas do cuidado e proteção às crianças e adolescentes no país, em especial os (des)entendimentos sobre as (im)possibilidades que tal ativação coletiva oferece. Entre outras questões que se afirmam, toca-nos questionar sobre qual ou quais lugares os CAPSij ocupam nessa articulação, como concebem sua tarefa e quais expectativas produzem em relação às ações e potências ou impotências dos outros setores.

Nessa sentido, e considerando o atual cenário que emergiu a partir da pandemia da Covid-19 e do desinvestimento absoluto nas políticas e programas sociais a partir do governo federal, acreditamos que as articulações coletivas em cada um dos territórios em que são produzidas e se produzem as vidas de crianças, adolescentes e suas famílias são as formas de resistência aos ataques à dignidade humana em curso hoje e à possibilidade do (re)surgimento de novas formas de viver e de se fazer a vida comum.

DA CENTRALIZAÇÃO DAS RESPOSTAS À CRIAÇÃO DE ESTRATÉGIAS COLETIVAS: A INTERSETORIALIDADE COMO AÇÃO POLÍTICA, HUMANA E DEMOCRÁTICA

Nos contextos em que a desinstitucionalização não se afirmou enquanto compromisso e realidade social, o sistema de oferta de serviços se estabelece a partir da lógica do *revolving door*, que, em outras palavras, é um sistema que opera na lógica do circuito (ROTELLI, 1990). Nessas localidades, nas quais inclui-se o Brasil, a psiquiatria reformada composta por serviços comunitários e estruturas de internação (em nosso caso, comunidades terapêuticas, hospitais gerais e outros aparatos de institucionalização do e para além das ofertas do SUS) se inter-relaciona por meio de uma movimentação em esquema de circuito, assumindo lógicas assistenciais traduzidas pela cisão das ofertas e fragmentação das abordagens[‡]. Tal dinâmica acarreta uma peregrinação constante e alienante das pessoas e grupos que carecem de cuidado, produzindo efeitos tão devastadores quanto a estagnação produzida pelas longas internações experimentadas nas décadas anteriores. Com diferentes velocidades e movimentações entre serviços que não acolhem e contando com uma suposta multiplicidade de ofertas, essa produção assistencial não resulta em efeitos mais sustentados de cuidado e de autonomia (ROTELLI, 1990).

Esses movimentos destituídos do cuidado produzem cronificações e a consequente patologização de problemas sociais profundos, que se verificam e intensificam na atual realidade nacional. Tal dinâmica revela-se ainda mais problemática, grave e intensiva para os jovens e adolescentes para os quais o saber científico tem buscado sistematicamente investir seus construtos e para os quais as nosografias classificatórias têm pouco ou nada respondido às demandas e necessidades concretas de vida e participação social a que estes têm direito e almejado constituir (ROTTELI, 1990; LUGON, 2016).

Assim, verifica-se que por si só, a desinstitucionalização, quando não acompanhada da produção de novas ordenações nas lógicas do cuidado e de engajamento de diferentes participantes sociais, pode resultar em aspectos negativos e na reprodução de sistemas assistenciais de violência, alienação, segregação e omissão.

Vê-se como corrente que as diferentes instituições sociais, centradas essencialmente na oferta de ações de acordo com suas expertises e no esquema problema-resposta, deparam-se com as complexas questões sociais, produzindo aproximações pouco satisfatórias, que cada vez mais passam a ser lidas sob o viés da patologia e da doença/transtorno mental. Nesse sentido, e principalmente para os jovens e crianças, a neuropsiquiatria se estabelece como campo de competência e como saber capaz de responder àquilo que não foi capturado pelo esquema compreensivo das outras tantas instituições sociais em que se incluem escola, assistência social, justiça e trabalho (ROTTELI, 1990).

‡ Situação mais agravada por medidas como a liberação para internação em Comunidades Terapêuticas para adolescentes e jovens entre 12 e 18 anos, pelo Conselho Nacional Sobre Drogas (CONAD), em julho de 2020.

Para Rotelli (1990), torna-se necessário, então, que se desinstitucionalize não somente a atenção, mas sim o paradigma que sustenta as ações técnicas e os entendimentos sociais sobre a loucura e o sofrimento psíquico. Abdicar, portanto, do paradigma racionalista centrado no esquema problema/resposta, que limita as compreensões, que as descreve e interpreta a partir de instituições, e não das pessoas e dos problemas sociais que as atravessam.

Em se tratando da atenção às crianças e adolescentes sustentada na perspectiva da atenção psicossocial, o trabalho a ser empreendido, então, deve ser o de possibilitar que o cuidado seja elaborado e articulado na dinâmica social na qual as concepções de crianças e adolescentes enquanto sujeitos de direitos possam ser asseguradas (COUTO; DELGADO, 2016). Deve garantir que o cuidado se estabeleça em rede, e não em circuito, de modo a produzir vida, ultrapassando proposições e lógicas tão violentas ancoradas na defesa dos dispositivos criados a partir da reforma psiquiátrica.

Nessa sentido, com relação aos serviços estratégicos do campo da saúde mental para a infância e adolescência, os CAPSij devem pautar o trabalho a partir de uma dimensão ética do cuidado, efetivada por meio da disponibilidade para o encontro com os mais diferentes agentes sociais, em detrimento inclusive da ação técnica ultraespecializada como eixo orientador das práticas. Assim, a construção da rede assume um posicionamento metodológico, ou seja, um modo de produzir o trabalho cotidiano nos serviços que tanto agregue outras parcerias intersetoriais como seja potente o suficiente para reconhecer, no território, onde estão inseridos contextos estratégicos para a construção dos projetos singulares de cuidado (AMSTALDEN; HOFFMANN; MONTEIRO, 2010).

Logo, avançar com o que se conquistou, no âmbito das transformações no cuidado em saúde mental, para o alcance de ações que sejam efetivamente produtoras de saúde, vida e cidadania, exige que os serviços implicados com a atenção e cuidado das crianças e adolescentes em sofrimento psíquico e/ou em situação de graves vulnerabilidades possam abrir suas portas e considerar, no cotidiano, o que se produz no território, o que os limita, e também o que os faz possuir a capacidade de acolher diferentes sujeitos em diferentes condições de vida e de sociabilidade.

Esse trabalho requer que se possa redimensionar a ação clínica, para a afirmação de um trabalho que é também político e social, em que, por meio de encontros com outros setores, serviços, instituições e atores comunitários, possa ser exercido o direito à cidadania e à construção efetivamente democrática de processos inventivos de vida comunitária e pertença social (PITTA, 2001; VICENTIM, 2006).

Inojosa (2001) explicita que a intersetorialidade deve ser entendida como ação que objetiva a transformação da lógica social a partir do combate à exclusão, por meio do desenvolvimento social mais equânime, no sentido de que, os setores, quando fragmentados em suas ações, têm pouca resolubilidade no que tange aos problemas de maior gravidade para a vida contemporânea. Por meio das ações intersetoriais é que se podem iniciar processos de busca pela melhoria da qualidade de vida, no sentido do reconhecimento de necessidades singulares que solicitam ações também singulares e criativas. A intersetorialidade trata, portanto, não de ignorar disciplinas ou saberes setoriais, mas, sobretudo, de fazer aumentar o grau de comunicação entre os vetores, corresponsabilizando-os pelas situações a serem enfrentadas, em dinâmicas que objetivem a superação de problemáticas complexas localizadas em determinado território (INOJOSA, 2001; NASCIMENTO, 2010).

Segundo Junqueira (1997), a proposição da intersetorialidade enquanto estratégia de gestão pública se colocou como necessária para a resolução de questões locais, na medida em que a descentralização das políticas sociais como diretriz governamental não deu conta de responder efetivamente às problemáticas cotidianas da vida da população representadas pelas profundas iniquidades sociais.

A operacionalização de políticas sociais via intersetorialidade esteve inicialmente relacionada ao setor saúde (ANDRADE, 2005), abordada a princípio na Política Nacional de Promoção da Saúde (PNPS), em sua versão de 2006. A PNPS definiu que, considerando o processo saúde-doença como decorrente de variados e complexos aspectos sócio-histórico-econômico-culturais, é responsabilidade do setor saúde abordá-los por meio da articulação intersetorial. Esse setor ficou então responsável pelo estímulo para que os outros setores considerem esses determinantes e as condições de vulnerabilidade como eixos principais de suas políticas e programas, de modo que a saúde seja prioridade de todas as políticas públicas (BRASIL, 2015). Para tanto, essa política compreendeu e definiu intersetorialidade como,

> processo de articulação de saberes, potencialidade e experiências de sujeitos, grupos e setores na construção de intervenções compartilhadas, estabelecendo vínculos, corresponsabilidade e cogestão para objetivos comuns (BRASIL, 2015, p. 27).

Segundo Mendes (2000), nas publicações e ações relacionadas às políticas em saúde, destacam-se duas formas distintas de compreensão da intersetorialidade como parte da gestão pública: uma perspectiva endógena, na qual o setor saúde demanda aos outros setores a participação em ações que assumidamente enfocam o debate sobre problemáticas específicas e para as quais os recursos empenhados são aqueles já existentes em cada um dos setores, em separado. Já a outra compreensão opera a partir de uma preocupação coletiva com a qualidade de vida, a diminuição das iniquidades sociais e visa o compartilhamento de todo o processo de ação: o levantamento das problemáticas, a gestão do processo de trabalho, as ações práticas e a avaliação do que se efetiva[§].

Pode-se compreender, então, que para a distinção das duas formas de produzir a intersetorialidade coloca-se como fundamental a ordem da criatividade. Ou seja, enquanto em uma perspectiva só se trabalha com o que se tem, na outra, a principal estratégia de ação é a invenção e a singularização das propostas de resolução para o que se coloca como questão comunitária.

Consideramos que essas distintas conceituações/proposições repercutem nos modos com que se produz o entendimento sobre as abordagens intersetoriais e suas articulações. Certo entendimento de que essa é uma ação que visa sobretudo à saúde pode colocar as perspectivas do setor saúde como centrais na condução dos entendimentos, percepções e ações. A este respeito, mesmo que se reconheça a saúde como bem maior, e ainda que se considerem os diferentes condicionantes sociais, segue o setor saúde responsável absoluto por enunciá-los e divulgá-los, o que certamente pode incidir nos formatos e proposições de compromissos coletivos e entre outros setores sobre estes (ANDRADE, 2005).

Verifica-se que essa visão endógena resulta em um volume maior de produções sobre intersetorialidade a partir dos campos da administração pública e da saúde coletiva, embora os núcleos da educação e da assistência social estejam paulatinamente produzindo comunicações e estudos sobre o tema. Todavia, mesmo com o crescimento das publicações sobre, segue o desafio de realizar em nível prático sua implementação (MONNERAT; SOUZA, 2009).

Nesse caminho, Akerman et al. (2014) apontam que, uma vez que a intersetorialidade tem cada vez mais sido assumida enquanto uma técnica, da gestão pública geral à gestão em saúde, ela assume um caráter múltiplo e variado, podendo ser descrita a partir do vocábulo intersetorialidade.

Sobre o exercício das intersetorialidades acionado por trabalhadores de CAPSij, nossos estudos têm indicado que são consideradas como articulações intersetoriais processos de trabalho que incluem atividade de contato com outros setores em modalidades esporádicas como contatos telefônicos e reuniões

§ Essa compreensão é referenciada, entre outros, ao modelo das "Cidades Saudáveis", propostas pela Organização Panamericana de Saúde e pela Organização Mundial da Saúde, que objetiva o fortalecimento do protagonismo local com a finalidade da melhoria das condições de vida e de saúde nos distintos espaços urbanos (JUNQUEIRA, 1997; MENDES, 2000).

para discussão de casos específicos (TAÑO, 2014; 2017). Consideramos que essas ações podem ser o pontapé para o desenvolvimento de atos coletivos em nome da construção intersetorial, mas não se encerram em si. Tomamos como orientação, a partir do exposto, que a proposta intersetorial não se faz de modo "fragmentado" ou esporádico, se investida do compromisso de fazer superar as desigualdades e os problemas complexos de cada comunidade. Para que se efetive e promova mudanças, deve ser concebida como estratégia política, e não somente técnica aplicada aos atos.

Nesse caminho, questionamo-nos então sobre as atuais e reais possibilidades de se fazer tal estratégia política e de resistência desde os serviços e a comunidade. Como produzir possibilidades/intersetorialidades quando trabalhadores e trabalhadoras se encontram em situação de precariedade do e no trabalho, sobredeterminados ou destituídos tantas vezes da vontade e da mira da sobre as possibilidades de produzirem coletivamente diferenças nos territórios aos quais estão vinculados? Como fazer então para que a ação intersetorial não os onere mais, ao contrário, para que esta, além de propor alternativas mais interessantes para as vidas das comunidades, possa também vivificar a dimensão do processo de trabalho e o fazer para trabalhadores e trabalhadoras?

Para tanto, fazemos uma defesa e também uma proposição guiada em três dimensões complementares: (i) a partir daquilo que já se produziu e se tem reconhecido como ferramentas potentes desde o SUS; (ii) de uma política dos encontros; (iii) daqueles conhecimentos e potências que cada território constitui como seu saber local e que precisa ser coletivamente investido de valor. A seguir, nos próximos tópicos, apresentaremos brevemente sobre cada uma dessas dimensões propositivas.

COMPARTILHANDO O "OURO" DA PRODUÇÃO DE CUIDADO PRODUZIDO NO SUS: A CLÍNICA AMPLIADA E A LÓGICA DO APOIO MATRICIAL COMO DISPARADORAS DA AÇÃO

O tema e as ações em saúde mental são transversais às diferentes políticas públicas para infância, adolescência e juventude, sendo, contudo, também objeto específico do setor saúde, pelo qual os CAPSij assumem o mandato social de promover articulações em rede, ativando processos de corresponsabilização e compartilhamento de compromissos (COUTO; DELGADO, 2016). Nessa perspectiva e considerando as contribuições da atenção psicossocial e da saúde coletiva para a criação de compromissos locais e comuns e as proposições radicais no sentido da defesa da vida e do pertencimento e participação social de todas as pessoas e comunidades, apresentamos neste tópico o destaque a algumas ferramentas e concepções desenvolvidas inicialmente no âmbito do SUS que podem contribuir com a proposição de ações coletivas em cada território.

Consideramos que essas ferramentas não devem servir como únicas lentes para o trabalho. Entretanto, podem ser disponibilizadas como marcos teórico-metodológicos na perspectiva de que o encontro com outros saberes e pontos de vista adensa a capacidade de compreensão das realidades locais.

Adotada como um dos princípios da Política Nacional de Humanização (PNH) (BRASIL, 2009) enquanto política transversal a toda organização do SUS, a proposição da clínica ampliada busca romper com a fragmentação das lógicas instituídas nas relações de cuidado historicamente organizadas a partir do saber sobre os sujeitos e da ação ultraespecializada. Longe de negar as disciplinas, objetiva a integração de diferentes saberes e proposições na elaboração dos planos de cuidado para os sujeitos e grupos. Ampliam-se assim a vida e os olhares sobre todos os sujeitos envolvidos nas relações de cuidado: comunidades e profissionais (BRASIL, 2009b; ONOCKO-CAMPOS, 2001).

Na perspectiva da clínica ampliada a vida em sua potência é tomada como objeto de atenção do trabalhador e da trabalhadora de saúde, e não somente a doença/condição/sintoma que uma pessoa/grupo ou coletivo carregam para a cena de cuidado. Propõe a superação da clínica centrada em intervenções fragmentadas e descontextualizadas dos processos de vida e circulação dos sujeitos, operando na complexificação dos entendimentos, posturas e abordagens em relação aos sofrimentos e necessidades das populações. Constitui-se então por uma clínica dos sujeitos (ONOCKO-CAMPOS, 2001) ou, ainda, por uma clínica do território (DELGADO, 2013), em que a história, a subjetividade e os contextos de vida (histórico, políticos, econômicos) das pessoas são considerados, bem como os seus desejos, potencialidades e necessidades.

Tal princípio tem como eixos fundamentais a compreensão ampliada do processo saúde-doença e dos supostos "objetos" de trabalho, a criação de diferentes "instrumentos e métodos" de trabalho, o suporte para as equipes de saúde, bem como a construção compartilhada das compreensões e condutas. A construção dessa nova perspectiva da clínica, tão cara à atenção psicossocial, solicita o enfrentamento com o desconhecido e com aquilo que de surpreendente e não capturável se afirma na cena do cuidado. As respostas agenciadas pelos profissionais e equipes de saúde não contam mais com a possibilidade de serem formuladas no espaço único do consultório, muito menos de acordo com um saber disciplinar somente e tampouco restrito ao setor saúde. É no cruzamento e no encontro real com os sujeitos, com outros trabalhadores da saúde e com profissionais de outros setores que se apresentam as respostas para os problemas que se colocam (BRASIL, 2009b).

A possibilidade de agenciamento da clínica ampliada enquanto princípio e diretriz, da qual trabalhadoras e trabalhadores em saúde podem lançar mão como impulso para encontros com diferentes agentes sociais, demanda método que possa, de fato, sustentar os grupos no sentido da complexificação sobre os territórios, sobre as análises realizadas e sobre as ações a serem empreendidas. Para tanto, compreendemos que o campo da saúde, a partir das tecnologias desenvolvidas, guarda recursos que podem ser potentes para a construção de pontes de acesso aos variados saberes.

Nesse caminho, aliado ao princípio da clínica ampliada, trataremos a seguir sobre a possibilidade de adoção da lógica do apoio matricial enquanto método disparador inicial para a organização de encontros intersetoriais.

Ainda que o apoio matricial seja realizado essencialmente entre as unidades de Atenção Básica e os serviços especializados/estratégicos, tem-se visto com frequência na saúde mental – por questão das normativas que tratam sobre o trabalho de articulação/apoio a ser desenvolvido pelos CAPS de um modo mais ampliado – que outros pontos da rede (como serviços de reabilitação, hospitais, unidades de pronto-atendimento) se presentificam nos cenários de apoio matricial. Essas ações mais coletivas entre diferentes serviços de saúde têm como objetivo, no geral, a discussão de casos comuns às equipes e a construção de Projetos Terapêuticos Singulares (PTS) de forma mais coletiva e para a consolidação da RAPS. Segundo o relato de diferentes gestores de CAPSij, essas ações coletivas têm contado com a presença de outros setores para sua realização (TAÑO; 2014; 2017; TAÑO; MATSUKURA, 2019).

Para que os objetivos do apoio matricial, de corresponsabilidade no cuidado em saúde entre equipes, se afirmem é necessário um compromisso da gestão e dos profissionais na criação de agendas de trabalho compartilhadas. Nestas, os profissionais dos serviços estratégicos/especializados não respondem individualmente às demandas mais complexas, outrossim, constroem junto com as equipes referenciadas outros entendimentos e ações conjuntas que fortaleçam as equipes e a perspectiva do trabalho no território.

A participação necessária de outros setores nas práticas nomeadas de apoio matricial reforça também a constatação de que desde sua instauração a saúde mental de crianças e adolescentes é tema transversal que convoca instituições de diferentes campos, que a exemplo da educação estão cotidianamente presentes nas vidas destas.

Nesse sentido, apostamos na dimensão pedagógica implicada nas ações de apoio matricial, fundamentadas em uma lógica horizontalizada, na qual diferentes atores sociais guardam diferentes compreensões e pontos de vista que melhoram e adensam as ações a serem realizadas. Assim, fica como tarefa inicial dos CAPSij, a partir de sua competência, compartilhar conhecimentos, experiências e reflexões que auxiliem outros serviços e setores na construção de compreensões mais diversas, menos rígidas e mais acolhedoras em relação ao sofrimento psíquico e às infinitas expressões das infâncias, adolescências e juventudes na atualidade. Essas aproximações criam um campo necessário para o posterior engajamento em projetos comuns de cuidado, em relação ao território e não mais somente a um ou outro "caso", nos quais as competências de cada agente se tornam imprescindíveis para o melhor andamento das respostas aos problemas experienciados pelas comunidades e territórios.

Dispor dos conhecimentos, ferramentas e estratégias do apoio matricial enquanto dispositivo de apoio solidário para outros serviços pode caminhar para a ampliação do olhar sobre as infâncias, juventudes e comunidades na construção do trabalho territorial mais rico e interessante, desde que profissionais de saúde sejam agentes de promoção de trabalhos horizontalizados.

DESPOJAR-NOS DO SABER: SUSTENTAR-NOS NO ENCONTRO OU PARA FAZER A SAÚDE ANDAR, SAIR DA SAÚDE

A partir do reconhecimento das potências, contribuições e dos agenciamentos disparados pelas equipes dos CAPSij e/ou de outros serviços de saúde mental para o trabalho intersetorial, afirmamos que esses lugares discursivos e institucionais, sozinhos, não bastam. Fizemos até o momento a defesa de que há recursos, conhecimentos e tecnologias desde o SUS que colaboram para a efetivação de arranjos intersetoriais potentes. Contudo, estes não podem representar a centralidade das demandas e debates articulados em encontros coletivos, sob o risco de empobrecimento das práticas e reducionismo nos modos de se compreender as distintas experiências, sofrimentos, formas de vida, sociabilidade e resistência.

Reconhecer a importância das concepções e proposições realizadas a partir da saúde mental é inclusive, então, compreender que inicialmente as ações precisarão contar com maior investimento (de desejo, de tempo etc.) das próprias equipes dos CAPSij. Da mesma forma, a paciência e generosidade precisarão ser combustíveis constantes, até que de fato a rede ampliada possa estar assente em relação às compreensões e ações sobre o sofrimento psíquico e os sujeitos que o vivenciam, forjadas em experiências coletivas de construção de sentidos e no respeito às diferenças.

Ainda que um trabalho territorial, marcado pela negociação e pactuação coletiva entre diferentes setores, apoie a promoção da saúde, a integralidade do cuidado e sustente a saúde mental comunitária, estes não podem ser elencados como objetivos principais e únicos das articulações entre setores. Em outras palavras, ainda que ampliado e generoso, o trabalho intersetorial, enquanto estratégia política, não deve estar articulado em torno da discussão dos PTS, o que não significa que não estará na agenda, mas sim, que ele não será a linha condutora.

O exercício da intersetorialidade, em seu modo alargado, constituído por distintos setores, agentes sociais e comunidade, deve estar direcionado para a diminuição das iniquidades, como disposto por Inojosa (2001), e também para a construção de projetos de vida comuns, para o desenvolvimento local e participativo e para a tessitura de laços sociais.

Para tanto, entendemos que o compromisso a ser firmado cotidianamente entre equipes de saúde mental é justamente, a partir do lugar da saúde, contribuir para a criação de outros marcos de percepção acerca do que produz sofrimento e vida nas comunidades e, assim, questionar concepções, causalidades e intervenções que se direcionam para a patologização de problemas sociais experimentados em situações de vulnerabilidade e marginalização. Reconhecemos que esta não é uma constatação fácil e que tampouco é deliberadamente negada pelas equipes de saúde. Retomamos aqui as considerações de Mendes (2000) ao discutir as concepções endógenas de intersetorialidade, que marcam e centralizam o discurso proveniente da saúde e seus objetivos.

Realmente o desafio colocado para equipes de saúde mental não se situa na compreensão acerca da necessidade da articulação intersetorial como condição para um trabalho em defesa da vida, da integralidade do cuidado e do respeito à diversidade humana. O desafio está posto na possibilidade/capacidade de fazermos esse agenciamento na prática. Tal situação já tem sido descrita por diferentes autores como a questão central para o desenvolvimento da intersetorialidade: a necessidade de que os ditos consensos teóricos possam de fato tornarem-se consensos práticos na execução das ações intersetoriais, como discutem Mendes (2000), Andrade (2005) e Monnerat e Souza (2009).

Em tempos marcados pela patologização das experiências de vida e para as quais os saberes técnico-científicos se sustentam na discursividade biomédica, romper com a padronização das ações e com um alinhamento medicalizante em relação às singulares experiências de vida deve ser o horizonte e a prática cotidiana dos agentes de saúde mental. Sustentamos assim a chance de que se possa produzir o encontro de saberes, a partir da saúde, que negue a saúde como absoluta nas compreensões sobre as questões territoriais.

Nesse sentido, questionamos o comum relato das equipes de saúde mental de que outros setores e pontos da rede produzem diagnósticos em relação às crianças e adolescentes (TAÑO, 2014; 2017). De fato, o processo de patologização das vidas é fenômeno social e cultural, espalhado nos saberes comuns e de diferentes setores. Reconhecemos sim que a intersetorialidade deve garantir a possibilidade de que crianças e adolescentes sejam compreendidas e participem da vida a partir de outros registros, ocupando lugares mais potentes. Entretanto, desejar ou esperar que não se fale a partir dos transtornos mentais, tão somente, não garante que a ação objetive a comunidade. Mais que isso, ela parece encobrir o desejo de que a rede esteja preparada previamente para o encontro com a saúde, sem ruídos na comunicação ou nas formas de compreender as experiências de vida de crianças, adolescentes e comunidades.

Entendemos que o alinhamento esperado, as articulações mais oportunas e o desenvolvimento de parcerias mais interessantes são resultados e processos da articulação intersetorial, das ações de construção e criação conjuntas com os envolvidos e do desenvolvimento de redes mais atuantes, e não condições anteriores para que o trabalho ocorra, sob o risco de se perder sua potência de originalidade e compromisso com o coletivo.

Assim como apontam Couto e Delgado (2010; 2015, 2016), é parte do trabalho especialmente dos CAPSij e de seu mandato social e político a oferta desse tipo de alinhamento a ser tecido, paulatinamente com outros setores e agentes sociais, em que se inclui fundamentalmente a apresentação das problemáticas que concernem ao campo a partir de outros referenciais discursivos, teóricos e práticos, que possam, assim, oferecer chaves de leitura mais singulares e ampliadas sobre as condições e diferentes expressões de vida.

A realização de parcerias em diferentes graus e com diversas possibilidades de articulação parece trazer mais obstáculos para a ação em rede. Entretanto, pode ser entendida justamente como condição de um trabalho que se tece a partir da complexidade das situações colocadas no campo da atenção psicossocial, mas não somente destas.

Esperar que a rede se constitua para que possa funcionar parece uma expectativa que afasta e diminui as capacidades analíticas e de engajamento de trabalhadores para essa empreitada. Salienta-se que não se trata de não reconhecer as dificuldades, embates e obstáculos colocados na constituição das redes, outrossim de assinalar que estas são mesmo constitutivas aos processos de gestão mais compartilhada e horizontalizada de cuidado aos quais as crianças, adolescentes, famílias e suas comunidades têm o direito de acessar e participar, implicando em processos democráticos e participativos que carregam consigo outros tempos e métodos para a ação. Em outras palavras, permitir que diferentes atores participem da rede e da construção coletiva de estratégias de cuidado e proteção, para além dos serviços, da problematização dos desafios e situações adversas e da construção de estratégias. Tais ações não podem ser ditas apenas por um setor, verticalizado, mas a partir do diálogo e respeitando o tempo e saberes de todos nessa composição.

Nesse sentido, torna-se importante reconhecer que, historicamente, o campo da saúde operou a partir de perspectivas que sobrepunham seus saberes em relação aos saberes de outros campos, como da educação, e aos saberes tradicionais de cada território (TAÑO, 2017). Reconhecer e admitir essa história pode ser, portanto, um dispositivo interessante para a reavaliação constante dessas ações empreendidas, análises realizadas e (des)acordos instituídos.

Tomando de empréstimo as contribuições de Merhy (2020) sobre as diferenças existentes entre as concepções de interprofissionalidade e entreprofissionalidade, nas quais se aposta na segunda como dinâmica mais potente a partir da premissa de que a existência e a experiência das pessoas é central à qualquer organização, defendemos aqui uma intersetorialidade que se assuma como entressetorialidade. Nessa proposta, a entressetorialidade está então fielmente marcada pela dimensão micropolítica e territorial, porosa aos saberes alheios e àqueles que podem ser tecidos conjuntamente. Para tanto, é necessário que os vetores da relação mudem à medida que trabalhadores e trabalhadoras de diferentes serviços e setores são puxados para fora de seus saberes, misturam-se nestes a partir do que as comunidades, coletivos e sujeitos colocam como questão para e sobre o viver. Reconhecer que a vida e as vidas se fazem nesse espaço do entre, nesse espaço em que tudo se mistura, tudo se borra e no qual se torna possível, então, constituir comuns e outras realidades.

APOSTAR NO QUE É DE TODOS E COM TODOS: O TERRITÓRIO NO CENTRO E A EDUCAÇÃO POPULAR COMO GUIA

Colocado que é no espaço do entre, no encontro, que as construções intersetoriais se tornam possíveis e concretas, apostar no que é de todos e com todos é premissa para a intersetorialidade. Aqui destacaremos dois dispositivos-chave: o território e a participação popular.

O território pode ser entendido em sua dimensão simbólica e material (SANTOS, 2001), na qual a vida se tece, em que cotidianamente nos deparamos com as contradições desveladas nas relações de discriminação, do não acesso e da resistência e produção de vida. É o lugar em que o trabalho técnico e político acontece junto aos serviços comunitários, pois é na dimensão do território, com todos os componentes e vetores, que se efetivam as políticas, em especial aquelas para as populações em maior vulnerabilidade.

Considerar a dimensão territorial na implementação dos serviços e planejamento das ações implica ir além de uma área geográfica na qual se assume a responsabilidade do cuidado, mas deve-se pensar o território como espaço e percurso que compõem as vidas cotidianas das pessoas e usuários dos serviços (LIMA; YASSUI, 2014).

Isto posto, sendo o CAPSij um serviço territorial, de base comunitária, a dimensão territorial provoca a pensar a intersetorialidade pelos serviços e atores que o circunscrevem, incluindo, necessariamente, não somente os usuários dos serviços e suas famílias, mas os sujeitos e coletividades que compõem o território. A atenção psicossocial em seu domínio sociocultural nos revela essa tônica: o território (suas contradições e potências) e a participação comunitária.

A luta por mudanças é a base das ações dos movimentos comunitários e populares (SANTOS, 2001). Trazê-los para o diálogo e construção das ações intersetoriais é afirmar a participação social como ferramenta para a reinvenção dos cotidianos, para o engajamento e construção de ações frente às iniquidades.

Porém, como incluir todos os atores e atrizes nesse diálogo? Qual o limite do CAPSij na articulação e no chamado de todas e todos? Ter como pano de fundo o território pode ser um primeiro passo e, em segundo lugar, problematizar o que temos entendido por participação dos usuários, suas famílias e comunidade e em relação ao "uso" do território.

Segundo pesquisa realizada por Taño (2017), a participação das famílias na construção da intersetorialidade e de uma participação mais ativa na condução do cuidado coletivo é bastante incipiente e repleta de atravessamentos, entre estes: dificuldades estruturais que otimizem a participação, bem como confusões conceituais sobre o que seja a inclusão de fato das famílias enquanto protagonistas de cuidados de si e dos outros. Nesse sentido, Trad e Esperidião (2009) apontam que ainda é rudimentar uma gestão participativa de modo geral no SUS, e a participação das famílias se situa atualmente mais no sentido da gratidão pelo serviço ofertado do que na composição de seus manejos organizacionais.

Já em estudo com familiares de usuários de 19 CAPS (adulto, ad e infantojuvenil) do estado do Rio de Janeiro (REIS, et al., 2016), verificou-se que, de modo geral, estes não apresentam preocupações com a qualidade dos serviços, entretanto referem que a participação mais horizontal nos CAPS ainda é incipiente.

Parece-nos ser necessária uma retomada histórica do lugar dos familiares, movimentos e organizações populares na construção de uma política de saúde para todos e de uma saúde mental comprometida ética e politicamente com a emancipação dos sujeitos e a vida em liberdade[¶].

Especificamente em relação ao "uso do território", temos referências de ações intersetoriais de inclusão na comunidade compreendidas como o ato

¶ Em momentos como o atual, essa retomada histórica pode ser a memória recuperada capaz de reaquecer participações, agregar outras pessoas e coletivos no sentido da resistência ao instituído pelo contexto político e sanitário vivido nos últimos anos e intensificado com a pandemia da Covid-19.

de circular no território com as crianças e adolescentes usuários dos CAPSij (TAÑO, 2017). Merece destaque, nesse sentido, as referências feitas às atividades propostas pelos serviços de saúde mental que congregam as comunidades locais, como, por exemplo, os Blocos de Carnaval de Rua e as festas comunitárias, que reforçam laços sociais, criam histórias locais e ressaltam as características culturais de cada localidade, apontando para estratégias de ativação do próprio território.

Destacamos que os processos de composição são diversos e, muitas vezes, empreendem o enfrentamento de certas durezas das relações e possibilidades de estar presente e conviver, o que nos leva a intervenções no território (e sua reinvenção coletiva). No campo micropolítico, da relação das pessoas, dos encontros e afetos, há um conjunto de ações que convidam ao território, à cultura e à construção coletiva de novas formas de convivência (LIMA E YASSUI, 2014). Portanto, operar sob essa lógica é estar conectado, ao lado dos diversos atores sociais (técnicos dos serviços, lideranças comunitárias, grupos sociais e religiosos, vizinhanças etc.), à toda a diversidade que o território nos coloca. Quanto maior a porosidade dessa conexão, maior será a potência do trabalho intersetorial.

O compromisso com o território em sua complexidade e dimensão humana e comunitária pode ter como instrumental teórico-metodológico a perspectiva da Educação Popular. Isso quer dizer ainda que pode ser precedido por uma dimensão pedagógica junto à comunidade. Os princípios freirianos da Educação Popular, em pauta desde a década de 1950, propulsores da reforma sanitária e da luta por uma saúde comprometida com o bem viver, com a democracia e as classes populares, podem ser um instrumental potente nessa articulação territorial e no chamado aos sujeitos e coletivos para a composição nas ações intersetoriais e no trabalho construído a partir da horizontalidade dos saberes e dos processos de emancipação e de transformação produzidos no encontro.

A Política Nacional de Educação Popular em Saúde (PNEPS-SUS), instituída pela Portaria n. 2.761 de 19 de novembro de 2013, traz dentre seus eixos estratégicos a intersetorialidade e diálogos multiculturais, tendo como objetivo a promoção do encontro entre diferentes setores e atores em sua diversidade, visando o fortalecimento de políticas e ações integrais e integralizadoras (BRASIL, 2013). A Educação Popular em Saúde propõe uma cidadania participativa, o respeito às diversas formas de vida e de conhecimento, a promoção da autonomia das pessoas, a horizontalidade dos saberes populares e técnico-científicos e a superação das desigualdades sociais e todas as formas de discriminação, violência e opressão (CRUZ, 2018).

Para tanto, os princípios da política referem-se aos pressupostos da Educação Popular: diálogo, amorosidade, problematização, construção compartilhada do conhecimento, emancipação e compromisso com a construção do projeto democrático e popular (BRASIL, 2013). Entendidos como elementos teórico-metodológicos, o diálogo pressupõe a escuta atenta e problematizadora; a amorosidade enquanto habilidade de enxergarmos a potência, autonomia e protagonismo do outro; a problematização coletiva como a crítica que desvela o mundo, os contextos compartilhados e os condicionantes e determinantes sociais; e a construção compartilhada do conhecimento, atrelada fielmente ao engajamento e à participação popular (CRUZ, 2018).

Consoantes com a perspectiva de intersetorialidade aqui defendida, tais pressupostos afirmam a potência dessa abordagem na construção de composições que garantam a participação e o engajamento de diferentes sujeitos e coletivos, voltadas para a resolução não de problemas individuais, mas orientados pelas questões plurais e complexas que envolvem o adoecimento e o sofrimento psíquico e a promoção de saúde mental infantojuvenil.

As ações coletivas de articulação entre os diferentes setores sociais devem promover a intersetorialidade como forma de articular demandas da população em situação de maior vulnerabilidade, ao mesmo tempo em que promovem o fortalecimento do poder popular. Na perspectiva apontada por Góes e Machado (2013), a intersetorialidade deve ofertar o estímulo para que as comunidades possam buscar novos saberes e alternativas para as problemáticas que compreendem como mais relevantes, em composição com a implicação direta e engajada dos setores públicos e sociais.

Em geral, nas ações dos serviços, a intersetorialidade ainda tem sido encaminhada pela maioria dos serviços e setores como ferramenta técnica (TAÑO, 2017). Deve ser pauta cada vez mais constante a necessidade de articulação de propostas territoriais e de direitos, em que se incluam a saúde mental e a atenção às crianças e adolescentes, de modo que comunidades e famílias sejam mesmo as protagonistas do processo; de seus processos.

Caberia então a todos os atores sociais implicados na produção da atenção o empenho para o aumento da contratualidade (LUSSI; PEREIRA; PEREIRA JÚNIOR, 2006; SARACENO, 2001) para que as crianças e adolescentes atravessados pela experiência do sofrimento psíquico e pelas marcas do estranhamento possam circular e fazer marcas compartilhadas, como o fortalecimento de sua valoração, de seus recursos, de suas possibilidades. Este possivelmente se constitui como um desafio delicado ao trabalho com a rede de atenção para crianças e adolescentes: não o resgate da autonomia negada, mas o estímulo à cidadania e autonomia a serem experimentadas como novidade. Uma certa novidade partilhada, em que os acordos, os modos de viver e as singularidades, reconhecidas e reordenadas nesse espaço social, possam ser vividos e tomados como potências, não somente para as populações em sofrimento psíquico, mas sim, para todas e todos que compõem o território.

Mais do que dar respostas, compartilhamos aqui reflexões tecidas a partir das ações práticas e provocadas pelas pesquisas e pelos encontros com diferentes setores e atores** em distintos momentos da nossa trajetória. Estamos certas de que as respostas ou saídas serão construídas a partir dos encontros, apostando no que é de todos, com todos.

PARA SEGUIRMOS PENSANDO, ABRIR CAMINHOS E SUSTENTAR-NOS NA CORDA-BAMBA

Considerando as ações no campo da saúde mental de crianças e adolescentes e a tarefa colocada para a ampliação de outras formas de se compreender tanto as experiências de sofrimento psíquico como as diversas experiências de infâncias, adolescências e juventudes, entende-se que profissionais desse campo habitam uma eterna tensão: cuidar para que a tarefa de se criar outros enunciados sobre distintas formas de viver não sejam a justificativa para ações centralizadas somente em seus saberes e a partir de seus pontos de vista.

A constituição intersetorial a partir (também) dos CAPSij pede esse caminhar na corda bamba; essa tensão e maravilhamento. Ir a partir de um saber constituído (assim como todas as pessoas vão) e compartilhá-lo para então, sozinho, não saber mais nada. Saber apenas daquilo que se faz no coletivo, que se cria junto e pela experiência.

É preciso reconhecer que tensões e divergências de interesses estarão o tempo todo na arena como forças. Acreditar em uma rede sem ruídos é acreditar em algo rígido, enquadrado, portanto despossuído de vida e potência. A complexidade das relações e dos saberes gera tensionamentos e isso também enriquece a prática e a construção de respostas mais robustas para os problemas vividos.

É importante deixarmos de lado as nossas certezas, forjadas na paixão pelas técnicas e no que nossos olhos viram nessa caminhada e deixar cair uma forma de conceber a vida, que é atualizada em seu controle pela saúde, deixar cair esse nosso lugar histórico de quem empreende sobre a vida humana, deixar cair pesos que trazemos para que a caminhada na corda-bamba, mais leve, seja realizável. Um movimento dialético: ao mesmo tempo em que é a partir de nosso enunciado (considerando a trajetória da ação intersetorial inicialmente descrita pelo setor da saúde e o próprio mandato dos CAPSij) que se coloca o encontro, precisamos garantir que não ficaremos aprisionados nele ou apaixo-

** Destacamos atividades realizadas junto aos setores da Educação, da Assistência Social, da Cultura e da Justiça, bem como articulações realizadas a partir das comunidades.

nados somente pelo nosso saber. Garantir que na construção/afirmação desse coletivo o nosso saber seja mais um... a serviço do comum.

REFERÊNCIAS

1. AKERMAN, M.; SÁ, R.F.; MOYSES, S.; REZENDE, R.; ROCHA, D. Intersetorialidade? Intersetorialidades! **Ciência e Saúde Coletiva**, Rio de Janeiro, v.19, n.11, p.4291-4300, 2014.
2. AMSTALDEN, A. L. F.; HOFFMANN, M.C.C.L.; MONTEIRO, T.P.M. A política de saúde mental infanto-juvenil: seus percursos e desafios In: LAURIDSEN-RIBEIRO, E.P.P; TANAKA, O.Y. (orgs.). **Atenção em saúde mental para crianças e adolescentes no SUS**. São Paulo: Hucitec, 2010, p.33-45.
3. ANDRADE, L.O.M. **A saúde e o dilema da intersetorialidade.** São Paulo: Hucitec, 2005.
4. BRASIL. Ministério da Saúde. Secretaria de Gestão do Trabalho e de Educação na Saúde. **Política Nacional de Educação Permanente em Saúde.** Brasília: Ministério da Saúde, 2009.
5. BRASIL. Ministério da Saúde. Secretaria de Atenção à Saúde. Política Nacional de Humanização da Atenção e Gestão do SUS. **Clínica ampliada e compartilhada**. Brasília: Ministério da Saúde, 2009b.
6. BRASIL. Ministério da Saúde. Portaria n. 2.761, de 19 de novembro de 2013. Institui a Política Nacional de Educação Popular no âmbito do Sistema Único de Saúde (PNEPS-SUS).
7. BRASIL. Ministério da Saúde. Secretaria de Vigilância em Saúde. Secretaria de Atenção à Saúde. **Política Nacional de Promoção da Saúde**: PNPS: revisão da Portaria MS/GM n. 687 de 30 de março de 2006. Brasília: Ministério da Saúde; 2015.
8. COUTO, M.C.V.; DELGADO, P.G.G. Intersetorialidade: exigência da clínica na atenção psicossocial. In: LAURIDSEN-RIBEIRO, E.P.P; TANAKA, O.Y. (orgs.). **Atenção em saúde mental para crianças e adolescentes no SUS**. São Paulo: Hucitec, 2010, p. 217-279.
9. COUTO, M.C.V; DELGADO, P.G.G. Crianças e adolescentes na agenda política da saúde mental brasileira: inclusão tardia, desafios atuais. **Psicologia Clínica**, Rio de Janeiro, v. 27, n.1, p.17-40, 2015.
10. COUTO, M.C.V.; DELGADO, P.G.G. Presença viva da saúde mental no território: construção da rede pública ampliada de atenção para crianças e adolescentes. In: LAURIDSEN-RIBEIRO, E.; LYKOUROPOULOS, C.B. (org.). **O Capsi e o desafio da gestão em Rede**. São Paulo: Hucitec, 2016, p.161-192.
CRUZ, PEDRO JOSÉ SANTOS CARNEIRO. Como aprendi a abordar as questões sociais com os princípios freirianos. In: CRUZ, PEDRO JOSÉ SANTOS CARNEIRO (org.). Educação Popular em Saúde: desafios atuais. 1 ed. São Paulo: Hucitec, 2018. p. 153-165.
11. DELGADO, P.G.G. Supervisão Clínico-institucional: conceito e história. In: MINAS GERAIS--ESCOLA DE SAÚDE PÚBLICA; NUNES FILHO, A. (org.). **Supervisão em Saúde Mental**. Belo Horizonte: ESP-MG, 2013, p. 18-27.
12. GOES, F.T.; MACHADO, L.R.S. Políticas educativas, intersetorialidade e desenvolvimento local. **Educação e Realidade**, Porto Alegre, v. 38, n.2, p.627-648, 2013.
13. INOJOSA, R.M. Sinergia em política e serviços públicos: desenvolvimento social com intersetorialidade. **Cadernos FUNDAP**, São Paulo, n.22, p. 102-110, 2001.
14. JUNQUEIRA, L.A.P. Novas formas de gestão na saúde: descentralização e intersetorialidade. **Saúde e Sociedade**, São Paulo, v. 6, n.2, p. 31-46, 1997.
15. LIMA, E.M.F.A; YASSUI, S. Territórios e sentidos: espaço, cultura, subjetividade e cuidado na atenção psicossocial. Saúde em Debate. Rio de Janeiro, v. 38, n. 102, p.593-606. 2014.
16. LUGON, R. Breves reflexões e paradoxos sobre a psiquiatria nos CAPSI. In.: LAURIDSEN-RIBEIRO, E.; LYKOUROPOULOS, C.B. (org.). **O Capsi e o desafio da gestão em Rede**. São Paulo: Hucitec, 2016, p. 108-115.
17. LUSSI, I.A.O.; PEREIRA, M.A.C.; PEREIRA JUNIOR, A. A proposta de reabilitação psicossocial de Saraceno: um modelo de auto-organização? **Revista Latinoamericana de Enfermagem**, Ribeirão Preto, v.14, n.3, 448-56, 2006.

18. PITTA, A. O que é Reabilitação Psicossocial no Brasil, hoje?. In______. **Reabilitação Psicossocial no Brasil**. São Paulo: Hucitec, 2001, p. 19 – 26.
19. MENDES, R. **Cidades Saudáveis no Brasil e os processos participativos**: os casos de Jundiaí e Maceió. 2000. 239fls. Tese (Doutorado em Saúde Pública). Programa de Pós-graduação em Saúde Pública, Faculdade de Saúde Pública, Universidade de São Paulo, São Paulo, 2000.
20. MERHY, E.E. Atenção Básica e Interprofissionalidade. TV Rede Unida. Youtube, 3 de setembro de 2020. Disponível em:
21. https://www.youtube.com/watch?v=0DV5NfA6vNU&t=4713s. Acesso em 15 de setembro de 2020.
22. MONNERAT, G. L.; SOUZA, R.G. Política social e intersetorialidade: consensos teóricos e desafios práticos. **SER Social**, Brasília, v.12, n.26, p. 200-220, 2009.
23. NASCIMENTO. S. Reflexões sobre a intersetorialidade entre as políticas públicas. **Serviço Social e Sociedade**, São Paulo, n.101, p.95-120, jan./mar., 2010.
24. REIS, T.L. et al. Sobrecarga e participação de familiares no cuidado de usuários de Centros de Atenção Psicossocial. **Saúde em Debate**, Rio de Janeiro, v. 40, n.109, 2016.
25. ONOCKO-CAMPOS, R.T. Clínica: a palavra negada – sobre as práticas clínicas nos serviços substitutivos de saúde mental. **Saúde em Debate,** Rio de Janeiro, v. 25, n. 58, maio/ago. 2001, p. 98-111.
26. ROTELLI, F. A instituição inventada. In: NICACIO, F. **Desinstitucionalização**. São Paulo: Hucitec, 1990, p. 89-99.
27. SARACENO, B. **Libertando identidades**: da reabilitação psicossocial à cidadania possível. Rio de Janeiro: Te Corá/Instituto Franco Basaglia, 2001.
28. SANTOS, M. Por uma outra globalização (do pensamento único à consciência universal). Rio de Janeiro: Record, 2001.
29. TAÑO, B.L. **Os Centros de Atenção Psicossocial Infantojuvenis (CAPSi) e as práticas de cuidado para as crianças e adolescentes em intenso sofrimento psíquico**. 2014.208 fls. Dissertação (Mestrado em Terapia Ocupacional). Programa de Pós-graduação em Terapia Ocupacional, Centro de Ciências Biológicas e da Saúde, Universidade Federal de São Carlos, São Carlos, 2014.
30. TAÑO, B.L. **A constituição de ações intersetoriais de atenção às crianças e adolescentes em sofrimento psíquico**. 2017. 260fls. Tese (Doutorado em Educação Especial). Programa de Pós--graduação em Educação Especial, Centro de Ciências da Educação, Universidade Federal de São Carlos, São Carlos, 2017.
31. TANO, B.L.; MATSUKURA, T.S. Intersetorialidade e cuidado em saúde mental: experiências dos CAPSij da Região Sudeste do Brasil. **Physis**, Rio de Janeiro, v. 29, n. 1, e290108, 2019.
32. TRAD, L.A.B.; ESPERIDIÃO, M.A. Gestão participativa e corresponsabilidade em saúde: limites e possibilidades no âmbito da Estratégia de Saúde da Família. **Interface (Botucatu)**, Botucatu, v.13, supl.1, p.557-570, 2009.
33. VICENTIN, M.C.G. Infância e adolescência: uma clínica necessariamente ampliada. **Revista de Terapia Ocupacional da Universidade de São Paulo**, São Paulo, v.17, n.1, p. 10-17, jan./abr. 2006.

2

Crianças, adolescentes e suas famílias: proposições para práticas comprometidas com o encontro*

Bruna Lidia Taño
Thelma Simões Matsukura
Massimiliano Minelli
Teresinha Cid Constantinidis

PALAVRAS-CHAVE

- Família; saúde mental; crianças e adolescentes.

ORGANIZAÇÕES FAMILIARES E ORGANIZAÇÃO SOCIAL NO BRASIL

A família, enquanto unidade de organização, é uma construção sócio-histórica e se constitui de formas diversas de acordo com territórios, épocas, condições socioculturais e econômicas. No Brasil, podem ser reconhecidas, após o processo de colonização, duas formações distintas, a patriarcal e a nuclearizada, adotadas majoritariamente como organizações familiares socialmente mais aceitas em determinadas épocas[†].

Durante o período do Brasil colônia, a família patriarcal, de base hierarquizada centralizada na figura do dono das terras e possuidor da mão de obra submetida à relação de escravização, como populações indígenas e negros e negras vindos de Áfricas, era a principal estrutura social. Tal constituição colocava todos

---

* Neste capítulo, trataremos por "família" a rede de indivíduos que estabelecem o cuidado primordial e principal das crianças e adolescentes. Reconhecemos que esse recorte pode não abarcar a totalidade das experiências nas quais crianças e adolescentes estão enlaçadas, sobretudo aquelas que se encontram em acolhimento institucional.

† Vale indicar que outras diversas formas de organização familiar e de vínculos de solidariedade e apoio coexistiram e coexistem no país. Indicamos a título do debate aquelas reconhecidas e negociadas com os valores, interesses e interferências do Estado.

os outros sujeitos como propriedade de um homem branco, em sua maioria, que detinha todo o poder instituído, bem como todos os bens estabelecidos a partir da relação com a exploração da terra e dos corpos. Esse controle político era sustentado essencialmente nas relações de analfabetismo e de nepotismo e apoiado pela igreja, gerando o extermínio de qualquer outra organização familiar, a exemplo das famílias compostas por pessoas escravizadas (COSTA, 1983).

Na sequência, com o processo de independência do Brasil em relação à Portugal, em uma tentativa de fortalecimento do poder estatal, somada à posterior urbanização de parte do território nacional, o Estado investiu, em conjunto com a racionalidade científica da época, na nuclearização das famílias. Tal indução tinha como propósito desmontar qualquer tipo de poder que tensionasse as intenções de um poder estatal centralizado, na forma de soberania nacional. Todo um aparato político, técnico e científico foi colocado em marcha de modo a conduzir os laços de sociabilidade para a validação absoluta da família nuclearizada enquanto espaço principal de pertencimento, identificação e manutenção da vida, incluídos nisto a Medicina Higienista, articulada no Brasil principalmente a partir da década de 1820. Segundo Costa (1983),

> "A filantropia, a assistência social e a medicina concentraram-se para manobrar os laços de solidariedade familiar e usá-los, quando preciso, na represália aos indivíduos insubordinados e insatisfeitos. Essas intervenções demográficas junto aos ricos e demográfico-policiais sobre os pobres permitiam a proliferação e a liberação de uma mão de obra politicamente dócil para o livre jogo do mercado de trabalho. A ação médico-filantrópico-assistencial conduzia a vida privada sem desrespeitar o pacto social" (p.52).

Ao passo que investiu na nuclearização das famílias, a partir de valores estritamente elitistas, eurocentrados e de racionalidade científica, o Estado insuflou no imaginário social a premissa de que a família, enquanto unidade, não era capaz de cuidar com competência dos seus. Desse modo, justificou-se toda a intervenção "técnica-especializada" no grupo familiar, essencialmente centrada na vigilância e em ações de saúde materno-infantil e de pedagogização para as classes abastadas, e na institucionalização como única via para todas as outras pessoas: negros e negras, pobres, em situação de rua e em sofrimento psíquico (COSTA, 1983).

Em países nos quais o Estado de Bem-Estar Social foi de fato executado após a Segunda Guerra Mundial, a centralidade da família foi substituída pela centralidade do Estado na oferta de recursos que permitissem às pessoas viverem suas vidas com um mínimo de dignidade. No caso do Brasil, em que essas políticas sociais não foram totalmente executadas, a importância da família como núcleo de organização que possibilita o acesso aos direitos e à manutenção da vida nunca foi substituída. Ainda que se considerasse a ineficiência da mulher em seus saberes e em suas possibilidades de ofertar o melhor cuidado para seus entes, os processos de urbanização e da lógica estatal se mantiveram, sobretudo a partir da exploração do trabalho feminino não remunerado nas relações de cuidado com as crianças, com os homens e com a manutenção do lar (COSTA, 1983; MIOTO; CAMPOS; LIMA, 2006).

A partir dos anos 1990, diferentes políticas públicas, entre estas as de saúde e de assistência social, assumiram a centralidade da organização familiar na construção das intervenções. Diversos autores compreendem essas iniciativas como indícios de uma investida neoliberal em território nacional (MIOTO; CAMPOS; LIMA, 2006), enquanto outros admitem a importância da atenção a essa dimensão da organização social como forma de afirmar o direito à diversidade, às singularidades, sobretudo em relação à relevância do enfoque nas dimensões territoriais e comunitárias, e ao protagonismo dos sujeitos, como se observa, por exemplo, no movimento das reformas sanitária e psiquiátrica (BRASIL, 2005; 2013). Com a instituição de uma nova política de saúde mental, no início da década de 2000, o enfoque territorial e comunitário do cuidado em saúde mental deveria garantir a convivência das pessoas em sofrimento psíquico com seus territórios, bem como efetuar a possibilidade de exercício de autonomia e de emancipação para todos, aí incluídos familiares e rede de suporte (BRASIL, 2005). Familiares e comunidade passaram a ser considerados agentes de cuidado, junto com o Estado, das pessoas em condições de sofrimento, incluídas as crianças, adolescentes e jovens, amparados também pelo Estatuto da Criança e do Adolescente (1990).

Os serviços substitutivos, portanto, ficaram igualmente responsabilizados por oferecer acolhimento e apoio aos familiares que se incumbem da tarefa de cuidar de pessoas em sofrimento (BRASIL, 2013). Reconhecidamente no campo da saúde mental, assume-se a importância do cuidado com o familiar, principalmente a partir das mudanças na qualidade da assistência após o movimento da Reforma Psiquiátrica e, mais recentemente, da Atenção Psicossocial. Para esta última, enquanto diretriz condutora das ações, a família e a comunidade são entendidas como um fundamental território de trocas sociais e de produção de valores. Todavia, embora amplamente descrita nas políticas e propostas de saúde mental, a atenção às famílias no cotidiano dos serviços ainda apresenta algumas carências e contradições (CONSTANTINIDIS; ANDRADE, 2015, COVELO; BADARÓ-MOREIRA, 2015; TAÑO; MATSUKURA, 2017; KINOSHITA, 2001).

Assim, espera-se que, pela organização dos serviços em Rede de Atenção à Saúde (RAS)‡ com base territorial, por meio de ações intersetoriais, seja potencializado o convívio da pessoa em sofrimento psíquico com sua família e comunidade, além de ser promovida, no plano familiar, a aceitação de pessoas que foram desestruturadas pelo processo de institucionalização e/ou de marginalização. Dessa forma, faz-se necessário que todos os serviços assistenciais tenham abordagem voltada para o grupo familiar. A proposta de abordagem visa familiares responsivos pelas suas necessidades, de forma que seja acolhedora com o usuário em cuidado pelos serviços de saúde mental e que promova a cidadania e a transformação social (MARTINS; GUANAES - LORENZI, 2016). Nesse sentido, a família vem sendo requisitada como corresponsável pelo cuidado e reinserção social de seus membros. Contudo, Dimenstein et al. (2010) alertam para o fato de a aliança feita com a família sempre ter sido pautada

> "em perspectivas etnocêntricas e normativas acerca dos modelos familiares, do seu funcionamento, da sua dinâmica social e psicológica, bem como dos modos como cuidam uns dos outros. Seus saberes e práticas foram desconsiderados, tornando-os meros consumidores de prescrições calcadas no modelo biomédico e coadjuvantes dos mais diversos especialistas" (p.1214).

Outra dimensão relativa a esse "novo" lugar da família advindo da Reforma Psiquiátrica brasileira e em diálogo com os pressupostos psicossociais tem sido abordada por um conjunto de estudos que envolveram especialmente familiares de usuários adultos, em detrimento dos grupos familiares de crianças e adolescentes em sofrimento psíquico, revelando a complexidade da corresponsabilização e participação no processo de cuidado. Dentre os aspectos, a sobrecarga colocada aos familiares e a ausência de recursos e ferramentas que viabilizem tal participação são apresentadas para a reflexão. (BARROS et al., 2013; CONSTANTINIDIS, 2017; DIMENSTEIN et al., 2010; MIELKE et., 2010).

Assim, as reais necessidades desses familiares em relação aos serviços de saúde mental precisam ser elucidadas e analisadas, assim como os dilemas enfrentados pelos profissionais na inclusão da família nos projetos terapêuticos e na assistência das crianças com sofrimento psíquico. A análise do que as famílias esperam dessas instituições e quais as suas expectativas de ajuda diante

‡ Instituídas pela Portaria n. 4.279 em 30 de dezembro de 2010, as Redes de Atenção à Saúde (RAS) são arranjos organizativos do Sistema Único de Saúde que reúnem serviços e ações em saúde de diferentes densidades tecnológicas, no sentido de sustentarem a integralidade do cuidado. Entre as redes prioritárias, destaca-se a Rede de Atenção Psicossocial (RAPS), que se destina ao cuidado, promoção e prevenção em saúde mental.

do seu sofrimento, de suas limitações e de suas dificuldades no convívio com a criança em sofrimento psíquico e com suas redes relacionais pode ser elemento importante a ser considerado na organização dos serviços de saúde mental e na constituição da intersetorialidade que se destine à proteção dos direitos de crianças, adolescentes e suas famílias.

Diante do exposto, o presente texto buscará apresentar possibilidades de construção de percursos com crianças, adolescentes e suas famílias, tendo como fundamentos centrais o respeito às diferentes constituições familiares e as relações de suporte e solidariedade a partir da defesa da participação sociocultural de todos os envolvidos como dimensão das ações de cuidado em saúde mental no âmbito da atenção psicossocial. Para tanto, esse tema será debatido à luz de pesquisas e ensaios produzidos pelas autoras em diferentes momentos.

AS FAMÍLIAS, SUAS NECESSIDADES, DIFICULDADES E O ENCONTRO COM OS SERVIÇOS

A família, a partir das proposições da política de saúde mental que tomamos como referência[§], é entendida em suas diversas e múltiplas configurações como primeiro espaço de formação identitária, em que se efetivam relações de cuidado, proteção, alimentação e manutenção da vida e se estabelece como um sistema aberto, ou seja, recebe e produz interações com outros sistemas sociais, influenciando e sendo por estes influenciada (BRASIL, 2013). Afirma-se, assim, que cada família reconhece e estabelece normas e formas de viver que melhor respondem aos desafios que estão colocados para a sobrevivência na atualidade.

Desse modo, para aquelas em que a experiência de sofrimento psíquico de um ou mais de seus membros se coloca como realidade, o acesso aos serviços substitutivos, e mais especificamente os CAPSij, traz as mais variadas demandas, referidas aos mais diferentes contextos e situações. A presença dos familiares nos serviços encontra diferentes acolhidas e respostas institucionais às suas solicitações e condições de vida e saúde.

A possibilidade da construção do acesso, permanência e vinculação das famílias e dos usuários nos serviços de saúde mental exige mais do que a obrigatoriedade de sua presença, mais do que a prescrição das intervenções. Demanda um jogo de relações, produção de cuidado e construção de sentidos partilhados para as ações que se planeja realizar.

---

§ Referenciamo-nos à política de saúde mental estabelecida anteriormente às decisões políticas mais atuais (BRASIL, 2019), que precarizam e negam a atenção psicossocial como fundamento do cuidado em saúde mental.

São vários os fatores que podem contribuir para a não efetivação dessas ações junto aos familiares. Estudos apontam que, muitas vezes, as técnicas terapêuticas sobrepujam a família, sua singularidade, sua história e suas particularidades na relação com seu familiar com sofrimento psíquico e/ou transtorno mental (CONSTANTINIDIS, 2017; ROMAGNOLI, 2006; ROSA, 2005). Além disso, tem-se observado que cada serviço ou equipe se organiza de maneira própria para abordar a família (o que é ótimo ou, pelo menos, pode ser positivo), porém nem sempre com o devido conhecimento das suas reais necessidades e condições materiais, psicossociais, de saúde e de qualidade de vida.

O cruzamento entre as dinâmicas da relação das políticas públicas de saúde mental com os respectivos serviços, com os profissionais atuantes na área, com as demandas e expectativas para o "adequado" desenvolvimento de crianças e adolescentes e com os familiares dos usuários parece gerar como efeito o (des) encontro. Partimos da ótica de Spinoza (2007) para a compreensão desse efeito. O encontro, nessa perspectiva, é a capacidade de afetarmos e de sermos afetados por outros seres. Como resultado, o bom encontro aumenta a potência de agir de cada um dos atores da relação, podendo haver união de forças, aumentando as possibilidades de ação desses sujeitos. No *Tratado político* (SPINOZA, 1994), Spinoza afirma que se duas pessoas concordam entre si e unem suas forças, terão maior poder conjuntamente e, em consequência, um direito sobre a Natureza que cada uma delas não possui sozinha.

Em um primeiro momento, a demanda é o ponto-chave do encontro entre profissionais de saúde mental e familiares de pessoas com sofrimento psíquico (CONSTANTINIDIS, 2015), sobretudo quando se consideram crianças e adolescentes que, em grande medida, têm suas demandas traduzidas por outros interlocutores, como cuidadores e escola principalmente (BRASIL, 2005). Para Pinheiro (2001), a demanda parte de uma necessidade, e é atitude do usuário e de sua família buscar e acessar serviços de saúde e se beneficiar com o atendimento recebido. Porém, para a autora, oferta e demanda são construídas de maneira dinâmica, que incluem a objetividade e/ou subjetividade de seus atores, assim como suas falas e práticas no interior das instituições. No plano ideal, os atendimentos oferecidos por esses profissionais fariam, portanto, parte da oferta para responder às demandas dos usuários e familiares, e o afeto resultante desse encontro, na leitura espinozana, seria a alegria, aumentando a potência de ação entre as pessoas, como acontece nos bons encontros (CONSTANTINIDIS, 2015).

No entanto, pesquisas realizadas em diferentes momentos e territórios têm indicado que os familiares, crianças e adolescentes circulam por serviços distintos até adentrarem os CAPSij, e que uma vez inseridos nesses serviços, a partir das demandas relacionadas ao ente em sofrimento psíquico, bem como às necessidades de todo o grupo familiar, constroem relações de pertencimento e de apropriação com esses equipamentos, de modo difuso e pouco orientado (GALHARDI, 2016; LOURENÇO, 2017; TAÑO, 2014; 2017).

No geral, ao serem questionadas sobre suas principais necessidades, a experiência de cuidado à criança e/ou adolescente adoecido psiquicamente não figura como única questão principal para as famílias. Dificuldades econômicas e falta de uma rede de suporte que apoie a família se colocam como principais problemáticas apresentadas, para somente então as questões específicas relacionadas ao ente em sofrimento psíquico serem apontadas. Nesse rol, figuram dificuldades relacionadas à circulação da criança e adolescente nos diferentes espaços sociais, incluindo, por exemplo, o transporte público (TAÑO, 2014; TAÑO; MATSUKURA, 2017).

Cabe destacar, ainda, que em diferentes situações as narrativas sobre a solidão experimentada pelas mães/cuidadoras dessas crianças e adolescentes é bastante grande. No geral, as mulheres (mães ou avós) assumem o cuidado principal com esses sujeitos e os outros componentes da família não se aproximam devidamente da oferta de um apoio que suavize a sobrecarga feminina. Para algumas mulheres, a percepção é de que as relações familiares acabam desgastadas em virtude da experiência de sofrimento psíquico intenso de um de seus membros.

Tais colocações reforçam a perspectiva de que quando um sofre, sofre a família (em especial as cuidadoras principais). De forma semelhante são os processos de exclusão, silenciamento social e estigma que estão colocados não somente para crianças e adolescentes, mas também para suas mães (principalmente) e outras pessoas que exercem relações de cuidado. Outras questões de ordem prática, como organização da rotina, também são destacadas enquanto necessidades das famílias (TAÑO, 2014).

Vale dimensionar que essa cadeia de sofrimento e exclusões se desenvolve concomitantemente em diversas experiências do cotidiano, e seus impactos também se somam e atravessam o sofrimento psíquico. Assim é que situações comuns da vida tomam uma dimensão de dor contínua: desde a incompreensão e julgamentos dentro do próprio grupo familiar (nuclear e extenso) até o evitamento, incômodo e intolerância social (dos funcionários do mercado, dos passageiros de um ônibus, dos colegas nas missas e cultos, entre tantos outros).

Esses rebatimentos e vivências familiares, se considerados também à luz da formação cultural, moral e afetiva das famílias relativamente às sociedades capitalistas, alertam para uma dimensão que deve ser considerada e abordada nos serviços. Para além da cara questão da não culpabilização dos familiares, compreendemos que cabem oportunidades de proporcionar tempo-espaço para que as famílias possam identificar e lidar com uma profunda visita a seus valores, dentre os quais aqueles que também nos foram impostos e nunca questionados.

Talvez, nessa perspectiva, as tantas impotências vivenciadas dolorosamente como particulares possam ser redimensionadas e dar lugar a outras formas de enfrentamento.

Ainda, e nesse mesmo sentido, a própria apreensão sobre as subjetividades e individualidades – que, para nós, trabalhadoras e trabalhadores, são tão vivas e caras – pode ter maior profundidade e sentido para as famílias e cuidadores. Esses questionamentos respondem às sentenças sobre a participação dessas crianças e jovens no mundo, sobre as expectativas em relação à normalidade imposta e sobre a angústia e a tristeza frente aos modos singulares e por vezes sofridos destes circularem pela dimensão do social.

Essa realidade parece ser comum às famílias no caminho de cuidado de suas crianças e adolescentes que sofrem psiquicamente, e ainda que certamente as imensas vulnerabilidades sociais impliquem em mais impactos e sofrimentos, temos verificado que tais dimensões estão presentes em contextos diversificados[¶].

Outras necessidades apontadas pelas próprias famílias incluem também uma melhor compreensão em relação ao diagnóstico recebido pela criança/adolescente, bem como o suporte para o desgaste das relações sociais e familiares em decorrência das limitações impostas pela experiência do sofrimento psíquico (TAÑO; 2014; TAÑO; MATSUKURA, 2017; CONSTANTINIDIS, 2018).

Por outro lado, quando questionadas a respeito das contribuições que a inserção nos CAPSij trouxe à experiência familiar, evidencia-se que, ainda que com muitas dificuldades, esses serviços respondem a um grupo bastante variado de necessidades. Entre estas destacamos os espaços de escuta, de troca de experiências, de mediação com equipamentos e serviços do território e de orientação e acesso a direitos. Estudo de Taño (2014), ao abordar junto a familiares a produção do cuidado nos CAPSij, verificou que embora haja grandes desafios e obstáculos para a atenção, esses serviços representam o principal espaço de relações de cuidado, cumplicidade e apoio aos quais as famílias têm acesso, seja na relação juntos aos profissionais, seja também entre pares.

Já as equipes dos serviços têm manifestado importantes considerações sobre a construção do cuidado e a participação familiar nos equipamentos. Parte destas trata da importância e necessidade de acompanhamento em saúde mental para os familiares das crianças atendidas. É possível evidenciar que, embora assinalem essa necessidade, os serviços encontram barreiras ao seu

¶ Durante o ano de 2017, sob a supervisão do Prof. Dr. Massimiliano Minelli, a Profa. Thelma Matsukura realizou Estágio Sênior, com apoio da CAPES, junto à Università Degli Studi di Perugia, na Itália, no qual o estudo "A atenção em saúde mental infantojuvenil, sob o enfoque da reabilitação psicossocial, da participação e do empoderamento familiar: desafios e perspectivas no diálogo entre Brasil e Itália" foi desenvolvido.

agenciamento: dificuldade de oferecer grupos para os pais em todos os horários, a baixa frequência de familiares nos grupos que existem e o enfoque em atendimentos para suporte de informações somente, o que pouco responde às demandas de acompanhamento em saúde mental para os responsáveis (TAÑO, 2014; 2017; LOURENÇO, 2017).

Quanto à baixa frequência dos familiares aos atendimentos oferecidos, ainda que existam os problemas de horários e de recursos para comparecerem aos serviços de saúde mental, pesquisa de Constantinidis (2011) aponta que isso pode ocorrer também quando o familiar não acredita que os encontros com os profissionais possam trazer alguma mudança em sua condição. Quando isso ocorre, os atendimentos são vividos como mais um encargo a ser cumprido. Nesses casos, podem aceitar passivamente o que é proposto ou ensaiar movimento de fuga da captura que a instituição realiza por meio de convites insistentes e de cobranças de participação em tipos de atendimentos que não condizem com as demandas e necessidades apresentadas.

Quando ocorre disparidade entre a oferta e a demanda, indica-se alguma dificuldade de diálogo entre profissional e familiar. Muitas vezes, ao considerar o familiar como mero consumidor de prescrições no cuidado com a criança/adolescente, o profissional resolve o que é bom para a criança/adolescente sem escutar o responsável, sem (re)conhecer a sua potência, sem buscar suas reais necessidades. Quando isso acontece, na frustração de verem suas ofertas rejeitadas, os profissionais também se sentem despotencializados e se questionam naquilo que reconhecem na relação, ou seja, no seu saber (CONSTANTINIDIS, 2011).

A disparidade entre oferta dos profissionais e demanda dos familiares e a ausência de negociação de necessidade indicam que o trabalho no território e o resgate de saberes e recursos da comunidade devem ser mais bem valorizados para a construção conjunta de soluções. Da mesma forma, é importante que a oferta vá ao encontro do sofrimento subjetivo da família associado ao ter uma criança ou jovem em seus cuidados com sofrimento psíquico, ao cotidiano e à sobrecarga dos familiares decorrente dessa convivência.

Ainda que as lacunas sejam várias e que muito se deva avançar, temos identificado que as(os) cuidadores(as) expressam que o CAPSij é um dos raros e preciosos espaços onde se reconhecem acolhidas(os) e respeitadas(os). Identificam este como um espaço de pertencimento; encontram eco em suas experiências, sentimentos e apreensões. Mesmo que ainda raro, temos observado também o protagonismo das famílias na organização e efetivação de sua participação em movimentos sociais para a formação de grupos nos territórios (GALHARDI, 2016; TAÑO, 2014).

TRÊS PROPOSIÇÕES PARA OUTROS ENCONTROS COM AS FAMÍLIAS

Ainda que inicialmente se imagine um certo descompasso entre as necessidades das famílias e as possibilidades de oferta aos quais os CAPSij podem lançar, os familiares, na maioria das vezes, reconhecem os técnicos dos CAPSij como principais parceiros para a busca de outras alternativas de inserção social e participação para seus filhos. Mesmo com certo predomínio para a realização de atividades bastante centradas em grupos ou então em atendimentos e consultas bastante específicas e pontuais (GALHARDI, 2016; LOURENÇO; 2017; TAÑO; 2014; 2017; TAÑO; MATSUKURA, 2017), os CAPSij são reconhecidos também pelos familiares como agitadores de uma rede de atenção e, assim, como o principal, senão único, parceiro para o cuidado.

Além das possibilidades de construção de ações que favoreçam a circulação/participação social das crianças, adolescentes e suas famílias e de sugestões para a ampliação das ações que auxiliem a participação das crianças e adolescentes em outros equipamentos como princípio fundamental do cuidado para esses grupos, compreendemos que as ofertas e negociações a serem constituídas com os familiares podem ser mais complexas e tocar diferentes dimensões da experiência com o sofrimento psíquico.

Nessa direção, Vasconcelos (1999), em trabalho muito relevante para o campo, sugere que, nos serviços de saúde com enfoque psicossocial, as necessidades das famílias podem ser atendidas e trabalhadas de duas principais formas: a primeira por meio da intervenção em problemas individuais, como uma criança com problemáticas vividas no campo escolar; e a segunda, construída por meio da intervenção frente a todo grupo familiar que se encontra em situação de vulnerabilidade, que no geral ficam à margem dos serviços de saúde mais especializados.

Assim, a partir do que se coloca como experiência na realidade do encontro e da investigação e da parceria entre famílias de crianças e adolescentes em sofrimento psíquico e as equipes dos CAPSij, apresentamos algumas breves proposições para a construção desses encontros a fim de que produzam certa alegria do viver, defesa do direito à diversidade e garantia dos direitos que sustentam a cidadania.

A. **Familiares enquanto agentes do cuidado:** oportunidades para participarem dos processos de cuidado dispensados aos filhos durante o tratamento; terem maior espaço de elaboração, compartilhamento e discussão sobre as condições dos filhos; assim como espaços para discutirem sobre diagnósticos, projetos de vida e outras situações relacionadas, tendo também a autoria do Projeto Terapêutico Singular (PTS). É importante destacar que o PTS tem como elemento central de articulação a singularidade, considerando projetos e desejos dos sujeitos envolvidos, ou seja, a criança/jovem e sua família. Necessidade de reconhecer como legítimo e essencial para a construção dos projetos de cuidado aquilo que os familiares sabem, pensam e realizam em relação às suas crianças e adolescentes. Sustentar uma parceria que reconheça diferentes saberes e, a partir disso, traçar projetos comuns. Considerar ainda que a experiência acumulada por uma/um familiar pode contribuir para a construção de propostas de cuidado para outras famílias.

B. **Familiares como sujeitos do cuidado:** criação de espaços para a construção de cuidado e troca entre as famílias, estratégias de suporte e ajuda mútua. Tais ações, mediadas pelas equipes, possibilitam que a troca entre pares fundamente a construção de alternativas de cuidado e de outras estratégias para a lida com o cotidiano. É essencial que na dinâmica dos serviços possa haver espaço para que os familiares falem de si, produzam conjuntamente seus próprios entendimentos sobre o que acontece, possam verbalizar seus medos, encontrar fios de esperança e fortalecerem-se para o desafio do cuidado e aproximação com os filhos em sofrimento.

C. **Familiares, autonomia e controle social:** os CAPSij devem contribuir para a desestigmatização das famílias, que comumente são colocadas no lugar de culpadas pelos processos de adoecimento dos filhos, mesmo quando se considera uma perspectiva complexa sobre os sofrimentos humanos. Tal culpabilização se presentifica no discurso de diferentes agentes sociais ligados às redes de proteção da infância e adolescência (LINS, 2018; LOURENÇO, 2017; TAÑO; 2017; TAÑO; MATSUKURA 2017). É também muito importante que as equipes possam estimular a participação ativa nas Assembleias dos serviços, nos Fóruns de Saúde Mental Intersetoriais, bem como o convite para ações que se direcionam ao desenvolvimento local e comunitário. Para tanto, é necessário que as próprias equipes estejam de acordo e alinhadas a respeito da relevância da participação de todas e todos nesses espaços de produção do comum. Espera-se, então, que os serviços adotem as práticas territoriais e comunitárias como horizonte principal, singularizando estratégias efetivas para a participação engajada e empenhada de todos, e principalmente daqueles a quem o cuidado é demandado. Se o SUS se coloca como marco civilizatório para aqueles que nele acreditam, apostam e defendem, é importante que os serviços aos quais as famílias estão mais ligados possam se constituir como células de formação crítica e solidária em relação ao tempo presente, as políticas sociais e os direitos de todos e de cada um. Há algo de uma formação política, alinhada à ideia de vida comum que pode ser disparada por esses serviços. Entendemos que essa dimensão do trabalho oportunizará melhores condições de cuidado para as famílias, mas também melhores condições de trabalho para as equipes e um acompanhamento mais crítico em relação ao que se produz social e culturalmente em relação às crianças, adolescentes, famílias e comunidades.

CONSIDERAÇÕES FINAIS

Ainda que as discussões aqui apresentadas tenham tomado como referência as práticas de cuidado que se tecem nos CAPSij, compreendemos que as proposições tecidas têm possibilidade de se efetuarem nos mais diferentes equipamentos da atenção psicossocial, bem como daqueles que compõem a rede de garantia de direitos de crianças e adolescentes. Ressaltamos, ainda, e mais uma vez, que tomamos a família enquanto unidade de análise, considerando as mais diversas formas de composição das relações de proteção, solidariedade e manutenção da vida.

Assim, a proposta é de que as históricas considerações sobre as famílias possam ser superadas, especialmente no que se refere às idealizações sobre as dinâmicas familiares, suas incompetências para o cuidado e a sua culpabilização. Nesse sentido, acreditamos que a construção horizontal e democrática com famílias e comunidades supera o abandono e a estigmatização a que são cotidianamente expostas e possibilitam a tomada da cena, protagonizando o cuidado, dizendo sobre si mesmas, seus desejos e necessidades e sobre como compreendem e projetam a construção e a efetivação das políticas sociais. É necessário, assim, que o Estado, os gestores e as equipes dos distintos serviços considerem como tarefa primordial a escuta e a proposição dos encontros como espaços de negociação e planejamento. Que o cuidado e os direitos possam ser exercidos a partir do que elaboram as crianças, adolescentes, suas famílias e cada uma das comunidades, assumindo a defesa das políticas sociais traduzidas em ações concretas dos serviços e seus trabalhadores, assim como a construção compartilhada e negociada de experiências de autonomia e pertencimento. Isto com o mais profundo respeito à vida e à democracia.

Para tanto, profissionais e serviços precisarão se organizar a partir da lógica dos encontros, apostando que o bom encontro, como afirmado por Spinoza, gera alegria e aumento de potência dos sujeitos envolvidos, terreno fértil para autonomia e protagonismo de familiares e profissionais. Para isso, é importante sustentar um lugar técnico que não diz sobre, mas sim com, e que se fundamenta na aposta do encontro entre existências (e não de saberes desiguais) como política de cuidado.

Reconhecemos inclusive que, para isso, os profissionais dos diferentes serviços da atenção psicossocial precisarão reconhecer e habitar esse delicado "fio de navalha" que se coloca entre a tradição das ações e disciplinas do campo psi e da saúde para a vigilância e normatização das vidas que retira dos sujeitos seus saberes, histórias e modos de produzir a vida e as formas de viver, e as possibilidades de construção de projetos de vida e de autonomia, defesas absolutas da reforma psiquiátrica em sua perspectiva democrática, inclusiva e alinhada à defesa dos direitos humanos.

REFERÊNCIAS

1. BARROS, M.M.M.; JORGE, M.S.B.; VASCONCELOS, M.G.F. Experiências de famílias com usuários atendidos em dispositivos de atenção psicossocial. **Physis Revista de Saúde Coletiva**, Rio de Janeiro, v. 23, n. 3, p. 821-841, 2013.
2. BRASIL. Ministério da Saúde. Secretaria de Atenção à Saúde. Departamento de Ações Programáticas Estratégicas. **Caminhos para uma política de saúde mental infanto-juvenil**. Brasília: Editora do Ministério da Saúde, 2005.
3. BRASIL. Ministério da Saúde. Secretaria de Atenção à Saúde. Departamento de Atenção Básica, Departamento de Ações Programáticas Estratégicas. **Saúde Mental: Cadernos de Atenção Básica**, n. 4. Brasília: Ministério da Saúde: 2013.
4. CONSTANTINIDIS, T. C. **Familiares de pessoas com sofrimento psíquico e profissionais de saúde mental: encontros e desencontros.** 220 fls. Tese (Doutorado em Psicologia). Programa de Pós-graduação em Psicologia, Centro de Ciências Humanas e Naturais, Universidade Federal do Espírito Santo, 2011.
5. CONSTANTINIDIS, T. C.; ANDRADE, A. N. Demanda e oferta no encontro entre profissionais de saúde mental e familiares de pessoas com sofrimento psíquico. **Ciência & Saúde Coletiva**, v. 20, v.2, p.333-342, 2015.
6. CONSTANTINIDIS, T.C. Profissionais de saúde mental e familiares de pessoas com sofrimento psíquico: encontro ou desencontro? **Psicologia USP**, São Paulo, v.28, n.1, p. 23-32, 2017.
7. CONSTANTINIDIS, T. C.; SILVA, L. C.; RIBEIRO, M. C. C. "Todo Mundo Quer Ter um Filho Perfeito": Vivências de Mães de Crianças com Autismo. **Psico-USF**, Campinas, v. 23, n. 1, p. 47-58, 2018.
8. COSTA, J.F. **Ordem médica e norma familiar**. Rio de Janeiro: Edições Graal, 1983.
9. COVELO, B. S. R.; BADARÓ-MOREIRA, M. I. Laços entre família e serviços de Saúde Mental: a participação dos familiares no cuidado do sofrimento psíquico. **Interface** (Botucatu), v.19, n. 55, 2015.
10. DIMENSTEIN, M.; et al. Estratégia da atenção psicossocial e participação da família no cuidado em saúde mental. **Physis: Revista de Saúde Coletiva**, Rio de Janeiro, v. 20, n.4, p. 1209-1226, 2010.
11. GALHARDI, C.C. **Adolescente usuários de drogas e seus familiares em um CAPSad: trajetórias, cotidianos e desafios.** 2016. 182 fls. Dissertação (Mestrado em Terapia Ocupacional). Programa de Pós-graduação em Terapia Ocupacional, Centro de Ciências Biológicas e da Saúde, Universidade Federal de São Carlos, São Carlos, 2016.
12. KINOSHITA, R.T. Contratualidade e Reabilitação Psicossocial. In.: PITTA, A. **Reabilitação Psicossocial no Brasil**. São Paulo: Hucitec, 2001, p. 55-59.
13. LINS, S.R.A. **Saúde Mental infanto-juvenil e inclusão escolar: desafios, demandas e proposição de formação continuada para professores**. 2018. 193 fls. Tese (Doutorado em Educação Especial). Programa de Pós-graduação em Educação Especial, Centro de Educação e Ciências Humanas, Universidade Federal de São Carlos, 2018.

14. LOURENÇO, M.S.G. **Saúde mental infantojuvenil: identificando realidades de municípios que não contam com CAPS infantojuvenil, a partir da Atenção Básica em Saúde.** 2017. 162fls. Dissertação (Mestrado em Terapia Ocupacional). Programa de Pós-graduação em Terapia Ocupacional, Centro de Ciências Biológicas e da Saúde, Universidade Federal de São Carlos, São Carlos, 2017.
15. MARTINS, P.P.S; GUANAES-LORENZIC. Participação da família no tratamento em saúde mental como prática no cotidiano do serviço. **Psicologia: Teoria e Pesquisa**, v. 32, n. 4, 2016.
16. MIELKE, F.B.; et al. A inclusão da família na atenção psicossocial: uma reflexão. **Revista Eletrônica de Enfermagem**, v.12, n.4, p.761-765, 2010.
17. MIOTO, R.C.; CAMPOS, M.S.; LIMA, T.C.S. Quem cobre as insuficiências das políticas públicas?: Contribuição ao debate sobre o papel da família na provisão de bem estar social. **Revista de Políticas Públicas**, São Luiz – Maranhão, v. 10, n. 1, p.165-185, jan./jun. 2006.
18. PINHEIRO, R. As práticas do cotidiano na relação oferta e demanda dos serviços de saúde: um campo de estudo e construção da integralidade. In: PINHEIRO, R; MATTOS, R.A., organizadores. **Os sentidos da integralidade na atenção e no cuidado à saúde**. Rio de Janeiro: IMS/UERJ, Abrasco; 2001. p. 65-112.
19. ROMAGNOLI, R.C. Famílias na rede de saúde mental: um breve estudo esquizoanalítico. **Psicologia em Estudo**, v. 11, n. 2, p. 305-314, 2006.
20. SPINOZA, B. *Ética/Spinoza*. Trad. e notas de Tomaz Tadeu. Belo Horizonte: Autentica Editora; 2007.
21. SPINOZA, B. **Tratado Político, Benedictus de Spinoza**. São Paulo: Ícone; 1994.
22. ROSA, L.C.S. A inclusão da família nos projetos terapêuticos em saúde mental. **Psicologia em Revista**, v.11, n. 18, p.205-218, 2005.
23. TAÑO, B.L. **Os Centros de Atenção Psicossocial Infantojuvenis (CAPSi) e as práticas de cuidado para as crianças e adolescentes em intenso sofrimento psíquico**. 2014. 208 fls. Dissertação (Mestrado em Terapia Ocupacional). Programa de Pós-graduação em Terapia Ocupacional, Centro de Ciências Biológicas e da Saúde, Universidade Federal de São Carlos, São Carlos, 2014.
24. TAÑO, B.L. **A constituição de ações intersetoriais de atenção às crianças e adolescentes em sofrimento psíquico**. 2017. 260fls. Tese (Doutorado em Educação Especial). Programa de Pós-graduação em Educação Especial, Centro de Educação e Ciências Humanas, Universidade Federal de São Carlos, 2017.
25. TAÑO, B.L.; MATSUKURA, T.S. A construção ampliada do cuidado: atenção às famílias nos Centros de Atenção Psicossocial Infantojuvenis. **Cadernos Brasileiros de Saúde Mental**, Florianópolis, v. 9, n. 23, p. 51-66, 2017.
26. VASCONCELOS, E. M. A priorização das famílias nas políticas de saúde. **Saúde em Debate**, Rio de Janeiro, v. 23, n. 53, set./dez. 1999, p. 6-19.
27. VILLARES, C.C.; MARI, J.J. Esquizofrenia e contexto familiar. In: SHIRAKAWA, I.; CHAVES, A.C.; MARI, J.J. AC. **O desafio da esquizofrenia**. São Paulo: Lemos Editorial; 2005.

3

Atenção psicossocial e promoção da saúde mental nas escolas

Melissa Ribeiro Teixeira
Amanda Oliveira Ferreira
Maria Cristina Ventura Couto

PALAVRAS-CHAVE

- Atenção psicossocial; criança; adolescente; promoção da saúde mental; cuidado colaborativo; escola.

A atenção psicossocial para crianças e adolescentes – ancorada nas noções de rede, território e clínica ampliada (CAMPOS, 2003) – tem como um de seus fundamentos a intersetorialidade, condição imprescindível para a construção de respostas à complexidade dos problemas de saúde mental nessa população (COUTO; DELGADO, 2010). Para a efetivação da ação intersetorial e da ampliação da clínica, Couto e Delgado (2016) apontam que em cada território há a necessidade de articulação entre os dispositivos dos diferentes setores públicos envolvidos no cuidado de crianças e adolescentes.

Entretanto, muitos desafios têm sido impostos à efetiva articulação entre serviços, sejam da rede intra ou intersetorial, sobretudo pela falta de corresponsabilização nos processos de cuidado, pela manutenção do uso de mecanismos tradicionais e ineficazes de referência/contrarreferência (DELFINI; REIS, 2012; TEIXEIRA; COUTO; DELGADO, 2017), pela 'invisibilidade' dos problemas de saúde mental em crianças e adolescentes (PAULA et al., 2008) e pelo estigma relacionado a eles (FUKUDA et al., 2016).

No âmbito da Atenção Básica à Saúde, a pouca visibilidade dos problemas de saúde mental de crianças e adolescentes (CAVALCANTE; JORGE; SANTOS, 2012) tem sido relacionada, dentre outros fatores, à falta de apoio técnico específico do setor saúde mental aos profissionais do nível básico (TANAKA;

LAURIDSEN-RIBEIRO, 2006; GOMES et al., 2015). Em relação ao setor educação, a incipiente articulação entre os Centros de Atenção Psicossocial Infantojuvenis (CAPSij) e as escolas tem impossibilitado o desenvolvimento de estratégias ampliadas de cuidado no enfrentamento dos problemas apresentados por crianças e adolescentes – estratégias estas que poderiam contribuir para a superação da tendência à patologização ou medicalização dos comportamentos, ainda muito frequentes como modos de intervenção demandados pelo contexto escolar (BELTRAME; BOARINI, 2013).

A corresponsabilização pelo cuidado e a colaboração efetiva entre profissionais de diferentes serviços indicam ser vias potentes para a superação dos principais desafios impostos à atenção psicossocial para crianças e adolescentes (COUTO; DELGADO, 2016). No entanto, como torná-las efetivas nas práticas reais dos serviços/setores em cada território de cuidado? Essa pergunta foi tomada como guia para a proposição do Projeto de Pesquisa, Extensão e Ensino, intitulado "Rede, Território e Atenção Psicossocial para Crianças e Adolescentes: compartilhamento e colaboração intersetorial" (Projeto Cuidado Colaborativo) – coordenado pelo Núcleo de Pesquisa em Políticas Públicas de Saúde Mental (NUPPSAM) da Universidade Federal do Rio de Janeiro (UFRJ) –, com o objetivo de investigar possibilidades e desafios nos processos de articulação intersetorial, com base na colaboração e corresponsabilização em territórios delimitados.

Experiências internacionais voltadas para a inscrição do componente da saúde mental na atenção básica à saúde, com finalidade de ampliar o acolhimento e o cuidado a pessoas com necessidades em saúde mental, propuseram um modelo denominado Cuidado Colaborativo (*Collaborative Care*), desenvolvido por meio de mecanismos de ligação e compartilhamento de informações entre profissionais dos dois setores, usuários e familiares (BOWER, 2002; GAGNÉ, 2005; KATES et al., 2011). Inspirado nessas experiências, o Projeto Cuidado Colaborativo ampliou o espectro da articulação entre serviços, visando superar a colaboração apenas intrassetorial, como realizada internacionalmente, fazendo-a incidir na articulação entre diferentes setores públicos (saúde/saúde mental, educação, assistência social), com o objetivo de ampliar e qualificar o cuidado em saúde mental de crianças e adolescentes a partir das ações intersetoriais (NUPPSAM, 2020).

O Projeto Cuidado Colaborativo tem sido definido como uma modalidade de organização dos processos de cuidado, baseada na corresponsabilização, na efetiva comunicação e colaboração entre profissionais de serviços e setores públicos distintos, e no compartilhamento regular de informações. Essa modalidade de cuidado visa instituir uma perspectiva colaborativa que permita a profissionais de diferentes setores o estabelecimento de uma direção pactuada e coordenada do cuidado, o compartilhamento de saberes e a efetivação de uma rede intersetorial em territórios delimitados (TEIXEIRA, 2019; NUPPSAM, 2020). O Projeto é desenvolvido em parceria com o Centro de Atenção Psicossocial Infantojuvenil CARIM e o Departamento de Terapia Ocupacional – ambos da UFRJ –, e com a rede pública de saúde, assistência social e educação de dois bairros da zona sul da cidade do Rio de Janeiro, afirmando seu caráter interdisciplinar e intersetorial.

No âmbito do Projeto, a perspectiva da promoção da saúde mental foi estabelecida como um elemento-chave do Cuidado Colaborativo tanto para a reorganização das redes locais/territoriais quanto para a ampliação de ações psicossociais (TEIXEIRA, 2019; NUPPSAM, 2020). Há, assim, um esforço para a construção de respostas mais ampliadas às necessidades de saúde mental de crianças e adolescentes, pautadas no fortalecimento dos recursos locais, na ampliação do acesso aos serviços de saúde mental e na superação da lógica reducionista de mera detecção de problemas e oferta de cuidado apenas quando estes já estão estabelecidos. Essa proposição visa, ainda, superar a dicotomia entre promoção da saúde e clínica, ao operar a um só tempo em várias dimensões, desde a complexidade de cada caso em particular até as intervenções nos coletivos e comunidades (ONOCKO-CAMPOS, 2006).

Situada dentro do largo campo da promoção da saúde*, a noção de promoção da saúde mental traz em sua concepção uma visão mais ampliada de saúde mental, já que "está mais próxima da maneira 'natural' como as pessoas veem e querem viver suas vidas" (LAHTINEN et al., 2005, p. 229, tradução livre). Ela está pautada no fomento de ambientes de apoio, considerando, principalmente, a identidade cultural, a equidade, a justiça social, as interconexões e a dignidade pessoal (JOUBERT; RAEBURN, 1998), indo além de abordagens prescritivas e reducionistas tão características de modelos conservadores na organização dos sistemas de cuidado (LAHTINEN et al., 2005). A noção de

* Como propõe Czeresnia (2003), a promoção da saúde está pautada em dois eixos: (1) o da autonomia dos sujeitos e dos grupos sociais; e (2) o da elaboração de políticas públicas intersetoriais. Essa noção tem como marco a Primeira Conferência Internacional de Promoção da Saúde, realizada em 1986, em Ottawa (WHO, 1986) e, desde então, outras Conferências têm reforçado a importância da responsabilidade social e do "empoderamento" da população para enfrentamento dos problemas sociais. Em linhas gerais, a promoção da saúde privilegia a criação de ambientes favoráveis, considerando os modos de vida, trabalho e lazer; o fortalecimento de ações comunitárias; o desenvolvimento de habilidades pessoais, pautado em informação e educação em saúde; e a reorientação dos serviços de saúde, trabalhando com uma noção de saúde mais abrangente (BRASIL, 2002). Pode-se dizer que ela está relacionada à promoção de cidadania, democracia, solidariedade, equidade, participação e construção de cidades saudáveis (ANDRADE, 2006; BRASIL, 2002).

promoção da saúde mental, portanto, convoca a ação efetiva de políticas sociais voltadas para a superação de iniquidades e para a construção de condições mais dignas de vida para todos os cidadãos.

A promoção da saúde mental tem sua centralidade em coletivos, e não apenas em indivíduos, ainda que não desconsidere a dimensão individual implicada na inserção de uma pessoa em sua família, cultura e comunidade (LAHTINEN et al., 2005). Sua proposição visa possibilitar e alcançar o que vem sendo denominado saúde mental positiva (JANÉ-LLOPIS et al., 2005), a qual, segundo Wells, Barlow e Stewart-Brown (2003), inclui: autoconfiança, empatia, capacidade para se desenvolver emocionalmente, criativamente e espiritualmente. Uma das principais proposições da promoção da saúde mental se relaciona ao fortalecimento das potencialidades de cada pessoa em seu contexto de vida, sua capacidade para reconhecer e resolver os problemas, suas habilidades de comunicação e de estabelecimento de novas relações, o que auxilia na construção de sentidos para a vida, incluindo o estabelecimento de projetos futuros (LAHTINEN et al., 2005).

Na literatura internacional, as escolas têm sido identificadas como um dos principais cenários para o desenvolvimento de ações de promoção da saúde mental voltadas para crianças e adolescentes (WELLS; BARLOW; STEWART--BROWN, 2003). Nesse cenário, abre-se a possibilidade de ações que alcancem crianças e adolescentes expostas a fatores de risco ou com problemas de saúde mental (foco na prevenção de agravos em saúde), como ações mais amplas, voltadas para a totalidade da escola (foco na promoção da saúde mental), visando, principalmente, a transformação do *ethos* escolar. A perspectiva mais ampliada de intervenção envolve o professorado e os estudantes, auxiliando-os na construção de estratégias para reduzir os conflitos que se apresentam no cotidiano escolar e ampliar relações solidárias entre todos (WELLS; BARLOW; STEWART-BROWN, 2003). As estratégias para o fortalecimento das escolas como um ambiente solidário envolvem a criação de espaços de tomada de decisão conjunta e a construção do senso de identidade e conexão das crianças e adolescentes com a comunidade escolar (JANÉ-LLOPIS et al., 2005; PATEL et al., 2008).

As ações de promoção da saúde mental estão baseadas no reconhecimento do valor da palavra das crianças e dos adolescentes, na sua capacidade de construir estratégias para enfrentamento dos problemas cotidianos e na função dos adultos-referência como mediadores para auxiliá-las na construção do senso de pertencimento comunitário, social e cultural (PATEL et al., 2008).

Com o foco na proposição de ações coletivas e ampliadas para o cuidado de crianças e adolescentes, foram delineadas, no âmbito do Projeto Cuidado Colaborativo, ações de promoção da saúde mental, tendo as escolas como *locus* para seu desenvolvimento. Trata-se de uma experiência preliminar realizada em bairros de uma metrópole brasileira cuja disparidade socioeconômica de sua população evidencia a desigualdade social do município. Parte da população desses bairros reside em áreas marcadas pela pobreza, vulnerabilidade e violência – incluída a produzida pela ausência de políticas sociais – e pelo confronto entre o tráfico de drogas e a polícia, engendrando um cotidiano marcado por conflitos e desamparo.

PROPOSTA DE UMA AÇÃO DE PROMOÇÃO DA SAÚDE MENTAL EM ESCOLAS

Tão logo iniciado o Projeto Cuidado Colaborativo, foi identificada uma desarticulação entre os serviços de saúde mental de crianças e adolescentes e as escolas. Estas últimas são produtoras de inúmeros encaminhamentos para esses serviços que, por sua vez, não tinham como processo de trabalho regular o compartilhamento das avaliações e/ou dos projetos terapêuticos com a instituição escolar demandante. Tal dinâmica foi tomada como um dos desafios a serem enfrentados pelo Projeto, já que indicava pouca qualificação dos processos de cuidado, conforme também apontado em outros estudos sobre o tema (REIS, et al., 2010; TAÑO; MATSUKURA, 2019).

O reconhecimento da necessidade de efetiva articulação com o setor educação foi decisivo para o avanço da colaboração intersetorial e para a proposição de um trabalho regular, pautado na noção de promoção da saúde mental. Esse trabalho possibilitou o fortalecimento de ambientes escolares solidários e a ampliação de condições de inclusão escolar para crianças e adolescentes com problemas de saúde mental.

A partir do reconhecimento da parceria e da confiança entre a equipe do Projeto e as escolas inicialmente envolvidas, foi possível propor ações coletivas no recreio escolar, pautadas na convivência e ludicidade. Essas ações se deram por meio da participação nas brincadeiras das crianças, cabendo à equipe do Projeto mediar os impasses e os conflitos que surgiam durante a atividade. As atividades lúdicas visavam promover a convivência e a criação, por parte das crianças, de estratégias para lidar com os conflitos cotidianos, superando os modos disruptivos e agressivos, frequentes até então. Conforme afirmado por Brougère (2008), ao brincar, a criança constrói um papel ativo e consegue reconhecer certos elementos essenciais da vida, expressando e experimentando, por meio das brincadeiras, aquilo que ela observa no mundo.

Uma das metodologias de intervenção do Projeto foi o resgate de brincadeiras tradicionais/ culturais com as crianças e com seus familiares. Essas ações foram organizadas a partir do levantamento do repertório de brincadeiras regulares das próprias crianças em diálogo com o repertório dos adultos que as acompanhavam (familiares, professores e a própria equipe do Projeto), tendo como foco a construção de novas narrativas que permitissem relativizar, ou sobrepor, as narrativas de violência às quais muitas delas estavam submetidas ou tomavam como naturais. Participando das brincadeiras e trabalhando com a ampliação do repertório lúdico, foi possível auxiliar as crianças na mediação de conflitos interpessoais, no reconhecimento de regras e na expressão de seus sentimentos, constituindo uma referência que as orientava em suas ações.

Em cada escola dos territórios do Projeto Cuidado Colaborativo, a ação ganhou um contorno distinto, porém, de modo geral, foi desenvolvida a partir de alguns eixos comuns: (a) a presença regular, semanal, da equipe do Projeto – terapeutas ocupacionais, psicólogas e estudantes de graduação e pós-graduação – nos recreios escolares; (b) diálogo frequente com o professorado, direção e demais agentes escolares; (c) discussão de situações e problemas; e (d) compartilhamento de informações sobre o acompanhamento das crianças/adolescentes pelos demais setores. Especificamente no espaço dos recreios foi possível aproximar-se de todas as crianças, assim como conversar informalmente com as professoras e agentes educacionais que as acompanham nesse período de atividade livre. Eventualmente, a partir de pactuação prévia com a equipe escolar, foram desenvolvidas atividades específicas com determinadas turmas, dentro da sala de aula. Além disso, a equipe do Projeto participava das reuniões do corpo docente, visando ampliar formas de participação no cotidiano escolar.

A presença regular na escola favoreceu o apoio às professoras no reconhecimento dos problemas apresentados pelas crianças e na construção de estratégias para enfrentá-los, muitas das quais prescindiram da necessidade de encaminhamento para serviço especializado. Quando identificada a necessidade de avaliação ou acompanhamento em saúde/saúde mental para uma criança em particular, a equipe do Projeto articulava o cuidado junto aos recursos do território, agenciando também a manutenção de uma dinâmica colaborativa entre eles e a escola e o compartilhamento regular de informações. Com isso, as professoras demonstraram grande abertura ao trabalho conjunto e, gradativamente, uma diminuição da "necessidade" de encaminhamentos para serviços especializados.

A noção de raciocínio narrativo (MATTINGLY, 1993) permitiu a análise de alguns dos efeitos encontrados na experiência do Projeto junto ao professorado. Para Mattingly (1993), o raciocínio narrativo abre a possibilidade – por meio do compartilhamento das diferentes compreensões sobre uma dada situação – de imaginar como e por que cada pessoa apreende a situação daquela forma. Assim, a partir da apresentação dos diferentes pontos de vista, pode ser possível construir uma compreensão comum daquele fato. No trabalho junto aos educadores, a indução do raciocínio narrativo se dá, em primeiro lugar, no compartilhamento de informações e experiências, pelas quais esses profissionais passam a demonstrar interesse pela criança e pelo seu contexto de vida. Em um segundo momento, supõe-se uma resposta aos movimentos produzidos nos profissionais, como uma nova forma de agir a partir das possibilidades criadas para, enfim, produzir a partir dessa experiência uma extrapolação para a construção de um novo cotidiano junto às crianças, pautado no favorecimento da participação e do protagonismo.

A construção das narrativas sobre o cotidiano das crianças com as professoras, visando a criação de estratégias compartilhadas para o enfrentamento de problemas, possibilitou que as demandas advindas deixassem de ficar circunscritas à solicitação de encaminhamento para serviços de saúde mental. Ao dialogar sobre a história de vida das crianças, produzia-se nas professoras uma compreensão mais ampliada do que se passava com elas, permitindo, assim, reconhecer como os problemas vivenciados no meio familiar, social e comunitário interferiam no modo como se relacionavam na escola. Essa forma de abordagem favoreceu, gradativamente, um reposicionamento das professoras em relação ao que antes orientava seu entendimento – um saber prescritivo, em exterioridade à história das crianças, que definia o que estas "tinham e deveriam fazer para melhorar".

As ações da equipe do Projeto na escola se configuraram, em grande medida, na mediação das dificuldades da convivência das crianças, estimulando-as e auxiliando-as no compartilhamento de impasses e de estratégias de lida, a fim de promover solidariedade e sociabilidade. Algumas situações do cotidiano do nosso trabalho, apresentadas a seguir, ilustram como, na prática, as ações propostas ganhavam o caráter promotor de saúde mental e de sentido de pertencimento social.

SITUAÇÕES COTIDIANAS: CAMINHOS DA PROMOÇÃO DA SAÚDE MENTAL

Oficina de pipa: possibilitando a criação

Uma oficina de pipa foi proposta como atividade em uma dada escola, a partir da escolha das próprias crianças. Apesar de muitas relatarem já terem brincado anteriormente, nenhuma criança havia tentado construir de próprio punho uma pipa. Enquanto detentores da técnica para produzir uma pipa, muitas vezes os adultos possibilitam às crianças unicamente a diversão de soltá-las. Ao reconhecer a importância de que uma criança realize a atividade, possibilitamos que ela experimente o erro, a frustração e as tentativas de conserto sem que isso seja tomado como incapacidade. Na oficina em questão, o exercício da construção de pipas permitiu, além da experiência do próprio fazer, a busca de ajuda entre as próprias crianças envolvidas em uma postura solidária.

A oficina foi planejada e desenvolvida em duas etapas, denominadas "plano A" e "plano B", no intuito de apresentar modos de confecção de pipas que exigissem maior ("plano A") ou menor ("plano B") habilidade motora para seu preparo. Os "planos" foram tomados como uma forma de reconhecimento das dificuldades individuais, de estímulo à cooperação entre as crianças e de criação de estratégias para lidar com a frustração. O primeiro envolvia a disponibilização do material básico e a demonstração da técnica de se fazer uma pipa, sendo proposto às crianças que experimentassem, em duplas, a execução da técnica. Ao final dessa etapa – sem muito sucesso quanto à confecção das pipas, mas exitosa do ponto de vista do trabalho em conjunto, das estratégias criadas pelas próprias crianças no coletivo da atividade e pela possibilidade de mediação das frustrações por parte da equipe do Projeto – foi ofertado o "plano B", por meio de uma estrutura semipronta da pipa, exigindo menor habilidade para prepará-la. Ao final da atividade, foi franqueado a cada criança o destino da pipa "plano A". Muitos, por nossa sugestão, levaram para casa para tentar refazer com seus familiares e outros nos pediram para guardá-las.

Durante a oficina, o "plano B" se configurou como uma estratégia para despontar habilidades. Algumas crianças, incluindo aquelas que eram vistas pela equipe escolar como 'problemáticas', demonstraram certa facilidade para manusear os materiais e montar a pipa. Nós, então, sugerimos que elas se tornassem monitores da oficina. Essas crianças desempenharam a função auxiliando os demais colegas e, ao final, solicitaram-nos que continuassem como nossos ajudantes em outras oficinas. Esse foi o mote para a proposição da atividade em outros espaços comunitários do território.

Por um lado, essa proposta ampliava o acesso e a participação das crianças em locais da própria comunidade. Por outro, na condição de nossos ajudantes, as crianças desvinculavam-se do papel de "problemáticas" e construíam novos modos de se relacionarem com os colegas e de se apropriarem dos espaços comunitários, com efeitos no próprio imaginário escolar. O "amadurecimento para a cotidianidade" começa a partir dos grupos, os quais "estabelecem uma mediação entre o indivíduo e os costumes, as normas e a ética de outras integrações maiores" (HELLER, 1985, p. 19).

Como apontam Salles e Matsukura (2013, p. 272), "se o cotidiano se transforma, o sujeito também se transforma". O cotidiano não é reinventado sem que haja transformação subjetiva. Amadurecer para a cotidianidade requer uma constante mudança subjetiva da criança na sua relação com o ambiente, mas requer, principalmente, um entorno sensível a ela, o qual favoreça seu deslocamento no cenário de possibilidades de estar no mundo.

"Você é meu suporte"

Durante nossas atividades semanais no recreio escolar, ficávamos mais atentas às crianças sinalizadas pelas professoras, geralmente por apresentarem problemas de comportamento (agressividade ou isolamento) ou de aprendizagem. Uma dessas crianças, Rodrigo[†], de 8 anos, tinha dificuldade em permanecer nas brincadeiras, pois frente a algum desacordo no grupo, agredia os colegas e era retirado do recreio pela professora. Nos nossos primeiros contatos com Rodrigo, ele se mostrou muito hostil, recusando-se a conversar ou participar das atividades que propúnhamos. No entanto, com a regularidade de nossa presença na escola, o contato com ele foi se tornando possível, ainda que marcado por comportamentos ambivalentes, ora nos abraçando e convidando para participar de suas brincadeiras, ora nos agredindo e afirmando que não falaria mais conosco.

Em uma ocasião, fizemos um curativo em um ferimento em seu pé. A partir disso, Rodrigo passou a nos procurar toda semana, questionando as eventuais ausências de algum membro da equipe do Projeto. O contato tornou-se menos ambivalente, favorecendo a participação nas brincadeiras propostas (inicialmente só com a equipe do Projeto). O foco da nossa intervenção era incluí-lo nas brincadeiras das demais crianças, o que exigia uma dupla negociação: com Rodrigo, a pactuação das regras para participação das brincadeiras; com as demais crianças, a reconstrução da relação com o garoto, que até então era reconhecido como aquele que "não sabe brincar, só bater".

Gradativamente, Rodrigo foi se integrando aos coletivos de brincadeiras, requerendo, em proporção cada vez menor, a mediação por parte da equipe do Projeto. Algumas vezes, quando ele se cansava, sentava-se ao nosso lado. Foi assim que, em uma das vezes, sentou-se no canto do banco e, apoiando-se em uma pessoa da equipe, disse: "você é meu suporte".

A perspectiva da promoção da saúde mental favorece o deslocamento do foco do problema para as potencialidades. A partir do engajamento nas atividades livres das crianças, intervíamos nas brincadeiras para mediar a resolução dos conflitos que se apresentavam entre elas. Frente ao garoto que só era reconhecido como problema e, desse modo, atuava como tal, buscávamos lhe

---

† Todos os nomes apresentados são fictícios para preservar a identidade das crianças.

proporcionar a possibilidade de ocupar um "outro lugar", a partir da identificação de suas habilidades.

Patel et al. (2007) afirmam que o senso de conexão e o fortalecimento de ambientes com baixo nível de conflitos, no qual a expressão das emoções são encorajadas, protegem crianças e adolescentes de desenvolverem problemas de saúde mental. Além disso, as ações de promoção da saúde mental favorecem os fatores protetivos, recursos individuais e sociais cruciais para a redução ou eliminação de agravos à saúde mental. No contexto escolar, podemos destacar o estímulo à aprendizagem a partir das experiências, o aumento de habilidades para a resolução de problemas, a oportunidade de participação na vida escolar e a identificação com a escola como fatores subjetivos e sociais de proteção à saúde mental (PATEL et al., 2007).

Acesso ao cuidado construído no cotidiano

No início das ações em uma escola, uma professora compartilhou sua preocupação com Leandro, um garoto de 9 anos, pois ele dormia em sala de aula e parecia alheio às atividades propostas. Leandro já havia sido encaminhado pela escola ao CAPSij, mas, na avaliação do serviço, ele não apresentava "demanda de saúde mental".

Durante os recreios, notamos que o menino permanecia isolado do restante dos colegas, sem interagir com eles, nem participar das brincadeiras. Ao iniciar um diálogo com Leandro, ele mantinha seu interesse e discurso circunscritos ao seu jogo de videogame favorito. Nos poucos momentos em que nos relatou situações de seu cotidiano familiar, demonstrou dificuldade em construir uma narrativa sobre sua vida e o convívio com a mãe, o pai e os irmãos.

A partir do contato regular com o garoto em um contexto natural, identificamos suas dificuldades quanto à interação social e quanto a sua dinâmica psíquica, o que evidenciou, por outro lado, os impasses gerados ao cuidado de certas crianças quando um CAPSij orienta seu trabalho pela presença ou não de um quadro psicopatológico evidente. Leandro tinha um significativo sofrimento, mesmo sem apresentar sintomas claros de transtornos mentais, e necessitava de cuidado.

Os relatos e a observação do cotidiano do garoto favoreceram a retomada da discussão do caso com a equipe do CAPSij para articulação do cuidado nesse serviço. Após a nova avaliação do caso pela equipe do CAPSij, o garoto foi inserido no serviço, participando regularmente de atendimentos individuais e em grupo. Após contato com a escola, a equipe do CAPSij providenciou o relatório solicitado pela direção no intuito de garantir as medidas para a efetiva inclusão escolar do garoto (presença de um mediador escolar e inclusão na sala de recursos).

Junto a Leandro, o trabalho da equipe do Projeto ganhou dois objetivos: primeiro, reduzir as barreiras de acesso da rede e garantir a articulação do cuidado, comunicação e compartilhamento de informações entre os profissionais que acompanhavam o garoto; e, segundo, auxiliar a integração do garoto no ambiente escolar, respeitando seus interesses e possibilidade de engajamento nas atividades coletivas. Com o avanço do cuidado no CAPSij, Leandro passou a acompanhar as atividades em sala de aula. Além disso, sua vinculação com a equipe favoreceu a ampliação de interesses e repertório de brincadeiras. Assim como Rodrigo, Leandro começou a participar de algumas atividades coletivas.

O QUE A EXPERIÊNCIA NOS ENSINA

A criação de espaços de convivência pautados no compartilhamento de impasses e estratégias de lida, na promoção de solidariedade e na sociabilidade, permite tanto a ampliação da capacidade individual e coletiva de perceber, compreender, interagir, interpretar e transformar o meio[18] (LAHTINEN et al., 2005), quanto o fortalecimento do senso de conexão social, cultural e comunitário (PATEL et al., 2008). De modo ampliado, a promoção da saúde mental se refere à produção de vida, sobretudo na construção de sentidos à experiência compartilhada de estar no mundo.

As ações de promoção da saúde mental são baseadas na presença regular de um adulto-referência para as crianças e adolescentes. Ou seja, uma pessoa com interesse e disponibilidade para oferecer escuta, estabelecer vínculo e permitir que a criança reconheça e expresse seus sentimentos e emoções e se sinta acolhida frente a suas angústias e medos. O papel do adulto-referência é o de ofertar apoio e tentar reduzir o sofrimento produzido pelos eventos cotidianos adversos dessas crianças que não encontram amparo simbólico na família – primeira instância de aquisição de valores, regras e hábitos sociais e culturais (socialização primária). Para a população infantojuvenil em vulnerabilidade psicossocial, a constituição do adulto-referência favorece a construção de uma ancoragem à vida, nos moldes do que Berger e Luckman (1995) definem como "socialização secundária" – modos de "fixar" o indivíduo às instituições sociais. O horizonte dessas ações pode ser definido pelo reconhecimento das potencialidades das crianças e adolescentes e pela possibilidade de (re)construção de seu sentido de vida e pertencimento sociocultural.

É preciso construir com as crianças e jovens circuitos que favoreçam as trocas criativas e que fortaleçam a função social integradora das instituições de identidade coletiva – a escola (o aprendizado e a constituição dos grupos de amigos); a comunidade de moradia, os recursos comunitários e o deslocamento pelo território; as atividades que compõem o cotidiano (atividades de lazer, de esporte, de reforço escolar etc.) – para que eles ultrapassem as "estratégias de sobrevivência fundadas no presente" (CASTEL, 1998, p. 528) e possam construir novas narrativas e projetos de vida.

Na experiência relatada, a promoção da saúde mental baseou-se no fortalecimento de ambientes escolares solidários e na colaboração, por parte da equipe do Projeto, com os profissionais da educação, de modo a se sentirem amparados para assumir a participação ativa no apoio às crianças e adolescentes. Nessa condição, supõe-se que esses profissionais incorporem o papel de referência e, atentos aos modos de ser, agir e se relacionar das crianças, favoreçam a palavra e a expressão de seus interesses, sentimentos e emoções.

REFERÊNCIAS

1. ANDRADE, L. O. M. **A saúde e o dilema de intersetorialidade.** São Paulo: Hucitec, 2006. 288 p.
2. BELTRAME, M. M.; BOARINI, M. L. Saúde mental e infância: reflexões sobre a demanda escolar de um CAPSi. **Psicol. Cienc. Prof.**, v. 33, n. 2, p. 336-349, 2013.
3. BERGER, P; LUCKMAN, T. **A construção social da realidade**, 12° ed. Petrópolis: Vozes, 1995.
4. BRASIL. MINISTÉRIO DA SAÚDE. Secretaria de Políticas de Saúde. Projeto Promoção da Saúde. **As Cartas da Promoção da Saúde**. Brasília: Ministério da Saúde, 2002. 56 p.
5. BROUGÈRE, G. A criança e a cultura lúdica. In: TIZUKO, M. K. (org.) **O brincar e suas teorias.** São Paulo: Cengage Learning, 2008.
6. BOWER, P. Primary care mental health workers: models of working and evidence of effectiveness. **British Journal of General Practice**, v. 52, p. 926-933, 2002.
7. CAMPOS, G. W. S. **Saúde Paidéia**. São Paulo: Hucitec, 2003. 185 p.
8. CASTEL, R. **As metamorfoses da questão social:** uma crônica do salário. Petrópolis, RJ: Vozes, 1998. 611 p.
9. CAVALCANTE, C. M.; JORGE, M. S. B.; SANTOS, D. C. M. Onde está a criança? Desafios e obstáculos ao apoio matricial de crianças com problemas de saúde mental. **Physis,** v. 22, n. 1, p. 161-178, 2012.
10. COUTO, M. C. V.; DELGADO, P. G. G. Intersetorialidade: exigência da clínica com crianças na atenção psicossocial. In: LAURIDSEN-RIBEIRO, E.; TANAKA, O. Y. (Eds.) **Atenção em saúde mental para crianças e adolescentes no SUS.** São Paulo: Hucitec, 2010. p. 271 –279.
11. COUTO, M. C. V.; DELGADO, P. G. G. Presença viva da saúde mental no território: construção da rede pública ampliada de atenção para crianças e adolescentes. In: LAURIDSEN-RIBEIRO, E.; LYKOUROPOULOS, C. B. **O CAPSi e o desafio da gestão em rede**. São Paulo: Hucitec, 2016. p. 161-192.
12. CZERESNIA, D. O conceito de saúde e a diferença entre prevenção e promoção. In: ____________ (org.) **Promoção da Saúde: conceitos, reflexões, tendências**. Rio de Janeiro: Ed. Fiocruz, 2003. p.39-53.
13. DELFINI, P. S. S.; REIS, A. O. A. Articulação entre serviços públicos de saúde nos cuidados voltados à saúde mental infantojuvenil. **Cad. Saúde Pública**, v. 28, n. 2, p. 357-366, 2012.
14. FUKUDA, C. C. et al. Mental health of young Brazilians: Barriers to professional help-seeking. **Estud. Psicol**. (Campinas), 2016, v. 33, n. 2, p. 355-365.
15. GAGNÉ, M. A. **Avancement des objectifs des soins de santé mentale axés sur la collaboration**. Mississauga: Initiative canadienne de collaboration en santé mentale, 2005.
16. GOMES, F. M. A. et al. Saúde mental infantil na atenção primária à saúde: discursos de profissionais médicos. **Saúde Soc.**, v. 24, n. 1, p. 244-258, mar 2015.

17. HELLER, A. **O cotidiano e a história.** 2° ed. Rio de Janeiro: Paz e Terra, 1985. 121 p.
18. KATES, N. et al. L'évolution des soins de santé mentale en collaboration au Canada: une vision d'avenir partagée. **Revue Canadienne de Psychiatrie,** v. 56, n. 5, 2011.
19. JANÉ-LLOPIS, E. et al. Mental health promotion works: a review. *IUHPE* – **Promotion & Education Supplement,** v.2, 2005.
20. JOUBERT, N.; RAEBURN, J. Mental health promotion: People, power and passion. **International Journal of Mental Health Promotion,** v. 1, n. 1, 15–22, 1998.
21. LAHTINEN, E.; JOUBERT, N.; RAEBURN J. et al. Strategies for Promoting the Mental Health of Populations. In: WORLD HEALTH ORGANIZATION (WHO). **Promoting mental health. concepts, emerging evidences, practice.** *WHO,* 2005.
22. MATTINGLY, C. The narrative nature of clinical reasoning. In: MATTINGLY, C.; FLEMING, M. H. **Clinical reasoning: forms of inquiry in a therapeutic practice.** Filadélfia: Davis Company, 1993.
23. Núcleo de Pesquisa em Políticas Públicas de Saúde Mental (NUPPSAM). Instituto de Psiquiatria da Universidade Federal do Rio de Janeiro. **Rede, território e atenção psicossocial para crianças e adolescentes:** Compartilhamento e Colaboração Intersetorial: Relatório de atividades realizadas nos anos 2018 e 2019, 2020.
24. ONOCKO-CAMPOS, R. A promoção à saúde e a clínica: o dilema "promocionista". In: CASTRO, A.; MALO, M. **SUS: ressignificando a promoção da saúde**. São Paulo: Hucitec, OPAS, 2006.
25. PATEL, V. et al. Mental Health of young people: a global public-health challenge. **The Lancet.** v. 369, p.1302-1313, 2007.
26. PATEL, V. et al. Promoting child and adolescent mental health in low and middle-income countries. **Journal of Child Psychology and Psychiatry,** v. 49, n. 3, pp. 313-334, 2008.
27. PAULA, C. S. et al. Saúde mental e violência entre estudantes da sexta série de um município paulista. **Rev. Saúde Pública,** v. 42, n. 3, p. 524-528, jun 2008.
28. REIS, A. O. A. et al. Crianças e adolescentes em sofrimento psíquico atendidos nos Centros de Atenção Psicossocial infantojuvenis. In: LAURIDSEN-RIBEIRO, E.; TANAKA, O. Y. (Eds.) **Atenção em saúde mental para crianças e adolescentes no SUS.** São Paulo: Hucitec, 2010. p. 186-210.
29. SALLES, M. M.; MATSUKURA, T. S. Estudo de revisão sistemática sobre o uso do conceito de cotidiano no campo da terapia ocupacional no Brasil. Cad. Ter. Ocup. UFSCar, São Carlos, v. 21, n. 2, p. 265-273, 2013.
30. TANAKA, O. Y.; LAURIDSEN-RIBEIRO, E. Desafios para a atenção básica: incorporação da assistência em saúde mental. **Cad. Saúde Pública,** v. 22, n. 9, p.845-1853, 2006.
31. TAÑO, B. L.; MATSUKURA, T. S. Intersetorialidade e cuidado em saúde mental: experiências dos CAPSij da Região Sudeste do Brasil. **Physis: Revista de Saúde Coletiva,** Rio de Janeiro, v. 29, n. 1, 2019.
32. TEIXEIRA, M. R. **Articulação entre o Centro de Atenção Psicossocial para crianças e adolescentes e a Atenção Básica de Saúde no marco do território:** estudo exploratório qualitativo. 2015. 136 f. Dissertação (Mestrado em Saúde Mental) – Programa de Pós-graduação em Psiquiatria e Saúde Mental, Instituto de Psiquiatria, Universidade Federal do Rio de Janeiro, 2015.
33. TEIXEIRA, M. R. **Cuidado colaborativo:** estratégia para superação dos desafios da atenção psicossocial de crianças e adolescentes. 2019. 260 f. Tese (Doutorado em Saúde Mental) – Programa de Pós-graduação em Psiquiatria e Saúde Mental, Instituto de Psiquiatria, Universidade Federal do Rio de Janeiro, 2019.
34. TEIXEIRA, M. R.; COUTO, M. C. V.; DELGADO, P. G. G. Atenção básica e cuidado colaborativo na atenção psicossocial de crianças e adolescentes: facilitadores e barreiras. **Ciênc. Saúde Coletiva,** v. 22, n. 6, p. 1933-1942, 2017.
35. WELLS, J.; BARLOW, J.; STEWART-BROWN, S. A systematic review of universal approaches to mental health promotion in schools. **Health Education.** v. 103, n. 4, 2003, pp. 197-220.
36. WORLD HEALTH ORGANIZATION (WHO). **First International Conference on Health Promotion:** Ottawa Charter. Ottawa, 1986.

4

Professores, escola e saúde mental infantojuvenil: elementos para reflexão*,†

Sarah Raquel Almeida Lins
Thelma Simões Matsukura
Bruna Lidia Taño
Carolina Elisabeth Squassoni

PALAVRAS-CHAVE

- Saúde mental; terapia ocupacional; saúde e educação; escola.

O conceito de saúde mental (SM) incorpora diversos aspectos e contextos que fazem parte da vida de uma pessoa, assim como suas particularidades e a maneira como ela lida com situações, muitas vezes transitórias, vivenciadas no cotidiano. Ou seja, a compreensão sobre a saúde mental avança e ultrapassa as questões de saúde propriamente ditas, uma vez que também são consideradas como influenciadores fatores físicos, psicossociais, sociais e econômicos (AMSTALDEN; HOFFMANN; MONTEIRO, 2010).

No que diz respeito à população infantojuvenil, o conceito de saúde mental também considera os contextos de vida da criança e do adolescente, além de focalizar sua competência para responder às próprias necessidades e às de seu meio em relação aos aspectos emocionais, comportamentais e sociais

* Este capítulo tem como base a pesquisa de doutorado realizada pela primeira autora junto ao Programa de Pós-graduação em Educação Especial da Universidade Federal de São Carlos (UFSCar), e o estudo de pós-doutorado realizado pela quarta autora, desenvolvido no Programa de Pós-graduação em Terapia Ocupacional (PPGTO) da UFSCar. Os respectivos estudos contaram com a orientação/supervisão da segunda autora, e as discussões aqui apresentadas são fruto da contribuição coletiva de todas as autoras.

† Os estudos foram aprovados pelo Comitê de Ética em Pesquisa em Seres Humanos da UFSCar, Parecer n. 1.631.703 (CAAE 55337916.7.0000.5504) e Parecer n. 1.785.816 (CAAE 57570116.8.0000.5504).

(SCHWENGBER; PICCININI, 2003; SANTOS; MARTURANO, 1999). Considera, sobretudo, que o sofrimento psíquico, em sua grande expressão, está diretamente relacionado aos contextos e às condições socioculturais (TAÑO, 2017).

A terminologia "sofrimento psíquico" tem sido adotada como forma de distanciar o indivíduo da patologização, do transtorno mental e, consequentemente, para a redução do estigma que esse termo proporciona. Caracteriza um estado em que uma pessoa se encontra tanto como um agente implicado no sofrimento quanto como um agente de possibilidade de mudança e novas experimentações de ser (OLIVEIRA, 2011; JANUÁRIO; TAFFURI, 2009; CECCARELLI, 2005; COSTA-ROSA, 2000).

A atual Política Nacional de Saúde Mental sugere que a produção de saúde mental seja colocada como condição para a geração de saúde. Em se tratando especificamente da população infantojuvenil, o sofrimento psíquico deve ser visto de forma contextualizada, considerando que muitas intercorrências podem ter origem em situações disparadas por motivos de ordem plural, tais como na relação consigo, com a família, com a escola ou com outras instituições sociais (BRASIL, 2014).

Em relação aos contextos de vida e às experiências na infância, a escola apresenta-se como um lócus importante, na medida em que se trata de um espaço que não é destinado apenas à aquisição de conhecimentos, interação social, desenvolvimento físico, cognitivo e social, mas também possibilita o exercício da participação social, da cidadania e da democracia (LYKOUROPOULOS; PÉCHY, 2016; TAÑO; HAYASHI, 2015; FREITAS et al., 2015; MILANESI, 2012; SOUZA, 2008; BORSA, 2007; MACHADO, 2006; MACHADO, 2004).

Cabe apontar que a democracia referente ao ambiente escolar envolve a igualdade de direitos e condições para todos. Isso inclui a disponibilização dos elementos condizentes com as demandas apresentadas pelos alunos e dos profissionais capacitados para contribuir com o processo de aprendizagem da criança, independentemente de suas limitações (MILANESI, 2012).

Contudo, ainda que a escola seja reconhecida como o ambiente que concentra a maior população infantojuvenil do Brasil, visto que a Educação Básica é obrigatória para todas as crianças e jovens do país (TAÑO, 2017; VIEIRA et al., 2014), verifica-se que as iniciativas de apoio à inclusão não contemplam as questões referentes à diversidade psíquica (sofrimentos psíquicos, problemas de saúde mental e transtornos mentais) presentes na infância e adolescência.

A Política Nacional de Educação Especial na Perspectiva da Educação Inclusiva, assegurando direito firmado pela Constituição Federal, embora não trate diretamente de crianças e adolescentes nessas condições, assegura os valores de igualdade e diversidade em uma proposição de equidade e universalidade do Ensino Público (BRASIL, 2008). Nesse sentido, reitera-se a possibilidade de que o Atendimento Educacional Especializado (AEE) possa também se engajar no apoio às possibilidades e ao compartilhamento da responsabilidade pela permanência e aprendizado do aluno na escola, incluindo-se os alunos em sofrimento psíquico, sendo respeitada sua condição peculiar de desenvolvimento e seu contexto sociocultural.

Para tanto, a formação de professores, no contexto da Educação Especial, deve voltar-se para a diversidade presente na realidade escolar, na qual a apropriação da perspectiva inclusiva possa trazer mais sensibilidade e aprendizado para lidar com as diferenças de modo compreensivo e respeitoso (ESCABORA; STESSE, 2012).

Considerando o papel fundamental da escola na vida dos indivíduos e os processos de construção que ocorrem dentro do ambiente escolar, e também a partir dele, torna-se importante avançar na perspectiva da garantia e da qualidade da permanência de todos os alunos nesse contexto, inclusive aqueles em sofrimento psíquico. Isso envolve, entre outras situações, o debate acerca das compreensões que a comunidade escolar adota em relação às experiências de sofrimento psíquico entre crianças e adolescentes.

Pensar a saúde mental, bem como seus problemas, para além das apreensões comuns sobre o sofrimento psíquico ainda é um desafio para a sociedade como um todo. Desafio especialmente no que se refere à superação de um histórico de segregação e exclusão social ao qual estiveram e ainda estão submetidas as pessoas que se encontram nessas experiências.

Entende-se que a realização de estudos que enfatizem a realidade da saúde mental infantojuvenil (SMIJ) nos seus diversos contextos contribui para aprofundar o conhecimento e ampliar as discussões sobre o campo. Contribui também para disparar ações e estratégias que se colocam em diálogo e na defesa do exercício da cidadania e na participação sociocultural para todas as pessoas, enaltecendo os diferentes potenciais humanos e suas contribuições para a vida comum (LINS, 2018; TAÑO, 2017).

SAÚDE MENTAL INFANTOJUVENIL PELA ÓTICA DOS PROFESSORES

Considerando o exposto, três questões norteiam este capítulo, a saber: O que pensam os professores sobre a SMIJ? Como compreendem o sofrimento psíquico? Há necessidade e interesse em saber mais sobre essa temática?

Por meio do preenchimento de um questionário, 164 professores do Ensino Público municipal de duas cidades de médio porte do interior do Estado de São Paulo, que atuam nos ensinos Infantil e Fundamental, responderam a esses questionamentos. Destes, 104 eram professores de salas regulares e 60, do Atendimento Educacional Especializado (AEE)*, com tempo médio de 11 anos no exercício como professores. Os participantes frequentavam a Hora de Trabalho Pedagógico Coletivo e aceitaram participar do estudo por meio da assinatura do Termo de Consentimento Livre e Esclarecido.

Com relação à compreensão dos professores sobre saúde mental, duas categorias de respostas foram identificadas: aqueles que relacionaram a saúde mental à saúde do indivíduo (n = 59%) e aqueles que relacionaram o termo a possíveis entidades nosológicas (transtorno, doença e/ou sintoma) (n = 41%).

Sobre a saúde mental concebida pela ótica das entidades nosológicas, de modo geral, verificou-se que as respostas dos professores se voltaram para indicações de diagnósticos como, por exemplo, esquizofrenia, autismo, transtorno obsessivo compulsivo, depressão, transtornos de comportamento, psicose infantil, dentre outros. De forma semelhante, indicaram sintomas como, agressividade, isolamento, dificuldade de aprendizagem, dificuldade de socialização, alteração de humor, desordens emocionais etc.

Já a maioria das respostas relativas à compreensão sobre a saúde mental infantojuvenil a partir da saúde do indivíduo fez referência a um padrão de desenvolvimento esperado para a faixa etária (n = 24). Outros participantes enfatizaram que saúde mental é ter saúde e bem-estar (n = 20), ter equilíbrio (n = 15), ter condições para lidar com situações diversas (n = 10) e ter capacidade de aprender (n = 3). Houve, ainda, a associação entre o conceito de saúde e a ausência de doença (n = 7), além da falta de resposta de 32 participantes.

Para ilustrar as diferentes respostas, o Quadro 1 apresenta alguns relatos†, com a indicação das subcategorias aos quais pertencem.

Dentre os resultados, destacam-se as respostas de 48 professores que apresentaram a SMIJ a partir da saúde e do bem-estar, da compreensão das diferenças, do respeito pelo aprendizado em tempo próprio e de que, apesar das dificuldades, a criança consiga aprender, se relacionar e ser feliz. Tais indicações se assemelham aos resultados encontrados por Soares et al. (2014), que também questionaram professores sobre o conceito de saúde mental e cujas respostas, em sua maioria,

---

* O AEE é a articulação entre a Educação Especial e o ensino comum e que é ofertado preferencialmente na rede regular de ensino, em salas de recursos multifuncionais, centros de AEE ou em instituições especializadas comunitárias ou filantrópicas sem fins lucrativos, e "tem como função identificar, elaborar e organizar recursos pedagógicos e de acessibilidade que eliminem as barreiras para a plena participação dos estudantes, considerando suas necessidades específicas" (BRASIL, 2015; BRASIL, 2008, p.16).

† Considerando os resultados obtidos no presente estudo não houve necessidade de separar as respostas dos professores de salas de ensino comum e do AEE.

Quadro 1 Subcategorias de respostas dos participantes sobre a compreensão de saúde mental

Subcategoria	Exemplos de relatos
Saúde mental relacionada a um padrão de desenvolvimento esperado	É quando se percebe que a criança apresenta comportamentos e atitudes compatíveis com o que se considera adequado à fase em que se encontra. (P4) É quando a criança é considerada "normal" dentro dos parâmetros comportamentais. (P26)
Saúde mental é ter saúde e bem-estar	É o bem-estar da criança, de modo que ela tenha uma boa qualidade de vida e possa se relacionar em sociedade de forma positiva. (P5) A saúde mental é uma condição saudável em que se encontra a mente da criança (visão positiva de si, sem problemas de ordem psíquica etc.). (P82)
Saúde mental é saber lidar com as diferentes situações da vida	A criança apresentar um equilíbrio em situações adversas, conseguindo interagir socialmente e superar traumas, dentre outras dificuldades. (P4) Considero que uma criança com boa saúde mental expressa alegria, prazer, boa disposição para resolver conflitos, além de tentar evitá-los. Agrega companhias. (P28) Não seria a ausência de doença, mas, mesmo tendo algum problema (se cuidando atentamente), a criança e o adolescente tenham boa qualidade de vida, consigam aprender, se relacionar e ser feliz. (P31)
Saúde mental é ter capacidade para aprender	Não existe um padrão, pois há momentos diferentes do aprender para cada aluno, mas há saúde quando a criança aprende e interioriza praticando o que aprendeu. (P15)

apontaram para o funcionamento equilibrado do corpo e da mente, o viver bem em sociedade e superar as dificuldades, e o bem-estar mental e físico.

Tais considerações realmente se aproximam do que é a saúde mental infantil na perspectiva da atenção psicossocial e da educação inclusiva que envolve, dentre outros aspectos, o bem-estar, a autonomia, a autorrealização do potencial intelectual e emocional, considerando-se a construção de subjetividades afetivas, de relacionamento e produtivas, nos contextos de vivência cotidiana (AMSTALDEN; HOFFMANN; MONTEIRO, 2010; SARACENO, 2001).

Por outro lado, os resultados revelaram, também, dois importantes aspectos que traduzem uma fragilidade na compreensão do tema. O primeiro deles é a ausência de respostas de 32 participantes, que não responderam à questão ou disseram que não saberiam respondê-la por não ter uma opinião formada sobre o tema. Isso pode sugerir que os professores têm dificuldade em compreender e/ou falar sobre o assunto, conforme já apontado em outros estudos (VIEIRA, 2012; BRIDI, 2011).

O segundo aspecto é sobre as respostas dos professores que abordaram a SM a partir da entidade nosológica e aqueles que, ainda que não tenha sido a maioria das respostas, revelaram uma compreensão de SM a partir de um padrão de normalidade. Tais indicações representam uma visão biomédica e normatizadora da saúde mental que precisa ser colocada em questão, considerando a diversidade do contexto escolar e o direito à inclusão social.

Não obstante, a presença desse tipo de compreensão, que se apoia no paradigma da doença e da normalidade, ainda é bastante constante e tem sido verificada em estudos do campo da saúde mental infantojuvenil, incluindo-se aí os trabalhadores da área da saúde (DUARTE; SOUZA; RODRIGUES, 2018; LOURENÇO, 2017; SANCHES; OLIVEIRA, 2011). O alerta se amplia na medida em que tais compreensões rebaterão em ações que colocam foco sobre a doença, e não sobre os indivíduos e coletividades, como se observa no crescente e assustador fenômeno da medicalização da infância (SILVA et al., 2012; GUARIDO, 2007; MOYSES; COLLARES, 2014).

Moysés e Collares (2014) discutem e criticam o processo de patologização da vida, que parte da ideia de transformação das dores da vida em doença e que, portanto, precisa de atenção médica e tratamentos. Apontam, especificamente, para a patologização do espaço escolar, no qual esse processo esconde, temporariamente, o problema, que não é enfrentado e nem superado, além de retirar do sistema educacional uma atuação que lhe compete. Partindo desse pressuposto, as autoras consideram que não são as crianças que precisam de mudanças, mas, sim, as políticas educacionais.

Afirma-se, portanto, que o desvelamento de tais concepções presentes nas instituições escolares não pode servir como ferramenta para a culpabilização de professoras e professores, que têm cada vez mais precarizados seus processos de formação e de trabalho. Importa assinalar, por um lado, sobre a urgência da devida execução de políticas inclusivas e, por outro, da revisão de práticas e gestões que não possibilitam tais ações.

Vale ressaltar que, distanciando-se do paradigma psiquiátrico hospitalocêntrico medicalizador, a atual compreensão sobre saúde mental privilegia o paradigma psicossocial, que enfatiza o apoio, o respeito às diferenças, a elaboração de ferramentas que possam garantir o direito à convivência e ao aprendizado como uma possibilidade de ser e estar no mundo (SHIMOGUIRI; COSTA-ROSA, 2017; SARACENO, 2001). Todavia, ainda que se reconheça, inclusive nos resultados aqui apresentados, uma manutenção em relação à normatização, é importante destacar que compreender a saúde mental da forma como foi apresentada por esses professores merece reconhecimento como um avanço importante que demanda disseminação entre os pares.

Entende-se que a compreensão da SMIJ à luz do paradigma psicossocial tem exigido esforços distintos, de profissionais, dos serviços e dos demais atores envolvidos, visando à superação de práticas institucionalizantes e à promoção da saúde mental. Para tal, torna-se necessária a construção de uma rede ampliada voltada para crianças e adolescentes, que possa, a partir da heterogeneidade desse público e das complexidades do campo da saúde mental, desenvolver ações e estratégias de cuidado articuladas e compartilhadas (REIS et al., 2012; AMSTALDEN; HOFFMAN; MONTEIRO, 2010). Constatações assim tornam urgente a necessidade de construção compartilhada de compreensões sobre as experiências de sofrimento psíquico entre os diferentes atores/atrizes que se colocam no cotidiano dessas pessoas. Entende-se que, entre estes, parte dos professores participantes deste estudo possivelmente já se encontra engajada.

Ainda, com o intuito de aprofundar a compreensão dos professores acerca da SMIJ, eles foram questionados sobre o que seriam os problemas de saúde mental[‡]. Cento e quarenta e sete professores responderam à questão e revelaram que a compreensão sobre os problemas de saúde mental infantojuvenil vem, principalmente, a partir de seus diagnósticos, manifestações e impactos (n = 115), por meio de comportamentos que fogem à normalidade (n = 10), ou em razão da vulnerabilidade familiar (n = 9). Sete participantes indicaram que não tinham certeza da resposta.

A seguir, no Quadro 2, são apresentadas as categorias com seus respectivos exemplos de relatos:

Quadro 2 Categorias de respostas dos participantes sobre a compreensão acerca dos problemas de saúde mental

Categoria	Exemplos de relatos
Diagnósticos, manifestações e impactos	A meu ver, problemas de saúde mental se referem a problemas psicológicos como depressão, timidez excessiva, agressividade, tristeza constante, hiperatividade, déficit de atenção, dislexia, entre outros. (P77) Todo transtorno que interfere negativamente, em maior ou menor grau, nas relações interpessoais do indivíduo, e na avaliação que ele faz com o mundo, das pessoas e de si mesmo. (P28)

(continua)

‡ Optou-se pela utilização do termo "problemas de saúde mental" no questionário de coleta de dados, a fim de facilitar a compreensão dos professores, por se colocar mais alinhado ao discurso mais comum. Todavia, de acordo com Brasil (2015), problemas de saúde mental são condições clínicas que dependem de agentes contextuais e que, à eliminação destes, são suprimidos.

Quadro 2 Categorias de respostas dos participantes sobre a compreensão acerca dos problemas de saúde mental (*continuação*)

Categoria	Exemplos de relatos
Comportamentos que fogem à normalidade	Acho que casos que se distorcem dos demais. (P37) São crianças que se comportam muito diferente das outras, e que muitas vezes necessitam de medicação. (P1)
Vulnerabilidade familiar	[...] quando há discrepância entre as atitudes dos responsáveis, ou quando sofrem abuso de alguma forma. (P24) Crianças que vivem em situações vulneráveis, nas quais o adulto responsável também não sabe lidar com situações de risco. (P24)

O movimento da biologização da vida fortalece a busca pela definição de quase todas as condutas e sofrimentos em termos médicos. Tal aspecto leva ao processo de medicalização e estabelece uma relação direta com um discurso de normalização, na tentativa de se buscar a fronteira entre o normal e o patológico. Nesse sentido, os diagnósticos, sobretudo psiquiátricos, voltam-se prioritariamente aos comportamentos indesejados. Dentre eles, os que se apresentam no ambiente escolar, tal como se observou em parte relevante dos resultados anteriormente apresentados, em especial ao serem apontadas as noções de normalidade e desvio, bem como a descrição de diagnósticos psicopatológicos específicos.

Para Rotelli (1990), a ideia de normalidade cobra do indivíduo um conjunto de respostas predefinidas e ordenadas de acordo com valores sociais, revelando-se então como régua e validação social da existência das pessoas. Assim, importa questionar em quais medidas a existência de crianças e adolescentes que se apresentam, portanto, fora das métricas da normalidade e dos pactos sociais instituídos é validada ou não pela comunidade que as cerca, incluindo-se nisto toda a comunidade escolar (professores, apoio e pares).

Sobre esse aspecto, há pouco mais de 10 anos, Guarido apontou que "o discurso médico difundido na mídia leiga, em forma de artigos simplistas que naturalizam o sofrimento da criança e seus 'problemas de aprendizado'" (2007, p.157), era algo comum e muito forte nas escolas. E, considerando os resultados do presente estudo, tal consideração parece ainda persistir.

Entre as respostas, um conjunto de participantes localizou os problemas de saúde mental na esfera afetiva e de relações, e associou esses problemas às situações de vulnerabilidade vivenciadas pela criança, centradas na dinâmica familiar. O que se evidencia que a escola e até mesmo os serviços de saúde em suas narrativas tomam a família como único/último espaço de pertencimento das crianças. Essas afirmações revelam compreensões que colocam as questões/problemas de saúde mental como disparados pela unidade familiar. Tal visão culpabilizante parece desconsiderar os aspectos territoriais comunitários e societários como partes interligadas desses processos de produção de sofrimento. Surge então a necessidade imediata de que se possa ampliar em nossas narrativas e percepções os lugares nos quais as crianças e adolescentes transitam, como circulam e quais produções realizam.

É importante ressaltar que houve participantes que não tinham certeza da resposta ou indicaram a dificuldade em identificar o que realmente poderia ser considerado como um problema de SMIJ, ou até mesmo se crianças poderiam apresentar esse tipo de problema:

> Essa é uma grande dificuldade que tenho, identificar realmente o que são os problemas de saúde mental, já que a todo momento surgem novos nomes e definições. (P58)

> Estou em dúvida, por acaso seria deficiência intelectual? Não faço ideia se crianças pequenas manifestam depressão ou esquizofrenia. (P71)

Considera-se que tais dúvidas podem expressar a invisibilidade histórica dos problemas de saúde mental em crianças, e reforçam a importância de se pensar em políticas e práticas que abordem a SMIJ como uma questão real e, muitas vezes, cotidiana, como parte da existência de sujeitos de direitos que precisam de mais atenção (LYKOUROPOULOS; PÉCHY, 2016; BRASIL, 2001).

Considerando a importância de se constituir espaços para o aprofundamento e apoio aos professores na construção de outras compreensões sobre sofrimento psíquico, os participantes responderam se gostariam de, ou se achavam necessário, obter mais conhecimento sobre a saúde mental infantojuvenil. Do total de 164 participantes, 162 responderam à questão, sendo 90% (n = 146) deles positivamente.

Esses resultados reforçam o apontado por Soares et al. (2014), no qual 80,6% dos professores participantes de seu estudo demonstraram interesse em saber mais sobre saúde mental e, também, receber materiais sobre o assunto, uma vez que a falta de informações sobre o tema gera insegurança e dificulta a prática cotidiana. Ressalta-se que, em outras questões e momentos da pesquisa aqui apresentada, os professores apontaram para o interesse e a necessidade de se obter mais conhecimentos sobre saúde mental, a fim de contribuir com sua prática profissional, tanto na lida com o aluno quanto nas orientações aos familiares e aos demais colegas de trabalho.

Acrescentada a essa demanda, a literatura nacional e internacional tem apontado que intervenções junto a professores com enfoque na saúde mental podem contribuir para a identificação e manejo junto às crianças em sofrimento psíquico e/ou com problemas nesse âmbito, para evitar ou reduzir a intensidade dos sofrimentos e possíveis transtornos mentais, bem como para melhorar as condições de saúde de seus alunos (LEIVA et al., 2015; BRESSAN et al., 2014; SOARES et al., 2014; PEREIRA, 2013; VIEIRA, 2012; HEARN; MILLER; CAMPBELL-POPE, 2008).

Desse modo, compreende-se que a realização de estratégias de capacitação de professores em saúde mental pode ser considerada um importante elemento para a promoção da saúde mental pública (HAN et al., 2005; KUTCHER; WEI; ESTANISLAU, 2014; PEREIRA, 2013). No entanto, é importante ressaltar que a intenção da realização de programas de formação em SMIJ junto a professores não é a de responsabilizá-los para a realização de um determinado trabalho ou de sobrecarregá-los, uma vez que eles já desenvolvem a desafiadora tarefa de proporcionar o aprendizado escolar a seus alunos, mas sim de contribuir para a construção de ferramentas para sua prática (BRESSAN et al., 2014).

Ademais, reforça-se que esse tipo de intervenção possibilita que toda a comunidade escolar seja beneficiada. Ações que debatem saúde mental e colocam em foco estratégias coletivamente formuladas para a abordagem do tema podem trazer um melhor contexto de socialização e respeito entre todas e todos envolvidos. Defende-se, assim, que as ações inclusivas dizem respeito e trazem melhores condições à toda a comunidade e não somente às pessoas com as marcas da diversidade (pessoas com deficiência, com problemas de saúde mental, de diferentes etnias e orientação sexual etc.).

CONSIDERAÇÕES FINAIS E DESDOBRAMENTOS

Os resultados do estudo assinalaram para uma primazia das considerações sobre o sofrimento psíquico a partir da descrição e nomeação de patologias e transtornos mentais, situadas em determinada ideia de norma e desvio. Evidencia-se que parece mais fácil aos professores nomear diagnósticos, e não a expressão desses sofrimentos nas crianças e nos grupos em que estão inseridos. Entende-se que tal fato decorre, possivelmente, da formação dos professores para atuarem na Educação Básica, sobretudo das formações no âmbito da Educação Especial, que se organizam de modo intensivo a partir das categorias médicas que explicam e orientam acerca das deficiências/transtornos e doenças. Em composição, destaca-se o evidente processo de patologização a que crianças e adolescentes estão atualmente submetidos e que é reforçado pela grande mídia e por determinadas instituições do campo da saúde.

Por outro lado, foi possível observar uma disposição para o questionamento e reflexão, que revelou compreensões sobre sofrimento psíquico que reconhecem as dificuldades na sua identificação, mas consideram a complexidade sociocultural como relevante no processo de adoecimento psíquico. Tais resultados reforçam então a necessidade premente da construção de estratégias de formação dos professores e de toda a comunidade escolar que possam ajudar na consolidação de outras bases compreensivas para o sofrimento psíquico e suas expressões.

Estratégias estas pautadas na compreensão de que as ações intersetoriais são mais interessantes quando se considera o cuidado, atenção e respeito aos sofrimentos psíquicos. Possibilita-se, assim, a implicação de diferentes agentes sociais (educação, assistência social, cultura, esporte, saúde, dentre outros) em atos que apoiem, por exemplo, o desenvolvimento de ações para inserção e permanência na escola e na comunidade, o reconhecimento da singularidade e dos potenciais das crianças e, principalmente, o abandono de práticas desiguais excludentes.

A partir dessa experiência de investigação, foi possível organizar e propor uma formação em saúde mental ("Saúde mental infantojuvenil: construindo saberes junto a professores de SRM"), direcionada aos professores do AEE que participaram do estudo. A formação permitiu reflexões e construções acerca do tema saúde mental e escola, considerando a prática cotidiana do professor junto aos alunos; reconheceu a escola como lugar de pertencimento e proteção para crianças e adolescentes, inclusive para os alunos em situação de sofrimento psíquico; e destacou o direito desses alunos à inclusão escolar e social[§].

REFERÊNCIAS

1. AMSTALDEN, A. L. F.; HOFFMANN, M.C.C.L.; MONTEIRO, T.P.M. A política de saúde mental infanto-juvenil: seus percursos e desafios. p. 33-45; In: LAURIDSEN-RIBEIRO, E.P.P; TANAKA, O.Y. (orgs.). **Atenção em saúde mental para crianças e adolescentes no SUS**. São Paulo: Hucitec, 2010.
2. BORSA, J. C. O papel da escola no processo de socialização infantil. **Psicoglobal-Psicologia**, v. 142, p. 1-5, 2007.
3. BRASIL. Constituição; BRASIL. **Lei n. 10.216,** de 6 de abril de 2001. Dispõe sobre a proteção e os direitos das pessoas portadoras de transtornos mentais e redireciona o modelo assistencial em saúde mental. Diário Oficial da União, 2001.
4. ______. MEC. **Política nacional de educação especial na perspectiva da educação inclusiva**. Brasília: MEC/SEESP, 2008.
5. ______. Ministério da Saúde. Secretaria de Atenção à Saúde. Departamento de Atenção Especializada e Temática. Coordenação-Geral de Saúde Mental, Álcool e Outras Drogas. Atenção psicossocial a crianças e adolescentes no SUS: tecendo redes para garantir direitos. Brasília, 2014.
6. ______. Ministério da Saúde. Secretaria de Atenção à Saúde. Departamento de Atenção Especializada e Temática. Linha de cuidado para a atenção às pessoas com transtornos do espectro do autismo

§ Para saber mais sobre a proposta de formação e seus desdobramentos ver a tese de doutorado neste link: https://repositorio.ufscar.br/handle/ufscar/10887.

e suas famílias na Rede de Atenção Psicossocial do Sistema Único de Saúde / Ministério da Saúde, Secretaria de Atenção à Saúde, Departamento de Atenção Especializada e Temática. - Brasília: Ministério da Saúde, 2015. 156 p.

7. BRESSAN, R. A. et al. Promoção da saúde mental e prevenção de transtornos mentais no contexto escolar. p. 37-47. In: ESTANISLAU, G. M.; BRESSAN, R. A. (orgs.). **Saúde mental na escola: o que os educadores devem saber.** Porto Alegre: Artmed, 2014. p 13-24.
8. BRIDI, F. R. S. **Sobre os processos de identificação e diagnóstico: os alunos com defciência mental no contexto do atendimento educacional especializado**. 210f. Tese (Doutorado em Educação). Faculdade de Educação. Universidade Federal do Rio Grande do Sul, 2011.
9. CAPONI, S. Biopolítica e medicalização dos anormais. **Physis: Revista de Saúde Coletiva**, v. 19, n.2, p. 529-549, 2009.
10. CECCARELLI, P. O sofrimento psíquico na perspectiva da psicopatologia fundamental. **Psicologia em Estudo**, v. 10, n. 3, p. 471-477, 2005.
11. COSTA-ROSA, A. O modo psicossocial: um paradigma das práticas substitutivas ao modo asilar. In: AMARANTE, P. (org.). **Ensaios**: subjetividade, saúde mental, sociedade. Rio de Janeiro: Fiocruz 2000.
12. DUARTE, K. L.; DE SOUZA, E. M.; RODRIGUES, L. Importância e desafios do trabalho em rede entre a escola e um serviço de saúde mental infantojuvenil brasileiro| Importance and challenges of networking between the school and a brazilian juvenile mental health service. **Revista de Psicologia da Criança e do Adolescente**, v. 8, n. 1, p. 155-171, 2018.
13. ESCABORA, C.; STESSE, F. C. Formação de Educadores e Educação Inclusiva: Uma Relação Dialógica na contemporaneidade. p. 81-100. In: SEABRA JUNIOR, M. O.; CASTRO, R. M. (orgs.). **Avaliação, formação docente e perspectivas da educação inclusiva**: eixos do atendimento educacional especializado. Marília: Oficina Universitária; São Paulo: Cultura Acadêmica, 2012.
14. FREITAS, E. M. et al. Percepção dos pais em relação à inclusão de crianças com Necessidades Educativas Especiais no ensino regular. **Revista Educação Especial**, v. 28, n. 52, 2015.
15. GAINO, L. V. et al. O conceito de saúde mental para profissionais de saúde: um estudo transversal e qualitativo. **SMAD, Rev. Eletrônica Saúde Mental Álcool Drog. (Ed. port.)**, Ribeirão Preto, v. 14, n. 2, p. 108-116, 2018.
16. GUARIDO, R. A medicalização do sofrimento psíquico: considerações sobre o discurso psiquiátrico e seus efeitos na Educação. **Educação e Pesquisa**, São Paulo, v.33, n.1, p. 151-161, jan./abr. 2007.
17. 41. HEARN, L. A.; MILLER, M. R.; CAMPBELL-POPE, R. Review of evidence to guide primary health care policy and practice to prevent childhood obesity. **Med J Aust**. *v.*188, n.8, p. 87-91, 2008.
18. JANUÁRIO, L. M,; TAFURI, M. I. O sofrimento psíquico grave e a clínica com crianças. **Rev Mal--estar Subj**. n. IX, v. 2, p. 527-50, 2009.
19. LEIVA, L. et al. Salud mental escolar: Logros de una intervención preventiva en salud mental en niños y niñas del primer ciclo de enseñanza básica. **Psicoperspectivas,** v. 14, n. 1, p. 31-41, 2015.
20. LINS, S. R. A. Saúde mental infantojuvenil e inclusão escolar: desafios, demandas e proposição de formação continuada para professores. 195 f. Tese (doutorado em Educação Especial) Universidade Federal de São Carlos - UFSCar, São Carlos, 2018.
21. LYKOUROPOULOS, C. B.; PÉCHY, S. H. S. O que é um CAPSi. In: LAURIDSEN-RIBEIRO, E.; LYKOUROPOULOS, C. B. (org.). **O Capsi e o desafio da gestão em rede.** São Paulo: Editora Hucitec, p. 87-99, 2016.
22. LOURENÇO, M. S. de G. et al. Saúde mental infantojuvenil: identificando realidades de municípios que não contam com CAPS infantojuvenil, a partir da Atenção Básica em Saúde. Dissertação (Mestrado em Terapia Ocupacional) Universidade Federal De São Carlos - UFSCar, São Carlos, 2017.
23. MACHADO, A. M. Educação Inclusiva: de quem e de quais práticas estamos falando. **Sessão especial na ANPED** - "Ética, Subjetividade e Formação docente: políticas de inclusão em questão". Novembro, 2004.

24. MACHADO, A. M. Educação Inclusiva: de quem e de quais práticas estamos falando. In: BAPTISTA, C. R. (org.) **Inclusão e escolarização. Múltiplas perspectivas.** Porto Alegre: Mediação, 2006. p. 127-136.
25. MILANESI, J. B. **Organização e funcionamento das salas de recursos multifuncionais em um município paulista.** 183f. Dissertação (Mestrado em Educação Especial) UFSCar, São Carlos, 2012.
26. MOYSÉS, M. A. A.; COLLARES, C. A. L. Mais de um século de patologização da educação. **Fórum: Diálogos em Psicologia**, v. 1, n. 1, p. 51-64, 2014.
27. OLIVEIRA, P. M. **"É caso para o GIPSI?"**: uma etnografia em saúde mental. Dissertação de graduação (curso de Ciências Sociais com habilitação em Antropologia) Universidade de Brasília – UNB. 2011.
28. PEREIRA, C. A. **Capacitação em Saúde Mental para Professores do Ensino Fundamental e seu impacto no ambiente escolar.** 173f. Dissertação (Mestrado em Ciências) Faculdade de Medicina, Universidade de São Paulo, São Paulo, 2013.
29. REIS, A. O. A. et al. Os novos serviços de saúde mental coletiva. In: Reis AOA, Fonseca FL, Rolim Neto ML, Delfini PSS. (orgs.) **As crianças e os adolescentes dos Centros de Atenção Psicossocial Infantojuvenil.** São Paulo: Schoba, 2012. p. 49-60.
30. ROTELLI, F. et al. A instituição inventada. **Desinstitucionalização**, v. 2, p. 89-99, 1990.
31. SANCHES, A. C; OLIVEIRA, M. A. F. Educação Inclusiva e alunos com transtorno mental: um desafio interdisciplinar. **Psicol Teor Pesqui.** v. 4, p. 411-8, 2011.
32. SANTOS, L. C.; MARTURANO, E. M. Crianças com dificuldade de aprendizagem: um estudo de seguimento. **Psicologia: Reflexão e Crítica**, v. 12, n. 2, 1999.
33. SARACENO, B. **Libertando identidades: da reabilitação psicossocial à realidade possível.** Te Corá: Rio de Janeiro, 2001.
34. SCHWENGBER, D. D. de S.; PICCININI, C. A. O impacto da depressão pós-parto para a interação mãe-bebê. **Estudos de psicologia (Natal).** Vol. 8, n. 3 (set./dez. 2003), p. 403-411, 2003.
35. SHIMOGUIRI, A. F. D. T.; COSTA-ROSA, A. From moral treatment to the psychosocial care: occupational therapy in the aftermath of Brazilian psychiatric reform. **Interface (Botucatu).** v. 21, n. 63, p.845-56, 2017.
36. SILVA, A. C. P. et al. A explosão do consumo de Ritalina. **Revista de Psicologia da UNESP**, v. 11, n. 2, p. 44-57, 2012.
37. SOARES, A. G. S. et al. Percepção de professores de escola pública sobre saúde mental. **Revista de Saúde Pública**, v. 48, n. 6, p. 940-948, 2014.
38. SOUZA, C. R. A criança em atendimento em saúde mental na sala de aula do Ensino Regular. **Revista do SELL**. Uberlândia, v.1, n.1. 2008.TAÑO, B. L. **A constituição de ações intersetoriais de atenção às crianças e adolescentes em sofrimento psíquico**. Tese 260 f. (Doutorado em Educação Especial) Universidade Federal de São Carlos. São Carlos, 2017.TAÑO, B. L.; HAYASHI, M. C.P.I. Saúde mental infantojuvenil e educação: análise bibliométrica da produção científica nacional e internacional (1968-2014). **Revista Eletrônica de Comunicação, Informação & Inovação em Saúde**, v. 9, n. 3, 2015.
39. VIEIRA, M. A. **Capacitação de professores de uma escola pública de São Paulo visando a identificação e encaminhamento de adolescentes com problemas de Saúde mental.** 131 f. Tese (Doutorado em Psiquiatria e Psicologia Médica) Universidade Federal de São Paulo, São Paulo, 2012.
40. VIEIRA, M. A. et al. A. Saúde mental na escola. In: ESTANISLAU, G. M.; BRESSAN, R. A. (orgs). **Saúde mental na escola: o que os educadores devem saber.** Porto Alegre: Artmed, 2014. p. 13-24.

5
Adolescência e drogas: uma visada a partir da redução de danos

Luciana Togni de Lima e Silva Surjus
Julia Ferreira Bernardo
Ana Flávia Soeiro dos Santos
Yanca Almeida Silva

PALAVRAS-CHAVE

- Redução de danos; saúde mental; adolescência; uso de drogas.

INTRODUÇÃO

A redução de danos (RD), contemporaneamente, tem sido compreendida como uma ética do cuidado que comporta uma multiplicidade de sentidos, distinguindo-se de abordagens moralizantes-criminais e patológico-prescritivas. Desse modo, considera-se que o uso de drogas é um fenômeno multideterminado (MENDONÇA, 2011; PETUCO, 2011; LANCETTI, 2015) e que, especialmente quando vivido de forma problemática, nos exige olhar atento e escuta aberta, superando a expectativa de abstinência como princípio ou único resultado buscado nas práticas clínicas.

Posicionando suas ações em defesa dos direitos humanos fundamentais e com vistas à ampliação da vida, a RD se coloca crítica às políticas de drogas hegemônicas, de cunho proibicionista, e foi se capilarizando a partir de experiências e abordagens igualitárias e democráticas que, no contexto da epidemia de HIV/Aids, ganhou difusão mundial enquanto tecnologia inovadora em saúde, chegando ao Brasil ao final dos anos 1980 (TEDESCO; SOUZA, 2009; PETUCO, 2011; LANCETTI, 2015).

De acordo com a International Harm Reduction Association (IHRA, 2010), boas práticas de RD devem incluir: abordagens de baixa exigência, estratégias para ir até onde as pessoas estão, desenvolvimento de informações e materiais a partir das demandas das pessoas que usam drogas, oferta de ações e serviços extramuros e móveis, envolvimento de pares como parte das equipes e garantia de acesso a ações relevantes. Para tanto, indica-se que é fundamental ao gerenciamento de danos – que podem ser individuais e também sociais – considerar as variáveis de desemprego, pobreza, precariedade ou ausência de moradia, violência, encarceramento, a impureza das substâncias, a ausência de serviços e políticas, além das legislações vigentes (ARAUJO, 2019).

O paradigma da RD, a nosso ver, deve reconhecer a complexidade do fenômeno do uso de drogas na adolescência, que inclui a preocupação presente nas sociedades contemporâneas, divulgada na mídia e outros meios de comunicação e corroborada pelas investigações científicas epidemiológicas, indicando a importância do tema para as agendas de políticas públicas. No entanto, essa perspectiva não tem sido suficiente para a implementação de ações concretas e sustentadas, estabelecidas por políticas de Estado, tampouco para garantir a desejada redução da demanda.

Entendemos que as dificuldades perpassam pela complexidade ontológica e epistemológica da questão, que carece incorporar a pluralidade de realidades que conformam distintas adolescências em diferentes contextos socioeconômicos e histórico-culturais. Da mesma forma, as disputas em torno das concepções de saúde e adoecimento e suas respectivas modelagens de organização do cuidado são atravessadas pela interdição ao debate sobre drogas advinda do proibicionismo globalizado; arriscando afirmar que qualquer redução dessa complexidade pode culminar em proposições inócuas, iatrogênicas e/ou violadoras de direitos. Um exemplo é o que vivemos no Brasil, onde se aprovou, em uma instância de controle social, uma resolução que prevê o acolhimento de adolescentes com problemas com drogas por até um ano, em comunidades terapêuticas – organizações da sociedade civil, em sua maioria de filiação religiosa, que têm como premissa o isolamento social, a prática da laborterapia e a espiritualidade para recuperação moral de tais problemas. Ou seja, uma reinvenção da colonização em nosso país, sob o manto da boa-fé. Ou, ainda, reproduzindo concretamente a violência contra essa população*.

Para alcançar a magnitude da questão, propomos, neste capítulo, olhar para diferentes dimensões que nos parecem fundamentais para a construção

---

* Para ilustrar, sugerimos a notícia de 30 de outubro de 2020 a seguir: Adolescentes denunciam tortura e mostram marcas de violência em comunidade terapêutica evangélica. Disponível em: <https://apublica.org/2020/10/adolescentes-denunciam-tortura-e-mostram-marcas-de-violencia-em-comunidade-terapeutica-evangelica/>. Infelizmente, as violações não parecem ser exceção no contexto de tais instituições, como evidenciado pelo Relatório da Inspeção Nacional realizada em 2017: <https://site.cfp.org.br/wp-content/uploads/2018/06/Relat%C3%B3rio-da-Inspe%C3%A7%C3%A3o-Nacional-em-Comunidades-Terap%C3%AAuticas.pdf>.

de respostas garantidoras de direitos, promotoras de autonomia e, portanto, redutoras de danos, especialmente quando voltadas para as, nomeadas aqui, adolescências contra-hegemônicas.

ADOLESCÊNCIAS: ENTRE HEGEMONIAS, NÃO HEGEMONIAS E CONTRA-HEGEMONIAS

As noções de relações entre drogas e adolescência veiculam em sentido ideológico não exclusivo à saúde, atravessadas pela manutenção das estruturas sociais excludentes. Em outras palavras, categorias de caráter dissociador, biologistas e cartesianos não são suficientes para o entendimento dos problemas relacionados às drogas, tampouco para o estabelecimento de estratégias exequíveis, que visem à diminuição desses problemas, uma vez que desconsideram a complexidade e dinâmica histórica pela qual transitam os diversos atores da sociedade.

Desse modo, interessa-nos indagar os determinantes que contribuem para a construção de tais sentidos ideológicos, que resultam em classificações. Se, por um lado, a formação de grupos e suas representações sociais acontecem no tecido social e em suas relações de forma não tão óbvia, por outro, verifica-se que grupos são formados por meio da estatística resultante do paradigma de uma saúde pública, cuja lógica consiste em dividir pessoas que apresentam comportamentos considerados desviantes, portanto fora dos padrões estabelecidos, ou o que aqui denominaremos hegemônicos. Nas palavras de Moulin (2011):

> Propõe-se ao homem de bem da modernidade, intimado a uma prestação de contas de seu corpo, tal como antigamente da alma, um cálculo de probabilidades. Como o Estado ocidental instituiu uma ordem dos corpos, cujas energias e competências contabiliza, pretende otimizar o seu funcionamento. Se a intervenção dos poderes em matéria de saúde pública comprova aquilo que Michel Foucault denominava a governabilidade da vida, estimula também o cuidado consigo mesmo. (MOULIN, 2011, p. 21)

A observação de Moulin ilustra os sentidos subjacentes à formação de categorias nas constituições de grupos e a relação que absorve fatos e leis dominantes nas sociedades ocidentais. O ponto de corte que delimita os espaços entre os diferentes grupos, entre o "nós" e o "eles", é favorecido pela lógica que coordena as instituições sociais, como educação, saúde e família. O "homem de bem" citado por Moulin é o que deve se adequar aos padrões sociais, à moral estabelecida. Aqueles que possuem hábitos nocivos, como uso de drogas, devem por isso "reformar" seus hábitos, reinserir-se, tornando-se também "homens de bem". É interessante verificarmos essa relação a partir de personagens ilustres da literatura e cinema, como Sherlock Holmes e Dr. House[†], dentre outros, que vivem à margem dos padrões socialmente aceitos, embora suas ações "heroicas" consistam em trabalhar para a manutenção da moral estabelecida, para o bem-estar do homem comum. Porém, se por um lado a dimensão desviante é ignorada aos homens de "destaque" de ações "heroicas", não o é, de modo algum, para os homens comuns.

Isto quer dizer que as exceções, os desvios e a possibilidade de viver uma vida com hábitos incomuns ou impróprios são privilégio daqueles que gozam de prestígio social. Em todos esses casos, o que contribui, sem dúvida, para a formação das representações sociais é como os "bem-sucedidos" são aceitáveis e, portanto, podem viver uma vida livre, enquanto o coletivo, de enquadramento racial, que compõe em nosso país as classes menos favorecidas e que configura a maioria das populações dependentes de políticas públicas de proteção, é conduzido pela lógica que orienta o funcionamento das instituições modernas a prestar conta, em uma vigília excessiva, de qualquer desvio, de qualquer ação considerada "perigosa".

Assim, na ocorrência de situações consideradas desviantes, mas que se materializam sobre populações que comportam características de valor hegemônico – que chamaremos aqui de populações hegemônicas –, esses desvios poderão ser considerados idiossincrasias, excentricidades, excepcionalidades[‡]. Essa reflexão pode ser facilmente exemplificada quando pensamos na abordagem policial junto a adolescentes e jovens pretos, pobres e periféricos (juventude não hegemônica), em contraposição às abordagens a adolescentes e jovens brancos, de classes média alta (juventude hegemônica), em contextos de conhecido consumo de drogas. O significado do uso de uma droga é contextualmente variável nas esferas sociais.

Assim sendo, a hegemonia é formada a partir de sentidos e conteúdos diversos e, à luz da proposta gramsciana, é concebida como capacidade para generalizar uma visão de mundo. Capacidade esta que se nutre do discurso e de

† Sherlock Holmes é um personagem de ficção da literatura britânica criado pelo médico e escritor *Sir* Arthur Conan Doyle. Relata-se, entre outros traços de sua personalidade, o uso de cachimbo, que o personagem diz ajudar a esclarecer a mente, além do uso de cocaína, como protesto à monotonia. Assim como Sherlock, hábitos não convencionais, como a dependência de drogas, Vicodin, verifica-se no Dr. House, além do mau humor e outras esquisitices que, à luz da noção de padrões, desembocaria no grupo dos desviados.

‡ Para ilustrar, sugerimos que assistam ao vídeo que explicita esses distintos pesos que marcam as distintas juventudes: <https://youtu.be/A7u5XqUFLZU>.

sua similaridade com as expressões da realidade, bem como das manifestações de força que emanam das relações sociais (CECEÑA, 2005). A partir dessa ótica, crê-se que não há romantismo na construção das visões de mundo e que a dominação não se impõe somente por meio dos sistemas produtivos, econômicos ou militares. A dominação se reproduz no cotidiano e na criação de sentidos comuns que reproduzem as relações sociais como relações de poder (CECEÑA, 2005).

O estabelecimento de uma concepção dominante depende da constância da conservação da unidade ideológica de um bloco social unificado por uma determinada ideologia. Do ponto de vista das mídias, trata-se da regulação da opinião social por meio dos temas que merecem destaque, incorporação ou extinção em sua programação. Por esse mecanismo, pode-se transmitir conteúdos que ajudam a organizar e unificar a opinião pública em torno de princípios, medidas e valores. Formar a opinião é uma operação ideológica, e nesse sentido está intimamente ligada à hegemonia política, sendo ponto de contato entre a sociedade civil e a sociedade política e entre o consenso e a força (MORAIS, 2010).

O aparelho midiático mantém domínio e poder pela atualização de suas programações e conteúdos em consonância com suas estratégias de influência. As frequentes atualizações não expressam necessariamente uma qualidade nas publicações ou pluralidade de verdades. A finalidade de grande parte dos ajustes na realidade é o molde de comportamentos e consciências a fim de obter vantagens associadas à conversão de identidades à lógica consumista (MORAIS, 2010).

Há diferentes representações sociais do que tem sido chamado adolescência vulnerabilizada. Freitas e Mecena (2012) apontam a dinâmica da pobreza e a vulnerabilidade nas periferias, justificada a partir da ausência de políticas públicas governamentais, resultando em riscos iminentes, acumulados em decorrência de problemas ambientais, alimentares, de segurança e, principalmente, pela escassez de recursos.

Bonalume e Jacinto (2019) se referem a uma divisão da sociedade em classes. Sendo assim, a juventude vulnerabilizada seria aquela que vive nas periferias, jovens negros, pobres, que vivenciam a intensificação das expressões da questão social, o processo desenfreado da criminalização e marginalização da pobreza. A pobreza é legitimada como perigosa, não restando alternativa para o Estado a não ser a preservação da ordem, sendo fortalecida a lógica de punição e controle que visa o estabelecimento da dinâmica e da ordem capitalista. É possível afirmar que o próprio processo de criminalização da pobreza se constitui como uma instância de controle social na cena contemporânea.

Para Katz (2020, s/n) o termo não hegemônico

> refere-se à diversidade populacional que, por muito tempo, foi tomada como grupos populacionais minoritários, mas que não são (e nunca foram) minoria numérica, como é o caso, por exemplo, da população negra ou de pessoas com deficiência, que referem, respectivamente, a 56,2% e 24% da população. Todavia, quando *populações não hegemônicas* são reduzidas à condição minoritária, as consequências são severas: implicam na baixa condição de acesso a direitos e a políticas equitárias, e produzem barreiras sociais que impõem a redução de acesso ao espaço público e à circulação social.

Não hegemônicos, portanto, referem-se a modos de viver que não respondem ao condicionamento ideológico que domina, que decide a experiência da vida na atualidade. A expressão "minoritário", para referir a uma maioria numérica, denuncia, ainda, a manobra violenta que se faz em relação a esses grupos, que são avaliados a partir de parâmetros não relativos ao seu modo de vida, pois são criados pelo grupo que produz esses critérios tomando-se como referência (KATZ, 2020).

Ceceña (2005) acredita, e nós também, que as relações de poder podem ser reconfiguradas a partir da construção de discursos e cenas capazes de incorporar uma diversidade de verdades, apresentando, assim, de forma integrada e coerente uma explicação e um sentido de mundo construído sob óticas diferentes, transformando realidades no ritmo das relações e resistências sociais.

Se a referência dos valores e modos de ser e pensar as infâncias e juventudes é presente em um domínio da comunicação que modela a ordem hegemônica, para Morais (2010), uma construção contra-hegemônica nos convoca a incidir nos modos de formação de ideias e difusão de visões de mundo, que incluem um ideal de infância e juventude, no que se refere à sua estética e forma de sociabilidade, que deixa de fora as contradições presentes em cada contexto histórico. Para uma efetiva contraposição ao poderio midiático, os recursos e canais contra-hegemônicos devem mobilizar-se como forças renovadoras, resistindo ao impulso de eleger uma única vertente de expressão, para alargar a visibilidade pública de enfoques ideológicos que contribuam para a reorganização de repertórios, princípios e coesão, com o objetivo de alterar gradualmente e permanentemente as relações sociais e de poder (MORAIS, 2010).

O autor resgata em Gramsci as ações contra-hegemônicas como "instrumentos para criar uma nova forma ético-política", que denuncia as condições de marginalização e exclusão impostas a determinados grupos pelo modo de produção capitalista, evidenciando tensão e contradição para questionar o estável e constante, em um processo de lutas e desconstruções a fim de abrir caminho para as singularidades, diversidades e verdades (MORAIS, 2010).

Tomaremos como movimento a proposição de infâncias e juventudes contra-hegemônicas, por um lado, encarnando a contra-hegemonia na existência de crianças, adolescentes e jovens que seguem resistindo e sobrevivendo, mesmo diante do cenário de extermínio, seja simbolicamente pela sua marginalização à violenta consolidação de infâncias e juventudes hegemônicas, seja pelo encarceramento real e a crescente mortalidade, em uma aposta na potência criativa, transgressora e transformadora. Por outro lado, para marcar uma posição ético-estético-política que concebe como boa prática no campo da saúde mental infantojuvenil a oportunidade de afirmação da diversidade enquanto direito e riqueza social, fazendo lugar para que ecoem suas visões de mundo e soluções à captura colonial, capitalística e patriarcal, reinventando mundos comuns, pautados na defesa da vida, na democracia e na liberdade.

A MULTIDIMENSIONALIDADE NAS RELAÇÕES ENTRE ADOLESCENTES E DROGAS

Sabemos que o uso de drogas é um fenômeno presente na adolescência. Porém, afinal, será que ele se apresenta sempre como um problema? E de que ordem? Há diferentes drogas sendo utilizadas por diferentes adolescentes? As proposições governamentais, quando existem, têm considerado as possíveis diferenças?

Em 2011, um relatório da Junta Internacional de Fiscalização de Entorpecentes (JIFE) afirmou que a coesão social pode ser um indicador do estado de saúde das coletividades, assim como o uso indevido de drogas e a delinquência podem ser sintomas de uma sociedade fraturada, compreendendo como fatores que ameaçam a coesão: a desigualdade social, as migrações, a transformação política e econômica, a cultura do excesso, o individualismo, o consumismo, mudanças de valores tradicionais, conflitos, rápida urbanização, o colapso do respeito à lei e a existência de uma economia baseada em drogas ilícitas (JIFE, 2011).

De acordo com "VI Levantamento Nacional sobre o Consumo de Drogas Psicotrópicas entre Estudantes do Ensino Fundamental e Médio das Redes Pública e Privada de Ensino nas 27 Capitais Brasileiras", o mais recente dessa magnitude, os estudantes indicaram uso, no ano, de bebidas alcoólicas (42,4%), tabaco (9,6%), inalantes (5,2%), maconha (3,7%), ansiolíticos (2,6%), cocaína (1,8%) e anfetamínicos (1,7%) (CEBRID, 2010).

O uso de álcool tem sido identificado como principal fator de risco para morte e incapacidade de pessoas entre 15 e 49 anos, sendo o *binge drinking*

(BD) – padrão que pode ser caracterizado pelo consumo em uma única ocasião de quatro doses de álcool para mulheres e cinco doses para homens – um padrão cada vez mais comum entre os adolescentes e jovens, o que pode provocar grave intoxicação e tem sido associado à violência física e sexual, acidentes de trânsito, comportamento sexual de risco e outros problemas de saúde (SANCHEZ, 2017).

Estudo realizado em 2010, com estudantes do Ensino Médio das 27 capitais do país, revelou uma prevalência de 32% de prática de BD naquele ano, maior entre os adolescentes mais ricos e nas regiões Norte e Nordeste (SANCHEZ, 2017, p. 195). No III Levantamento Nacional sobre o Uso de Drogas pela População Brasileira (LNUD), realizado em 2017, aproximadamente sete milhões (34,3%) de adolescentes entre 12 e 17 anos reportaram ter consumido álcool na vida, 22,2% nos últimos 12 meses, 8,8% nos últimos 30 dias e 5,0% (um milhão de adolescentes) o consumo em *binge*. A pesquisa também revelou que cerca de 1,3 milhão de adolescentes já consumiram cigarros industrializados na vida, e quase meio milhão (2,4%), nos últimos 30 dias. O consumo de medicamentos não prescritos, nos últimos 30 dias, foi referido por 0,3% dos adolescentes (BASTOS et al., 2017).

Souza e colaboradoras (2015) reforçam que o uso de drogas pode estar associado a uma diversidade de formas de vivenciar a juventude, na construção de uma identidade social que ocorre por um processo de socialização extrafamiliar, na busca do pertencimento a grupos de pares. Porém, tomando a juventude como uma categoria sócio-histórica e múltipla, ponderam que nem todos os jovens farão uso similar, considerando que existem "juventudes" que são integradas e marcadas por suas desigualdades e diferenças, decorrentes das questões de gênero, situações econômicas, orientações sexuais, crenças e moradia, sendo estas definidoras de variados graus de vulnerabilidade em relação à questão do uso de álcool e outras drogas, compondo posições sociais heterogêneas.

Olievenstein relata que em todos os países em desenvolvimento registra-se a presença mesmo de crianças em uso intenso de drogas, o que nos países ricos se concentraria entre estrangeiros, na maioria das vezes negros, que assim anestesiariam e saciariam sua fome, tornando-se usuários nocivos de drogas em razão primeira de suas necessidades (OLIEVENSTEIN; PARADA, 2005). Para o autor, a ingestão de tais substâncias nesses contextos permite ultrapassar o real, tornando outros mundos e outras verdades possíveis, levando a um movimento de procura intensa pelo restabelecimento desse fenômeno, como uma porta de entrada para a liberdade.

Assim como o exercício da vida sexual, adolescentes vivenciam uma série de interdições a papéis sociais e experiências de prazer, marcando uma via a ser, como se fosse possível, um período de espera para a entrada no mundo social. Nesse abismo entre a vida real dos jovens e o que os adultos lhes propõem, decorrente da perspectiva proibicionista, acaba por imergir o uso de drogas em um mundo de farsa, no qual engana-se acerca de tudo:

> há que se mentir para a família; sobre a dose; sobre a natureza da droga, sobre a voluntariedade do tratamento, sobre o desejo de parar de usar. A sociedade impondo a cessação do consumo de algumas substâncias, mas, paradoxalmente, pedindo o consumo de inúmeras outras (SURJUS, 2020, p. 152).

Nesse cenário, pode ser que o consumo de drogas ofereça soluções mais rápidas e eficazes para faltas estruturais, e proporcione prazer e a sensação de pertencimento, ausentes nesse mundo que ainda não o reconhece (GUERRA, 2012).

Outra dimensão da relação de adolescentes com drogas decorre do caráter criminalizante do envolvimento com o tráfico, malgrado o disposto na Convenção da Organização Internacional do Trabalho (OIT) n. 182/1999, promulgada pelo Decreto n. 3597 de 2000, que inclui o tráfico de drogas como prática análoga à escravidão e entre as piores formas de trabalho infantil, considerando os adolescentes como infratores/traficantes, submetidos a medidas socioeducativas de cunho eminentemente punitivo.

A ausência orçamentária, a falta de orientação metodológica, a precariedade das ações de cunho ressocializante, a falta de investimento nas unidades de atendimento socioeducativo e o endurecimento do poder judiciário no trato do social, segundo Moreira et al. (2009), são alguns exemplos do cotidiano institucional que configuram uma atuação do Estado marcada pela criminalização da pobreza, onde adolescentes pobres e pretos são usuários preferenciais do sistema socioeducativo.

O adolescente direcionado ao cumprimento de medida socioeducativa deveria ter garantido o acesso à educação formal. Entretanto, Gallo e Williams (2008) ressaltam que isto não acontece de fato, pois, na maioria das vezes, as escolas justificam a rejeição da matrícula por esses adolescentes já serem conhecidos na escola por terem causado problemas. Desse modo, há uma relação entre o seu histórico de conflitos e o estigma de estarem em desacordo com a lei, reproduzindo o ciclo de exclusão, ainda que a frequência à escola venha sendo reconhecida como potencial fator de proteção a infrações graves.

PROBLEMATIZANDO A PREVENÇÃO E A PROMOÇÃO DE SAÚDE

Quando as concepções de adolescência incorporam noções de risco, ou de fase de riscos, incorre-se a possibilidade de uma vigilância exaustiva para a detecção de jovens que se caracterizem como desviantes, fortalecendo uma representação dessa população como objeto de intervenção. Como exemplo podemos destacar: risco a gravidez precoce, ao aborto, ao uso de drogas, a comportamentos violentos e transgressores. Alertamos que, embora seja relevante a identificação de variáveis que podem compor a compreensão de um fenômeno, é importante que tal processo não se restrinja a uma compreensão reducionista e generalizante, especialmente em se tratando de variáveis que dificilmente podem ser isoladas ou controladas, produzindo um conhecimento global e objetivo, pautado na probabilidade como medida.

Consonante com discussões internacionais sobre os processos saúde-adoecimento, prevenção e promoção de saúde, no Brasil se fortalecem os movimentos pela Reforma Sanitária, expressos nos marcos da 8ª. Conferência Nacional de Saúde de 1986, da qual deriva o compromisso com a universalidade do direito à saúde, concretizada na Constituição de 1988 com o Sistema Único de Saúde (SUS).

A Política Nacional de Promoção de Saúde (BRASIL, 2006) do SUS, estabelecida em 2006, vem no sentido de reafirmar as propostas da Carta de Ottawa (1986), com o objetivo de diminuir as vulnerabilidades e riscos relacionados à saúde, com foco em seus determinantes (MEDEIROS et al., 2018). Nesse aspecto, os temas relativos aos determinantes de saúde requerem maior aproximação e apropriação, posto que as ações de promoção visam atuar sobre eles, no tocante ao planejamento e implementação de acordo com as necessidades da população. Pelo fato de esses determinantes se configurarem na multicausalidade com inter-relações de aspectos históricos, econômicos, culturais e ambientais, muitas vezes as intervenções devem ser organizadas de maneira intersetorial, interinstitucional e inter/transdisciplinar (BUSS, 2000).

Tal panorama convoca novas formas de organização, planejamento e modificação de práticas, a fim de possibilitar a implementação de políticas públicas na ótica da promoção da saúde, uma vez que a noção de qualidade de vida se contrapõe ao modelo reducionista e biomédico e passa a incentivar a intersetorialidade para o alcance dos objetivos em saúde. Esse processo se dá por meio de um conjunto de valores e estratégias, dentre os quais destaca-se o desenvolvimento de habilidades pessoais e sociais em que a Educação em Saúde exerce um papel fundamental, pois viabiliza o acesso a informações e oportuniza aprendizagens (MEDEIROS et al., 2018).

A Educação em Saúde está vinculada a projetos e ações que buscam o alinhamento com a promoção de saúde, com a perspectiva de empoderamento dos sujeitos em relação às suas questões de saúde e da realidade local, para que possam melhorar sua qualidade de vida. Visa estimular e viabilizar espaços de informação e reflexão para que as pessoas participem da tomada de decisão sobre qualidade de vida e diminuam os riscos e danos à saúde.

Na tentativa de compreender melhor os fenômenos e qualificar as ações até então realizadas, também no campo da prevenção vem se buscando, para além do individual, somarem-se as condições e outras determinações sociais, passando a identificar "fatores de risco" para agravos que estariam de todo modo imersos em relações sociais, econômicas e culturais.

Para a questão do uso de drogas, a abordagem preventiva inicialmente se baseava na presença ou ausência do uso, para definir suas intervenções, forjando a conhecida classificação: prevenção primária, secundária e terciária. Mais recentemente, incorporando a noção de fatores de risco presentes em diferentes domínios da vida como familiares, escolares e de relacionamento com pares, que podem ser associados ao uso problemático de drogas, tem sido proposta nova classificação para o planejamento e direcionamento das práticas: prevenção universal, prevenção seletiva e prevenção indicada; sendo recomendada pela Organização Mundial da Saúde (OMS) (SILVEIRA; MOREIRA, 2006).

Façamos uma análise: os fatores de risco mais evidenciados pela literatura que discutem o tema do uso de drogas entre adolescentes são: influência de pares, desorganização familiar, dificuldade de superar as frustrações, ter fácil acesso às drogas, aliviar algumas angústias, entre outros. Parece-nos que os fatores de riscos apontados são inerentes à condição humana e que podem estar presentes na vida de qualquer adolescente em algum momento de sua existência; e que os fatores de proteção marcam necessidades de estruturas garantidoras de condições mínimas de dignidade e oportunidades, características de vidas às quais os direitos humanos são garantidos.

> Considerando as dimensões de educação, informação, proteção contra o trabalho infantil, água, saneamento e moradia, além da monetária, o Unicef alerta que a pobreza infantil é um problema universal com impactos devastadores para crianças e adolescentes e para toda a sociedade, que no Brasil encontra uma disparidade inadmissível, em especial sob os marcadores de raça/cor e gênero (SURJUS, 2020, p. 146).

Esses apontamentos nos parecem explicitar que se nos restringirmos em nossa leitura, e dirigirmos nossas ações no sentido de controle das variáveis, nossas intervenções se resumiriam ao controle dos corpos de quem está imerso em situações de extrema desvantagem, reproduzindo mecanismos de exclusão e manutenção da estrutura que privilegia populações hegemônicas em detrimento das não hegemônicas, contribuindo ainda para a disseminação ideológica dessa distinção.

Em nosso entendimento, as questões relacionadas aos problemas decorrentes do uso de drogas ainda carregam consigo uma visão médica e posicionam as práticas preventivas de modo prescritivo de comportamentos que não podem ser nem sequer alcançados por muitos, quanto menos homogeneizados, como em uma cartilha de regras que por si mitigariam riscos. Como a simples presença na escola que não tem evitado tais riscos, uma vez que a maioria dos usuários problemáticos de drogas demonstrados nos estudos relevantes são jovens estudantes.

Com isso, percebemos que a promoção de saúde tem trilhado um caminho mais potente por não generalizar, mas abrir discussão, refletir sobre a atenção e reorientar as práticas a partir de uma noção ampla de vulnerabilidades que nos parece se aproximar mais dos objetivos de uma possível educação em saúde sobre drogas. Embora a palavra vulnerabilidade possa aparecer de diferentes modos e sob diversos significados, adotaremos a perspectiva de Ayres (2003) e outros estudiosos que descrevem o estado de vulnerabilidade como algo dinâmico, não ligado somente a fatores de risco em sua compreensão estática. O autor propõe que a vulnerabilidade seja pensada em três planos: individual, social e programático. O primeiro diz respeito aos recursos do próprio sujeito do cuidado e das suas possibilidades de elaboração e incorporação de informações para cuidar-se; o segundo relaciona-se ao acesso aos meios de comunicação, disponibilidade de recursos materiais e ao poder de participação coletiva e política; e o terceiro plano se refere à qualidade das instituições, dos recursos, disponibilidade de programas e insumos e políticas públicas condizentes com as necessidades da população (AYRES, 2003).

A contraposição político-ideológica entre o paradigma da Guerras às Drogas e RD perpassa pelas reflexões sobre drogas no âmbito da atenção à saúde, compondo o mosaico da leitura das vulnerabilidades lidas aqui, sob a segunda visada, como produzidas pela própria política de Estado. O primeiro paradigma, fundamentado na crença de uma sociedade sem drogas, com caráter proibicionista e voltado à repressão do consumo, baseada no amedrontamento como estratégia educativa para prevenção. Já a RD, organizada a partir de abordagens emancipatórias, frente à complexidade das dimensões biopsicossociais, da garantia dos direitos e da oportunidade de exercer a cidadania (MOREIRA; VÓVIO; DE MICHELI, 2015).

REMADAS CONTRA A MARÉ: COMPARTILHANDO ABERTURAS

Trabalhar RD com adolescentes é remar contra a maré; é reconhecer que adolescentes fazem uso de drogas e que a proibição ao uso de substâncias não impede que essa relação aconteça – seja com drogas ilícitas, seja com drogas lícitas. A RD não fecha portas para diálogos, e sim procura traçar caminhos para a construção e difusão de estratégias de autocuidado e prevenção de riscos e danos relacionados tanto ao uso de drogas quanto à própria política de drogas vigente. Mas então como reduzir danos com jovens? O que utilizar como insumo? O que abre pontes para conversa e construção de vínculos? Deve-se exigir sempre um encontro genuíno com o outro para com ele construir um caminho de cuidado de si e do seu coletivo, compartilhamos uma breve experiência em curso, que pretende recolher pistas para ações de RD com a molecada.

Em uma ação de extensão universitária realizada por meio do Centro Regional de Formação em Políticas sobre Drogas e Direitos Humanos – Unifesp Baixada Santista, uma das equipes de redutores de danos apostou em uma pista de skate da cidade de Santos/SP como campo para o cuidado. Arriscamos dizer que os recursos necessários para abrir caminho para o estabelecimento de vínculos foram uma tenda e paçoquinhas. O território foi escolhido em parceria com trabalhadores do município, considerando a concentração de jovens e o possível distanciamento dos serviços de orientação e cuidado. Em princípio, planejou-se a chegada por lá, montar uma tenda, com mesinha, cadeiras, água, bolacha, paçoquinha, informativos sobre algumas substâncias, preservativos e lubrificantes.

Logo veio um grupo de aproximadamente quinze meninos, com idades entre 11 e 17 anos, curiosos com quem éramos, o que queríamos e o que tínhamos para oferecer. Apresentamo-nos como um grupo de redutores de danos, pessoas que conversavam sobre autocuidado, saúde, prevenção de infecções sexualmente transmissíveis e uso de drogas. O desinteresse foi imediato; certamente o skate parecia bem mais interessante. A cena se modificou quando uma das redutoras de danos falou que além de tudo apresentado também tinha paçoquinha: momento de abertura total à construção.

Junto com a paçoquinha, outras questões foram despertando o interesse, como, por exemplo, uma conversa aberta sobre educação sexual, sobre uso de preservativo e lubrificante. Foram muitas perguntas: Para que serve? Como usa? Como tira? Dá para usar sacola plástica no lugar da camisinha? É só para não ter filho? Se não usar acontece o quê?. E assim se deu uma conversa aberta sobre o uso de preservativos, não como algo que precisa ser escondido, ou que causa constrangimento quando encontrado na gaveta de cabeceira da cama dos pais. E naturalmente estabeleceu-se por ali um processo de esclarecimento acerca das vivências mais práticas aos mais velhos, e uma curiosidade acompanhada de informações mais gerais aos mais novos.

A tenda se mostrou o segundo recurso necessário para o estabelecimento das relações de confiança, pois, tendo nas chuvas do litoral um limite à sustentação de ações territoriais mais sistemáticas, esse "teto" permitiu que, ao invés de a ação ter de ser finalizada, a ocasião se transformasse em um momento de aproximação e muita conversa. A nossa tenda era o único lugar possível na pista de skate para se proteger da chuva, o que fez com que todos os meninos ficassem ali em baixo com a gente e, assim, no decorrer da conversa, o tema do uso de droga começou a aparecer. Nunca focada nas substâncias, e sempre partindo de uma suposta pessoa conhecida que faça uso, o tio, a prima, o pai, a colega, algumas estratégias básicas passaram a ser partilhadas: evitar consumir sozinho, intercalar a bebida alcoólica com água, alimentar-se antes e durante o consumo. No processo, foi possível que os próprios jovens refletissem suas experiências e seu entorno, e percebessem possíveis medidas de cuidado que essas supostas pessoas já faziam, "ah, eu sempre vejo meu tio bebendo água junto da cerveja", "em casa, eles sempre bebem todos juntos, será que é por isso?".

Também a expressão musical se mostrou um grande recurso para comunicação, reflexão e cuidado no uso de drogas, frente à possibilidade de escolha de playlist. Em nossa abordagem, o estilo musical favorito foi o trap, que traz muito forte em suas letras a presença do uso de drogas: lean, skank, copão, baseado, uso glamouroso, ostentação, evidenciando que todas as experiências são atravessadas por questões de consumo, dinheiro e poder, e que as drogas se fazem presentes em muitas das dimensões da vida dos adolescentes, que fazem ou não seu uso. Essa presença se faz nas músicas, nas séries, na vida familiar, na escola, nas propagandas da TV e na economia local.

As expressões gráfica e artística, dispondo de painéis coletivos, com canetinhas e tintas, propiciaram desenhos, grafites, escrita e, mais que isso, proporcionaram encontros. Efetivos, genuínos, com conforto para fala e escuta, evidenciando que RD pode ser feita com os recursos disponíveis, e muita disponibilidade para estar ao lado. Cada brecha que se abre é tomada como oportunidade de construção coletiva e cuidado mútuo. Se queremos diálogo, as portas devem ficar abertas.

CONSIDERAÇÕES FINAIS

A questão do lugar das drogas na experiência humana nos convoca a um olhar atento e sensível à complexidade de tal fenômeno. É necessário reconhecer que algumas relações entre adolescentes e drogas se estabelecem de maneira a produzir sofrimento e danos, mas que não o fazem à revelia dos contextos de inserção ou interdição social. Essa dinâmica ocorre em cenas imersas em relações sociais e atravessadas por disputas de poder.

Nossa aposta é que a disponibilidade para adentrar as cenas em que se dão as relações entre adolescentes – com seus recursos e suas personalidades – e drogas, inseridas em um certo território vivido, pode favorecer que se abram portas garantidoras de direito às juventudes contra-hegemônicas. É necessário que nós, trabalhadores e trabalhadoras da saúde mental, suportemos a dialética entre prazer e danos relativos ao uso de drogas, que não nos oferece muitas certezas, mas sim, muitos sentimentos ambivalentes. Que sigamos ao lado desses jovens e dessas jovens, e em luta, rechaçando as práticas punitivas, limitadoras e prescritivas, opondo-nos somente aos desejos de controle de sua autonomia.

REFERÊNCIAS

1. AYRES, J. R. C. M; FRANÇA JUNIOR, I.; CALAZANS, G. J.; SALETTI FILHO, H. C. S. O conceito de Vulnerabilidade e as práticas de saúde: novas perspectivas e desafios. In CZERESNIA, D. (org.). **Promoção da saúde:** conceitos reflexões, tendências. Rio de Janeiro: editora Fiocruz, 2003.
2. ARAÚJO, N. D. (2019). Redução de Danos: História, Práticas e Desafios Interfaces entre o HIV e o uso de drogas estimulantes - do contexto global ao local. In: Surjus, L. T. L. S., Silva, P. C. **Redução de danos:** Ampliação da vida e materialização de direitos. Santos: Universidade Federal de São Paulo, 2019. Disponível em: <https://www.unifesp.br/campus/san7/images/E-book-Reducao-Danos-versao-final.pdf>.
3. BONALUME, B. C.; JACINTO, A. G. Encarceramento juvenil: o legado histórico de seletividade e criminalização da pobreza. **Rev. Katálysis**, Florianópolis, v. 22, n. 1, p. 160-170, Apr. 2019.
4. BRASIL - Ministério da Saúde. Secretaria de Atenção à Saúde. Departamento de Atenção Básica. **Política Nacional de Promoção da Saúde**. Brasília, 2006. Disponível em: http://189.28.128.100/dab/docs/legislacao/portaria687_30_03_06.pdf.
5. BUSS, P. Promoção da saúde e qualidade de vida. **Revista Ciência & Saúde Coletiva**. v. 5, n. 1, p. 163-177, 2000.
6. ESPINDULA, D. H.; Pereira et al. "Perigoso e violento": representações sociais de adolescentes em conflito com a lei em material jornalístico. **Psic** [online]. 2006, vol.7, n.2, pp. 11-20.
7. FREITAS, M. C.; MECENA, E. H. Vulnerabilidades de crianças que nascem e crescem em periferias metropolitanas: notícias do Brasil. **Revista Latinoamericana de Ciencias Sociales, Ninez y Juventud,** vol. 10, issue 1, 2012.
8. GALLO, A. E.; WILLIAMS, L. C. A. A escola como fator de proteção à conduta infracional de adolescentes. **Cad. Pesqui.**, São Paulo, v. 38, n. 133, p. 41-59, Apr. 2008.
9. GUERRA, A. M. C. et al. Violência urbana, criminalidade e tráfico de drogas: uma discussão psicanalítica acerca da adolescência. **Psicol. Rev.** (Belo Horizonte), Belo Horizonte, v. 18, n. 2, p. 247-263, agosto 2012.
10. KATZ, I. **Infância e Política**. 2020 (1h59m47s). Disponível em: https://m.facebook.com/MaisAindaPsicanaliseLiteraturaPolitica/. Acesso em: 14 dez 2020.
11. MEDEIROS, P. F. P.; PEREIRA, A. P. D.; SANCHEZ, Z. V. D. M. Prevenção, Promoção e Políticas de Saúde no Âmbito das Droga. In: **Prevenção ao uso de drogas:** implantação e avaliação de programas no Brasil. Ministério da Saúde; Universidade Federal de São Paulo - Brasília, 2018; p.49-67.
12. MENDONÇA, J. R. da S. (2011). A droga como recurso ao mal-estar da civilização. **Psicologia em Revista,** 17(2), 240-260.
13. MOREIRA, A.; VÓVIO, C. L.; DE MICHELI, D. Drug abuse prevention in school: challenges and possibilities for the role of the educator. **Revista de Educação e Pesquisa,** São Paulo. v. 41, n. 1, p. 119-134, 2015.
14. MOREIRA, C. A. B. D; SILVA, A.; MARTINS, S. A. Recuperando vidas: uma proposta de atendimento. **Interface** (Botucatu) [online]. 2009, vol.13, n.30, pp.221-22

15. MOULIN, A. M. O Corpo Diante da Medicina. In: CORBIN, A.; COURTINE, J-J; VIGARELLO, G. (orgs.). **História do Corpo**: As mutações do Olhar: O Século XX. 4 Ed. Petrópolis – RJ, Editora Vozes, 2011.
16. SILVEIRA, D. X.; MOREIRA, F. G. (orgs.). **Panorama atual de drogas e dependências.** 1ª edição. São Paulo: Editora Atheneu, 2006.
17. SOUZA, M. R.; SOUZA, C. R.; DAHER, C. M. S.; CALAIS, L. B. Juventude e drogas: uma intervenção sob a perspectiva da Psicologia Social. **Pesqui. prát. psicossociais** vol.10 no.1 São João del-Rei jun. 2015.
18. SURJUS, L. T. L. S. Sobre Meninos Feridos, Comportamentos Agressivos e Uso de Drogas. In: SURJUS, L. T. L. S.; MOYSES, M. A. A. **Territórios, políticas e clínicas de resistência. Santos:** Unifesp/Abrasme, 2019. Disponível em: https://www.unifesp.br/campus/san7/images/pdfs/Saude%20Mental%20Infantojuvenil.pdf. Acesso em 14 dez 2020.
19. TEDESCO, S.; SOUZA, T. Territórios da Clínica: redução de danos e os novos percursos éticos para a clínica das drogas. Pp 141-156. In: CARVALHO S.R., FERIGATTO S., BARROS M.E.. **Conexões: Saúde Coletiva e Políticas de Subjetividade** /. São Paulo: Aderaldo & Rothschield, 2009.

6

Racismo e saúde mental: reflexões sobre cuidados antirracistas em um Centro de Atenção Psicossocial Infantojuvenil

Emiliano de Camargo David
Maria Cristina Gonçalves Vicentin

PALAVRAS-CHAVE

- Racismo; saúde mental; reforma psiquiátrica; infância; adolescência.

INTRODUÇÃO

Tereza[*] chegou ao Centro de Atenção Psicossocial Infantojuvenil (CAPSij) com nove anos e, segundo a auxiliar de enfermagem, que se autodeclara branca[†], passou por diversos episódios de racismo na escola, onde foi chamada de "neguinha fedida" e "macaca". Em todas as situações, reagiu agressivamente, quebrando objetos da escola, como o bebedouro, e batendo em outras crianças. Na maioria das vezes, foi advertida pela escola tendo, inclusive, sido suspensa.

Paulo, segundo a psicóloga do CAPSij que se autodeclara branca, é um garoto que vive em situação de rua, em extrema vulnerabilidade. Foi expulso de diversas escolas e atualmente não frequenta nenhuma instituição de ensino, tendo vínculo apenas com o Centro para Crianças e Adolescentes (CCA) e com o CAPSij. Começou a ter um conflito no CAPSij com outro garoto, mais ou menos da mesma faixa etária, que vivia em situação bem parecida com a dele. Eles se conheciam da rua, inclusive. Ele começou a ofender esse garoto,

---

[*] Todos os nomes são fictícios.

[†] A decisão de marcar a posição racial do(a) profissional pretende evidenciar a dimensão das relações raciais no serviço, conforme pretendemos discutir mais à frente.

por ser negro. Pensa a psicóloga que a agressividade dele em relação a esse garoto era espelhada, era uma raiva que ele tinha de sua própria condição: negro, pobre, em situação de rua.

Geraldo é um adolescente usuário do CAPSij. O auxiliar de enfermagem, que se autodeclara branco, destaca que o adolescente se apresenta dizendo "ser negão". O menino chegou encaminhado pelo Serviço de Medida Socioeducativa (MSE). O profissional considera que a aparência física do adolescente e o seu jeito de falar intimidam as pessoas, o que torna as oportunidades de vida para ele ainda mais escassas.

João, filho de uma família de negros de pele escura, é o único negro de pele clara, condição fenotípica que impõe elaborações ao garoto, que se questiona: "Por que eu sou branco e tenho cabelo duro? Por que meu olho é verde?". Os profissionais consideram que o garoto chegou a se desorganizar psiquicamente, agredindo usuários e familiares de usuários negros e gordos, afirmando que tinha vontade de matar as pessoas com essas características.

Nelson é uma criança que, segundo a psicóloga do CAPSij, que se autodeclara branca, sofreu racismo dentro do equipamento, tendo sido alvo de xingamentos como "seu preto, seu macaco". Conta a profissional que ele ficou chateado, vindo a conversar sobre a tristeza de ter sido chamado de "preto". Apesar de ele ter, na conversa, respondido afirmativamente: "eu sou, qual que é o problema?", a psicóloga considera que "como é criança, parece que passa rápido assim. Não que eu acho que passou, mesmo. Mas a gente conversou um pouco sobre isso assim. E depois a gente foi conversando algumas vezes, a gente fez uns desenhos, enfim. Mas eu acho que é uma questão que ele não consegue muito elaborar, mas eu acho que está ali ainda nele".

Esse meio ambiente pouco acolhedor e racista também se fez presente para Beth, diferentemente de Nelson, que se chateava, mas respondia "eu sou [negro] e qual o problema?". A adolescente viveu os efeitos da violência racista na forma de um isolamento social: recusando-se a ir para a escola, para o mercado, ficando em seu quarto trancada. Pediu para a mãe fazer um *botox* e um implante no cabelo, pois se sentia feia. A terapeuta ocupacional, que se autodeclara branca, afirmava que Beth sentia vergonha da cor dela, que passou a sair de casa apenas com o cabelo alisado e/ou fortemente amarrado em tranças. De acordo com a terapeuta "[o cabelo] tinha que estar liso ou muito, muito trançado. Isso impedia ela de estar na vida". O trabalho da equipe do CAPSij com a garota fez uma força contrária a essa violência racista, possibilitando que ela se reposicionasse subjetivamente.

As cenas anteriores, produzidas a partir de narrativas de profissionais de CAPSij, evidenciam diferentes experiências relativas às relações raciais que se dão no contexto dos serviços de saúde mental, bem como às expressões de sofrimento que encontram no racismo uma importante fonte de produção e de expressão: a irritabilidade/agressividade no ambiente escolar; a agressividade projetada em negros; os estereótipos em relação à masculinidade negra; a discriminação racial dentro da unidade de saúde; o isolamento social e a recusa (e/ou tentativa de modificação) dos aspectos fenotípicos negros; a difícil elaboração da identidade racial para negros de pele clara (pardos).

Tais narrativas já nos permitem evidenciar os (possíveis) sofrimentos psíquicos acarretados pelo racismo na vida de algumas crianças e adolescentes negras(os), mas também a importância do acolhimento da temática étnico-racial nos CAPSij. Os equipamentos pautados pelos princípios do Sistema Único de Saúde (SUS), da Reforma Psiquiátrica e do Estatuto da Criança e do Adolescente (ECA) mostram-se potentes para protagonizar uma luta antirracista e para o exercício do cuidado dos possíveis sofrimentos psíquicos provocados pelo racismo. Entendemos que os CAPSij são estratégicos para a luta antirracista, pois, como substitutivos do modelo asilar, compreendem o território "não apenas como espaços geográficos, mas territórios de pessoas, de instituições, dos cenários nos quais se desenvolvem a vida cotidiana de usuários e de familiares e constituem-se como um 'lugar' na comunidade" (BRASIL, 2015, p.9-10). Têm, assim, condição de incluir a raça/cor de seus usuários e territórios como uma questão determinante dos processos saúde/doença. São, desse modo, serviços estratégicos na produção da saúde integral da população negra (BRASIL, 2017) e em sua potência de aquilombamento. Isto é, dispor de condutas antirracistas nos cuidados em saúde mental, mais especificamente a partir de um princípio abolicionista nos Centros de Atenção Psicossociais. "Aquilombar-se é sobre agir politicamente de um modo equitativo e singular, uma vez que a população negra é maioria neste país e maciçamente usuária do SUS" (DAVID, 2018, p.123).

Neste texto, serão discutidas algumas dimensões do cuidado realizado pela equipe de um CAPSij frente às demandas em saúde mental relacionadas ao racismo, de forma a evidenciar essa potência abolicionista/aquilombada. Os dados aqui trabalhados, na forma da discussão de um caso atendido pela equipe, identificado como um adolescente com sofrimento relativo ao racismo, são parte de pesquisa de mestrado (DAVID, 2018)[‡] sobre racismo e saúde mental[3]. A pesquisa se valeu de entrevistas realizadas com os profissionais de um CAPSij do município de São Paulo em torno do sofrimento de crianças e de

‡ O primeiro autor deste texto é o pesquisador e o segundo, a orientadora.

adolescentes em sua relação com o racismo, e dos modos como a equipe construiu sua ação de cuidado[§].

O caso aqui apresentado foi o primeiro escolhido pela equipe e aborda questão efervescente nas discussões raciais contemporâneas: os lugares existenciais e subjetivos das crianças e dos adolescentes negros de pele clara. A análise foi feita com base no diálogo com a literatura sobre relações raciais, especialmente no campo da Psicologia Social.

LUIZ, "LATINO"

> "Uma criança negra, normal, tendo crescido no seio de uma família normal, ficará anormal ao menor contato com o mundo branco."
>
> *Franz Fanon*

Luiz é um adolescente usuário do CAPSij que dedicava muita atenção às diferenças que se expressam em seu corpo e em seu modo de existir, em oposição aos que considera "pretos e esquisitos". Luiz, em diversos momentos, mostrava-se desejoso de fazer parte de uma suposta "normalidade" e branquitude[¶], recusando-se e resistindo veementemente a ocupar os lugares sociais destinados aos "esquisitos e pretos", dizendo-se superior aos demais por ser "latino".

Segundo a técnica de farmácia, que se autodeclara preta,

> o Luiz é uma pessoa mais fechada, ele não conversava com muitas pessoas. Ele tinha vínculo com poucas pessoas, na verdade, só duas. De um tempo para cá, ele foi ampliando o repertório dele. **Há um tempo atrás, ele tinha um discurso que ele dizia que não gostava de pessoas pretas e pessoas esquisitas.** Quanto às pessoas esquisitas, ele se referia aos usuários do CAPS, de um modo geral mais os autistas (grifo nosso).

Uma auxiliar de enfermagem, que se autodeclara preta, também contou sobre a chegada de Luiz e a relação dele com as pessoas negras, gordas e/ou com transtornos mentais do CAPSij:

---

§ O projeto foi submetido aos Comitês de Ética da PUC-SP e da Secretaria Municipal de Saúde e aprovado sob o número do CAEE 61689416.9.0000.5482 e número do Parecer 1.854.944.

¶ "A branquitude é entendida como uma posição em que sujeitos que a ocupam foram sistematicamente privilegiados no que diz respeito ao acesso a recursos materiais e simbólicos, gerados inicialmente pelo colonialismo e pelo imperialismo, e que se mantêm e são preservados na contemporaneidade. Portanto, para entender a branquitude é importante entender de que forma se constroem as estruturas de poder concretas em que as desigualdades raciais se ancoram" (SCHUCMAN, 2014, p.55-56).

> O Luiz já melhorou muito, muito, muito, muito. Mas quando o Luiz chegou aqui, o Luiz não conversava com negros. Ele não conversava comigo, ele não se aproximava de mim porque eu era negra. Não conversava com gordos porque ele não gosta de pessoas gordas. O Luiz não conversava com pessoas com nenhum tipo de transtorno porque para ele Deus era injusto de deixar uma pessoa com transtorno na terra. O Luiz não conversava com ninguém de cabelo crespo, porque isso não é cabelo. O Luiz não gostava de falar onde ele mora porque ele mora no Jardim Peri Alto, periferia. Ele não comia. Ele ficava o dia inteiro no CAPS, ele não almoçava com a gente no CAPS porque ele não ia comer comida do governo, porque isso era um lixo. O Luiz não gostava de ir e vir de ônibus. Ele precisava estar no serviço, precisava ser intensivo (o Projeto Terapêutico Singular – PTS), porque ele era um menino que não estava comendo, não estava se relacionando com ninguém, tinha várias questões de brigas feias em casa, não dormia, vivia à base de café, extremamente acelerado, com o pensamento acelerado, falas desconexas. Então era um menino que estava com grande sofrimento. Mas ele não queria vir de ônibus, porque: "eu, andar de ônibus? Isso é coisa de pobre, não é para mim". Então o Luiz tinha vários tipos de questões a serem trabalhadas, preconceitos velados, racismo velado. Ele falava por ele, e a gente tinha que trabalhar. Então ainda era um caso que era trabalhado no individual. Então o Luiz foi um que começou no individual, foram feitos vários... vários atendimentos individuais e tentando desmontar isso nele. Falava: "Calma aí, vamos pensar juntos, vamos trabalhar juntos". E o Luiz já mudou bastante. Hoje o Luiz conversa com gordo e com negro, ele fala comigo. Eu sou negra (acha graça). O Luiz aceitou o meu cabelo. Ele falou "não, o seu cabelo está bonito". Ele já consegue olhar para um cabelo crespo. O Luiz consegue comer a comida do CAPS. Ele senta e come e às vezes ele pede para comer a comida do governo, e não porque está com a gente, mas porque sim, ele quer, ele conseguiu passar disso. Ele consegue ficar hoje junto com outras crianças, outros adolescentes com algum tipo de transtorno [...]. Ele pouco interage, mas ele está, ele está no ambiente, interage com o ambiente, ele fica no ambiente, ele já consegue isso, coisa que ele não conseguia. O Luiz hoje circula. Antes ele não saía de casa, ele já circula para vários lugares, pegando ônibus, andando a pé e de metrô, ele já consegue circular. Esse foi um caso que foi trabalhado no individual e de bastante sucesso.

Essa latinidade superior que o garoto protesta sugere certa relação com a sua condição de negro de pele clara (pardo). Ser negro de pele clara é um atributo fenotípico que se apresenta como um elemento central da elaboração da identidade racial que Luiz habita.

Luiz, inicialmente, grita com angústia sua própria condição. Ser negro, pobre e periférico em um país que privilegia brancos e as classes economicamente abastadas lhe deixa "louco". Sua revolta lhe permitiu movimento, fez com que a equipe do CAPSij construísse um projeto terapêutico atento à sua singularidade, oferecendo-lhe espaços de escuta e elaboração, atendendo aos princípios da Política Nacional de Saúde Mental Infantojuvenil (BRASIL, 2005). Para Pereira e Riscado (2017), "há crianças que sofrem por situações de discriminação racial, porém assumem habilidades de lidar com problemas, superar obstáculos e até resistir à pressão de situações adversas, sem entrar em um sofrimento psíquico" (p.170). Contudo, há aquelas que vivem os efeitos do racismo de modo psiquicamente dilacerador, segundo Costa (2012), pautada nos estudos de Benghozi (2010). "[Essas crianças] precisam de uma gama variada de apoio para se refazer do trauma vivido, o que pode incluir terapia individual, familiar, acesso a políticas públicas reparadoras etc." (CFP, 2017, p.59).

A profissional auxiliar de enfermagem, que se autodeclara negra, relatou o quanto foi difícil para ela quando o adolescente recusava sua aproximação por causa de sua cor. Todavia, ela não deixou de oferecer os cuidados em saúde; pelo contrário, buscou um manejo específico para a aproximação, esquadrinhou a contradição, encontrou o fascínio do adolescente por uma cantora negra:

> a primeira vez que eu tentei me aproximar dele, ele me mediu de baixo para cima... [acha graça] olhou para a minha cara, desdenhou e deu as costas. Eu falei: "ah, tudo bem, é o primeiro contato, ele não é obrigado a falar comigo". Só que aí depois ele chega e fala para a referência dele que ele não ia conversar porque ele não gostava de negro. E aí aquilo me deu um negócio, falei "nossa". "Meu Deus, faz tanto tempo que eu não escuto uma fala desta". Que é assim, uma coisa é você passar na rua, você perceber algum movimento, e outra coisa é a pessoa virar e falar assim: "olha, eu não vou falar com você porque você é negra". Eu não soube muito o que fazer. Eu fiquei meio na defensiva, sabe? Ele chegava e eu não... não me aproximava, falava só oi e tchau, não era uma pessoa que eu ia tentar me aproximar. Até que falei: "não, calma". "Ele precisa de cuidados, ele não está bem, ele é um paciente e eu sou a profissional. Então, eu vou ter que me despir disso também porque está nele e não está em mim, então vamos lá." E eu fui de novo. Nessa segunda vez, ele conversou comigo numa boa. Quando chegou outro técnico, ele virou as costas e saiu porque ele não podia falar com pessoas negras. E isso doeu muito. Muito, muito, muito, muito, muito mesmo. Fiquei bem mexida com isso e falei: "nossa". Porque ele me trouxe algumas situações que a gente passa quando é criança, não é? Quando é adulto, você já consegue, você tem uma casca e já consegue dar uns contornos

nisso, dar um *stop* nisso, chamar o pessoal para conversar: "ô, vem cá", só que eu não poderia fazer isso com ele, porque ele era o menino que precisava de cuidados. E isso mexeu muito comigo. Muito mesmo. E eu fui buscar ajuda, eu fui buscar ajuda no meu repertório mesmo, sabe? De ver alguns documentários, ver alguns filmes, ver algumas pessoas que trabalham com isso, fazer umas pesquisas na internet para ver como que eu poderia lidar com uma situação dessas. Mesmo assim, não foi fácil, não me aproximei dele logo de cara. De início a gente entendendo, era bem assim: eu não me aproximava dele, mas eu cobrava que outros profissionais fossem. Então eu sempre trazia: "olha, ele precisa estar aqui", "olha, ele precisa de ajuda", "você que é referência, você não vai atrás dele? Você que é referência, você não vai trazer para discussão?", porque eu entendia que cada vez mais essa situação iria se agravando. Até que depois de um tempo que eu fui buscando ajuda, fui buscando fortalecer, eu arrumei outro meio, uma outra técnica de me aproximar dele, que eu fui pesquisando pelos profissionais que tinham alguns contatos [com ele], que eram extremamente poucos. Ele só falava com três pessoas aqui dentro, numa equipe de 20. Na época, nós éramos 23 pessoas, ele só falava com três. As duas referências que são brancas e a apoio (parda), uma T.O. (branca), a assistente social (branca) e com os médicos (brancos), mais ninguém. E aí eu comecei a pesquisar o que ele gostava, e o que ele gosta, como todo adolescente, é do pessoal que está na mídia. E uma das coisas que me chamou a atenção é que ele gosta da Nicki Minaj, uma negra, uma cantora *rapper* negra. E por aí eu peguei um gancho. Eu comecei a conversar, assim, eu me aproximei num momento em que ele estava sozinho, eu falei assim: "ah, eu fiquei sabendo que você gosta desses cantores *pop*, você gosta da Nicki (Minaj)". E começamos a conversar, e ele começou a me contar tudo da vida dele. Eu falei: "tsc, ah, mas ela é negra". "Aquele cabelo todo é dela? Porque ela tem um cabelão, não é?", e ele: "ah, é dela". "Ah, é dela? Não é um pouco de implante?". Eu falei "ah, porque ela é negra, mas aquele cabelo, aquele cabelo comprido dela é tratado. Será que se eu tratar o meu fica assim?". E começamos a conversar e até que ele foi mudando. Eu falei: "então. Eu sou tão negra quanto ela", "ela é cheinha, ela não é magra, ela só tem curvas. Se eu ficar com curvas eu fico igual a ela?". E começamos a conversar, e aí, comigo, foi quebrando essa barreira, ele começou a conversar comigo, começou a me aceitar e começou a perceber que ele gostava de uma cultura norte-americana, negra, cheinha, com cabelo crespo [acha graça] e que eu era igual a ela. Enquanto pessoa, a gente era o mesmo, a mesma coisa. E que enquanto pessoa eu também era igual a ele, porque eu falei: "olha, eu também gosto. Eu não sou tão fã da Nicki, mas eu gosto da Kim Kardashian [uma cantora branca]". E aí ele começou a olhar para mim, e falar assim: "ó, enquanto pessoa eu sou igual a você". A gente tem vidas diferentes, mas enquanto pessoa enxergou algo. Então comigo ele mudou mui-

> to, ele consegue chegar, me procurar às vezes para falar coisas aí do mundo *pop*, senta e come do meu lado, sorri. Às vezes, [quando] o técnico que ele está atrás de referência não está muito próximo, ele fica próximo a mim. Então a minha relação com ele mudou, como eu percebi que mudou com as outras meninas também que trabalham aqui que são negras. Ele amadureceu bastante.

As intervenções da auxiliar de enfermagem, ao racializar uma cantora da qual Luiz é fã chamando a atenção do garoto para os aspectos fenotípicos negros da artista, ao sustentar as "agressões" de Luiz tomando tal fenômeno como demanda de cuidado, e também ao se autodeclarar negra durante a aproximação terapêutica foram fundamentais no cuidado em saúde mental. Elas permitiram ao garoto problematizar seus aspectos raciais na relação com o corpo do terapeuta e suas intervenções: "talvez a negritude negada e agora refletida num espelho" (SANTOS, 2002, p.124). Entende-se que tal intervenção não tem efeitos apenas no projeto terapêutico do garoto, mas tem incidências coletivas, como aponta Tavares (2014, p.100): "a construção da identidade negra passa necessariamente por meios sócio-históricos, políticos e culturais. Ela implica a construção de um olhar sobre si e sobre seu grupo de pertencimento, que perpassa o olhar que os outros possuem desse grupo".

Nesse sentido, Gonçalves Filho (1998, 2004, 2017), em seus estudos sobre humilhação social, considera que algumas pessoas negras podem tentar se separar/afastar daquilo que as relaciona com a sua pertença racial. Esse movimento é, para o autor, uma forma de defesa perante o jugo racista vigente. Essa posição defensiva visa a uma proteção das humilhações sociais e políticas que o racismo promove historicamente. Para o autor, esses sofrimentos, relativos à humilhação, devem ser cuidados e enfrentados em dupla dimensão, política e psicológica. Desse modo, a equipe do CAPSij ofereceu cuidados em saúde mental ao Luiz, acolhimento cultural, social e político, que ressignificaram a pobreza, o ônibus, a comida do governo, a esquisitice e os aspectos raciais. Esse modo interventivo, político e psicológico deve ser feito pelo CAPSij e por todas as instituições de saúde com negros e brancos. Afinal, os brancos também precisam saber o lugar subjetivo e material privilegiado que ocupam.

A atenção e a sensibilidade da profissional do CAPSij, que teve escuta apurada para perceber a brecha na singularidade de Luiz – ser fã de uma *rapper* negra –, foi a ferramenta para trabalhar a identificação racial do garoto a partir da idolatria pela artista e por um gênero musical (*hip-hop/funk*) que tem sido pulsante e presente na politização das relações de poder da juventude periférica brasileira. Trata-se de um modo de racialização das terapêuticas. "O próprio trânsito e a não fixação nestas e em outras posições gera algo que escapa e permite que as[os] jovens escapem das normatizações e regulações da heteronormatividade racista" (BORGES, 2013, p.122). Quando a equipe do CAPSij não naturalizou o conflito racial que Luiz apresentou, convocando o adolescente e a própria instituição a lidarem com o drama, foi dado um passo para a desnaturalização da "ausência de identidade racial ou confusão racial reinante" (CARNEIRO, 2011, p.63) no Brasil.

> Eu acho que o Luiz é um caso interessante, por quê? Porque, ele conseguiu se identificar com isso, eu acho que ele meio que se encontrou com a identidade dele, que para mim, ele não tinha isso. Assim, ele não se identificava como negro, porque ele tem a pele clara, mas ele tem os traços que não nega e ele negava isso e hoje ele não nega mais. A gente não percebe mais, a gente não escuta mais nenhuma fala pejorativa. Ao contrário, hoje eu o vejo sempre elogiando e eu sou uma das pessoas que ele está sempre elogiando, ele sempre faz questão de dizer, assim, e é muito pelo cabelo, não o vejo mais tratando mal. Ah, uma coisa importante, acho que acontece muito, que é a tonalidade de cada pele, quando ele estava com essa questão bem, bem forte mesmo, ele dizia que ele não gostava de pessoas muito escuras. Então, até uma vez, ele tratou comigo disso, que ele falava que eu não era tão escura assim, eu falei para ele: "Não, mas eu sou negra, eu tenho essa identificação". "Não, mas você não é tão escura assim". Eu falei: "Então, mas a gente não definiu uma raça por aquarela". Eu fui falando para ele, ele falou: "Como assim?". Aí, eu falei: "Porque não tem... nas cores você sempre trata marrom, marrom claro, marrom escuro, mas com a raça é diferente, a gente não tem um... são cores diferentes, mas a raça é negra, é uma só". E ele falava que... por exemplo, o que dava a entender, não que ele falava, claramente, mas o que ele dizia era que se não fosse tão negro, tudo bem, se não tivesse a pele tão escura. Então, às vezes, quando eu ia falar disso com ele, talvez, pela minha proximidade, ele dizia que eu não era tão negra e, talvez, por isso ele deixasse eu conversar com ele e ter uma entrada com ele. Tem uma cantora famosa também que ele gosta, que ela é negra, eu esqueci o nome dela agora, ele sempre fala, eu esqueci. E ele fala que gosta muito dessa cantora, que ela canta super bem, que ela é ótima, que ela é linda, mas ele falava, assim. E aí, ele tinha essa questão das cores, porque ela não era tão preta, então, ele meio que valorizava... é como se ele conseguisse conviver melhor com pessoas que não fossem tão pretas, como ele falava. Ele falou, assim: "Não, você não é negra, você é morena, a sua pele não é tão escura". E ele falava dessa maneira mesmo, assim, com esse tom mesmo de esnobe mesmo, assim.

Luiz escancara a complexidade dos aspectos cromáticos nas relações raciais e indaga as(os) profissionais do CAPSij sobre o tema. O garoto traz a questão em seu corpo, sendo um negro de pele clara, e aponta a complexidade nas relações, diferenciando negros claros de escuros. Luiz, em seu processo de elaboração racial, vai investigando de modo peculiar se seu grau de "morenice" lhe oferece alguma vantagem perante os mais escuros/pretos retintos. Trata-se de situação que leva a pensar no eufemismo da morenidade, que não subtrai a imensa atenção que ele oferece às raças, cores e tonalidades.

Conforme Bell (2005), é variável o comportamento existente frente ao que foi projetado, o que elucida as diversas formas de racismo, desde o distanciamento corporal às agressões verbais e físicas até aos mais ocultos movimentos. O mesmo autor leva em consideração que quem repudia, abomina, odeia negros, contraditoriamente carece de tê-los manifesto no pensamento, pois representam qualidades de si mesmo que não admite. Luiz, segundo a profissional, rejeita negros de pele escura (pretos), condição fenotípica que, embora não seja a dele, lhe apavora pela proximidade.

É possível identificar o "colorismo" presente, manifestado e denunciado na fala de Luiz. O termo colorismo foi cunhado em 1982 pela escritora e ativista negra Alice Walker, autora de *A cor púrpura*. Hunter (2007), pesquisadora desse campo, evidencia em suas pesquisas que a tonalidade de pele tem interferência em aspectos como *status* social, oportunidades de ascensão e concordâncias relacionais. Conclui que, mesmo entre os entes da mesma raça, quanto mais clara a tonalidade de pele da pessoa, maior a vantagem perante as oportunidades de vida (na maioria das vezes). Contudo, clarear não lhe retira a condição de negro "se nossa pele não é tão escura, nossos traços e cabelos revelam nossa etnia" (SANTANA, 2015, p.15). A técnica de farmácia que se autodeclara preta também trabalhou essa questão de maneira precisa com Luiz. Ela não deixou de considerar as rejeições sociais que negros vivenciam, sabendo que a tentativa de distanciamento da negritude pode ser um efeito a essa rejeição/humilhação, além de ser estimulada pela sociedade em geral (CARNEIRO, 2011). Todavia, foi ofertando a possibilidade de uma identificação racial positiva.

Segundo Carneiro (2011), negros de pele clara muitas vezes são acusados de traição à negritude, o que pode lhe conferir um sem lugar, uma posição de borda. Porém, dados estatísticos e estudos vêm demonstrando que esse lugar de "dúvida" vem se modificando. Uma rápida análise dos censos raciais dos últimos anos demonstra que cada vez mais as pessoas têm se autodeclarado pretas e pardas, uma evidente redefinição das identidades raciais no Brasil[**].

Poder conviver com as diferenças raciais em uma situação mais equânime permitiu ao Luiz e a muitos outros a possibilidade de rever a própria pertença

** Ver mais em: <https://www.geledes.org.br/em-sete-anos-aumenta-em-32-a-populacao-que-se-declara-preta-no-brasil/>.

racial, mesmo em um cenário em que "a branquitude é diversa e policromática. [E] a negritude, no entanto, padece de toda sorte de indagações" (CARNEIRO, 2011, p. 71).

A equipe do CAPSij ofereceu ao Luiz escuta qualificada, espaços para elaboração e convívio com as diferenças. Ele pôde entrar em contato com uma instituição que em diversos momentos significava/oferecia ao negro, ao esquisito e ao pobre lugares subjetivos e materiais de potência, no sentido que lhe dá Espinosa: "como o direito que cada indivíduo tem de ser, de se afirmar e de se expandir (ESPINOSA, 1988), condição para se atingir a liberdade" (1988 *apud* SAWAIA, 2001, p. 111). Como aponta Castelar et al. (2015, p. 597),

> o profissional (...) pode fazer circular outros discursos (...), ofertando outras maneiras de viver e até mesmo deslocando as existentes (...) de forma que se posicionar contra qualquer forma de discriminação negativa é fundamental em um campo ético, estético e político.

Ferreira (2000), ao estudar a construção da identidade negra, afirma que o processo de desenvolvimento da identidade do negro brasileiro se dá em quatro estágios, a saber: (1) estágio de submissão – idealização do mundo branco como escudo; (2) estágio de impacto – descoberta do grupo étnico-racial de referência; (3) estágio de militância – construção de uma identidade afro-centrada; e (4) estágio de articulação – abertura para a alteridade.

No primeiro estágio – o da submissão –, há um desconhecimento ou rebaixamento do universo negro, além da tendência da valorização e submissão ao universo branco-europeu (corpo, religião, língua, música, comidas etc.). Segundo o autor, esse processo de internalização dos estereótipos negativos atribuídos à cultura e aos valores negros acontece de modo inconsciente desde a infância, comumente favorecido pelos contextos escolares e/ou familiares que (em geral) vangloriam a visão dominante de mundo branco.

O segundo estágio – o do impacto – é o tempo de conscientização das discriminações e do racismo. Essa conscientização tende a acontecer na revisão de dramas próprios e na oferta de informações positivas e relevantes, dos valores e culturas negras (africanas ou diaspóricas). A apropriação de contextos negros positivos pode exigir do sujeito uma revisão de sua posição subjetiva racial.[††]

Desse modo, é possível levantar a hipótese de que Luiz pôde ter percorrido os estágios de submissão e impacto. Contudo, ele foi acompanhado e provo-

†† Essa pesquisa limitar-se-á a apresentar esses dois estágios, que se relacionam com o caso apresentado.

cado pela equipe do CAPSij, que lhe ofereceu acolhimento, escuta e convívio, fazendo com que os sintomas que denunciavam o amplo sofrimento psíquico diminuíssem (entre eles, isolamento social, insônia, agressividade, irritabilidade, pensamento acelerado, falta de apetite e falas desconexas), passando, assim, de um estágio a outro.

CONSIDERAÇÕES FINAIS

Esse caso nos permite acompanhar uma possível expressão do racismo na forma do sofrimento psíquico. O garoto que aqui nomeamos Luiz foi acolhido no CAPSij logo após ter completado os 14 anos. Ele se beneficia dos cuidados oferecidos por esse equipamento de saúde pública até a data de término da pesquisa (janeiro de 2018), e está prestes a completar 18 anos. Luiz apresentava grande dificuldade de compor os espaços comuns, o que lhe impedia a possibilidade de troca com o diverso, sendo muitas vezes porta-voz de uma sociedade que recusa o esquisito/louco, o público, o pobre, a periferia, o negro, entre outros.

Todavia, foi possível acompanhar principalmente a ação de uma equipe cuja própria conformação heterogênea do ponto de vista racial, etária e de gênero parece criar condições para o exercício do trabalho com o tema. Além disso, a proposta do CAPSij contribui para a abertura à alteridade, uma vez que esse equipamento tem em seu princípio ético-político o compromisso com a liberdade. Desinstitucionalizar "implica abandonar o manicômio como causa, como sentido lógico que prescreve modos de vida limitados, anônimos e sem voz. E para isso não há manual ou código de conduta, mas há uma ética. A ética da liberdade" (CFP, 2013, p.102).

REFERÊNCIAS

1. BELL, D. **Conceitos de psicanálise:** paranoia. Rio de Janeiro: Relume Dumará: Ediouro. Segmento-Duetto, 2005.
2. BENGHOZI, P. **Malhagem, filiação e afiliação:** psicanálise dos vínculos: casal, família, grupo, instituição e campo social. São Paulo: Vetor, 2010.
3. BORGES, L. A. **Nas periferias do gênero:** Uma mirada negra e feminista sobre a experiência de mulheres negras jovens participantes no Hip Hop e no Funk. Dissertação (Mestrado em Psicologia) – Faculdade de Filosofia e Ciências Humanas da Universidade Federal de Minas Gerais, Belo Horizonte, 2013.
4. BRASIL. Ministério da Saúde. Secretaria de Atenção à Saúde. Departamento de Ações Programáticas Estratégicas. **Caminhos para uma política de saúde mental infanto-juvenil / Ministério da Saúde, Secretaria de Atenção à Saúde, Departamento de Ações Programáticas Estratégicas**. – 2. ed. rev. – Brasília: Editora do Ministério da Saúde, 2005. Disponível em: <http://bvsms.saude.gov.br/bvs/publicacoes/05_0887_M.pdf>. Acesso em: 02 nov. 2017.

5. BRASIL. Ministério da Saúde, Secretaria de Atenção à Saúde, Departamento de Atenção Especializada e Temática. **Centros de Atenção Psicossocial e Unidades de Acolhimento como lugares da atenção psicossocial nos territórios:** orientações para elaboração de projetos de construção, reforma e ampliação de CAPS e de UA. Brasília: Ministério da Saúde, 2015b. Disponível em: <http://bvsms.saude.gov.br/bvs/publicacoes/centros_atencao_psicossocial_unidades_acolhimento.pdf>. Acesso em: 18 fev. 2017.
6. BRASIL. Ministério da Saúde. Secretaria de Gestão Estratégica e Participativa. Departamento de Apoio à Gestão Participativa. **Política Nacional de Saúde Integral da População Negra - Uma política do SUS**. 3. ed. Brasília: Ministério da Saúde, 2017.
7. CARNEIRO, S. **Racismo, sexismo e desigualdades no Brasil**. São Paulo: Selo Negro, 2011. (Coleção Consciência em Debate.)
8. CASTELAR, M. et al. Brinquedos e brincar na vida de mulheres educadoras negras. **Revista Quadrimestral da Associação Brasileira de Psicologia Escolar e Educacional**, São Paulo, v. 19, n. 3, p. 595-602, set./dez. 2015. Disponível em: <http://www.scielo.br/pdf/pee/v19n3/2175-3539-pee-19-03-00595.pdf>. Acesso em: 12 dez. 2017.
9. CONSELHO FEDERAL DE PSICOLOGIA (CFP). **Referências técnicas para atuação de psicólogas(os) no CAPS - Centro de Atenção Psicossocial**. Brasília: Conselho Federal de Psicologia, 2013.
10. CONSELHO FEDERAL DE PSICOLOGIA (CFP). **Relações raciais: Referências técnicas para atuação de psicólogas/os**. Brasília: Conselho Federal de Psicologia, 2017.
11. COSTA, E. S. **Racismo, política pública e modos de subjetivação em um quilombo do Vale do Ribeira**. Tese (Doutorado) - Instituto de Psicologia, Universidade de São Paulo, São Paulo, 2012. Disponível em: < http://www.teses.usp.br/teses/disponiveis/47/47134/tde-13082012-104304/pt-br.php>. Acesso em: 11 de jan. de 2017.
12. DAVID, E. C. Saúde mental e racismo: a atuação de um Centro de Atenção Psicossocial II Infantojuvenil. Dissertação (Mestrado em Psicologia Social) - Programa de Estudos Pós-Graduados em Psicologia Social, Pontifícia Universidade Católica, São Paulo, 2018. Disponível em: <https://tede2.pucsp.br/bitstream/handle/21029/2/Emiliano%20de%20Camargo%20David.pdf>. Acesso em: 16 de abr. 2019.
13. FADER. **thefader.com** (Foto de capa). Revista Fader, n.93, aug/sept, 2014. Disponível em: <http://www.thefader.com/2014/08/11/fall-fashion-nicki-minaj-kindness>. Acesso em: 03 de nov. 2017.
14. FANON, F. (1952) **Pele negra, máscaras brancas**. Salvador: EDUFBA, 2008.
15. FERREIRA, R. F. **Afrodescendente:** identidade em construção. São Paulo: EDUC; Rio de Janeiro: Pallas, 2000.
16. GONÇALVES FILHO, J. M. Humilhação social: um problema político em psicologia. **Psicologia**, v. 9, n. 2, p. 11-67, 1998. Disponível em: <http://www.scielo.br/scielo.php?script=sci_arttext&pid=S0103-65641998000200002&lng=en&nrm=iso&tlng=pt>. Acesso em: 13 jan. 2017.
17. GONÇALVES FILHO, J. M. A invisibilidade pública (Prefácio). In: COSTA, Fernando Braga. **Homens invisíveis:** relatos de uma humilhação social. São Paulo: Globo, 2004.
18. GONÇALVES FILHO, J. M. A dominação racista: O passado presente. In: KON, Noemi Moritz; SILVA, Maria Lúcia; ABUD, Cristiane Curi. **O racismo e o negro no Brasil:** questões para a psicanálise. São Paulo: Perspectiva, 2017.
19. HUNTER, M. The persistent problem of colorism: skin tone, status, and inequality. **Sociology Compass**, 2007, p. 237–254. Disponível em: <https://pdfs.semanticscholar.org/b494/dfa711f2d4869c-7c15a7adf9b99a0dbbccb4.pdf>. Acesso em: 20 nov. 2017.
20. PEREIRA, E. G.; RISCADO, J. L. S. Racismo e saúde mental da criança negra. In: RISCADO, J. L. S.; FERNANDES, S. L. **Raça, racismo institucional, ensino e práticas na saúde:** ensaios, reflexões e ações, para implementação da PNSIPN. Maceió: EDUFAL, 2017.
21. SANTANA, B. **Quando me descobri negra**. São Paulo: SESI-SP editora, 2015.
22. SANTOS, R. M. R. De café e de leite... In: CARONE, I.; BENTO, M. A. S. (orgs.). **Psicologia social do racismo:** estudos sobre branquitude e branqueamento no Brasil. Petrópolis: Vozes, 2002.

23. SAWAIA, B. Sofrimento ético-político como categoria de análise da dialética exclusão/inclusão. In: SAWAIA, B. (org.). **As artimanhas da exclusão:** análise psicossocial e ética da desigualdade social. Petrópolis: Editora Vozes, 2001.
24. SCHUCMAN, L. V. **Entre o encardido, o branco e o branquíssimo:** branquitude, hierarquia e poder na cidade de São Paulo. São Paulo: Annablume, 2014.
25. TAVARES, N. O. **Reconhecimento e ressignificação:** identidade positiva e juventude negra. Dissertação (Mestrado em Psicologia) – Faculdade de Filosofia e Ciências Humanas da Universidade Federal de Minas Gerais, 2014.

7

Políticas do encontro: o menino e as fendas nos "homens-que-somos"

Juliana Araújo Silva
Elizabeth Maria Freire de Araújo Lima

PALAVRAS-CHAVE

- Atenção psicossocial; infância e juventude; clínica.

INTRODUÇÃO

Nas linhas que se seguem, escritas, pensadas, vividas e alinhavadas, arriscou-se inventar composições e produzir pequenas variações na relação com o escrever, com o pensar, com o fazer e com o dizer, com o intuito de problematizar elementos da vida coletiva, da prática clínica, das condições de vida da infância e da juventude e vislumbrar processos de transformação no acompanhamento em saúde mental infantojuvenil. Este texto foi extraído do material da tese "Políticas do encontro e a força selvagem na clínica infantojuvenil" desenvolvida na UNESP-Assis, no Programa de Pós-graduação em Psicologia.

A tese buscou pensar o encontro como a possibilidade de, em contato, produzir diferenças em si, nos pensamentos, nas formas de agir e existir. Como uma conexão a partir da qual não se é mais o mesmo. Deleuze afirma que:

> "todos os indivíduos estão na natureza como que num plano de consistência de que formam a figura completa, variável a cada momento. Afectam-se uns aos outros, pois a relação que constitui cada um deles constitui um grau de potência, um poder de ser afectado. Tudo é encontro no universo, bom ou mau encontro." (DELEUZE; PARNET, 2004, p.78)

Embora muito se diga e se escreva sobre as singularidades dos projetos terapêuticos e sobre a despatologização da vida, a complexidade da prática clínica traz momentos nos quais não se opera nessas "diretrizes" e se reforça a patologização, a violência e a homogeneização dos seres. Essas problematizações foram a intenção da pesquisa, que quis, a partir dos encontros e das políticas envolvidas, trazer a potência do empirismo para o pensamento, a fim de que ele não ficasse desancorado da prática.

Política, por sua vez, foi compreendida como a dinâmica existente entre as linhas e forças que desenham o corpo social e que agem nos processos de subjetivação.

> Indivíduos ou grupos, somos feitos de linhas, e essas linhas são de muito diversa natureza. O primeiro tipo de linha que nos constitui é segmentário, de segmentaridade dura (...) e ao mesmo tempo, temos linhas de segmentaridade muito mais flexíveis, de algum modo moleculares. Não que sejam mais íntimas ou pessoais, pois atravessam as sociedades, tanto os grupos como os indivíduos. Traçam pequenas modificações, fazem desvios, esboçam quedas ou impulsos (...) Ao mesmo tempo ainda, há como que um terceiro tipo de linha, este ainda mais estranho: como se algo nos levasse, através dos nossos segmentos, mas também através dos nossos limiares, para um destino desconhecido, não previsível, não preexistente. (DELEUZE; PARNET, 2004, p. 151-152)

São as dinâmicas entre as linhas – junto ao trabalho de cada corpo no conhecimento de suas afecções e na construção da permeabilidade de suas membranas – que determinam o grau de potência de um encontro, para que um acompanhamento possa alcançar a singularidade que necessita. As ações clínicas, assim como as diferentes formas de existir de cada um, estão imersas nessa dinâmica. Um profissional de saúde mental é composto por linhas de segmentaridade dura, como a sua profissão, todas as problemáticas que dela surgem e enquadramentos familiares, mas também atravessado por outras linhas que produzem conflitos criadores, loucuras secretas, atrações potentes etc. As linhas vão assim constituindo cada biografia, o desenho de cada vida. Desenham, assim, políticas. Políticas abertas à produção de diferenças, políticas amedrontadas pelo novo e conservadoras que insistem em padronizar, políticas sob as quais resistir é mais ou menos possível.

Neste texto apresentamos a narrativa de um jovem, na tentativa de deixar visível esse desenho emaranhado que complexifica a clínica. O leitor notará que alguns autores e conceitos não são de uso frequente na saúde mental brasileira, o que tem relação com a proposta da tese de buscar fontes menos conectadas com os circuitos psicanalíticos, a fim de ampliar as possibilidades de referência na saúde mental. Além disso, poderá notar que existem coexistências paradoxais, como na nomenclatura que alterna entre menino e jovem, criando certa indefinição, jogo intencional de escrita.

UM MENINO, UM ACOMPANHAR

Aproximações

1. Era o último horário de trabalho, serviço esvaziando, poucos funcionários. Pai e filho chegaram pela primeira vez para o acolhimento. O pai entrou na sala de atendimento e o filho, de aproximadamente 15 anos, buscou esconder-se atrás das paredes, nos cantos escuros do serviço. O pai contou uma história de longos acompanhamentos do filho, de momentos de melhora e momentos, como aquele, de piora. Após a conversa com o pai, houve tentativas de aproximação do garoto, mas ele fugia do contato. Os profissionais queriam conhecê-lo, mas ele não parecia querer conhecer alguém. Sempre que chegava ao serviço buscava novos esconderijos.

"Oi! Meu nome é tal, queria conhecer você. O que você gosta de fazer? Como você está?" Frases ditas na esperança de ter uma resposta daquele jovem que, com o olhar assustado, silenciava. Formulavam-se explicações sobre nosso trabalho. Contava-se sobre o que acontecia no CAPSij, quem eram as pessoas que estavam por ali. Durante poucos segundos ele ouvia, olhava, mas sempre se distanciava, quieto. Passaram-se dias assim, entre tentativas e fugas.

2. A pessoa que fez o acolhimento ficou responsável por tentar estabelecer um trabalho mais próximo a ele, ser sua referência*. Palavra utilizada para designar o profissional a quem a família deve se dirigir a fim de organizar melhor os cuidados da criança ou jovem. Naquele serviço trabalhava-se com duplas de referência, por vezes trios. Porém, naquele momento optou-se por escolher uma pessoa para tentar aproximações com mais constância nos momentos de presença do jovem. Esperava-se que, com o tempo, ela pudesse ser um real ponto de referência para ele no serviço. Alguns outros profissionais também se aventuravam em dizer "um Oi" ou esboçar um diálogo que não se sustentava em razão das esquivas e desvios do garoto em silêncio. As aproximações consistiam em tentar ficar no mesmo espaço por um certo tempo sem ele mover-se para outro, dizer algo que pudesse despertar interesse e suportar a falta de res-

---

* Para saber mais sobre os profissionais de referência e a saúde mental recomendamos o artigo: MIRANDA, L.; ONOCKO, C.; ROSANA, T. Análise do trabalho de referência em Centros de Atenção Psicossocial. *Revista Saúde Pública*, São Paulo, v. 42, n. 5, p. 907-913, 2008.

posta. Certo dia, a referência levou consigo um livro para compartilhar. Tentou se aproximar, sem sucesso. Ficaram os dois no quintal do CAPSij, cada qual de um lado do muro baixinho que separava o ambiente. Ela contou para ele que havia levado uma história, mostrou o livro, falou um pouco do personagem. Ele olhava e desviava o olhar. Ela falou que permaneceria ali por um tempo. Sentou-se enquanto ele permanecia em pé do outro lado do muro. Ela ofereceu um lanche ou algo para beber e ele respondeu pela primeira vez dizendo que havia preparado um cachorro-quente em casa e que aceitava uma bebida.

3. Seguiram-se os dias em tateamentos para estar juntos. Naquela época ele ia ao CAPSij alguns dias na semana, quando seu pai podia levá-lo, e frequentava a escola. Algumas vezes, ele levou tarefas da escola para fazer no serviço. Chegou-se a conversar brevemente sobre a escola, os estudos, gostos e dificuldades. Ele contou sobre a dificuldade em entender os enunciados das perguntas (dos materiais escolares, da professora, das pessoas etc.). De entender o raciocínio matemático. Em um outro dia chegou ao serviço com um leve machucado, topou mostrar e esperar uma outra pessoa do serviço para cuidar do seu corte. Foi com ela até a sala, recebeu os cuidados e foi embora. Porém, ele, por mais que fosse até o serviço, passou a silenciar as palavras novamente. Seu olhar variava entre assustado e sarcástico. Um certo tipo de riso surgia no canto de sua boca. Pedaços pequenos de papéis rasgados foram utilizados, por um tempo, como forma de comunicação. Perguntas sobre como ele estava. Perguntas sobre o silêncio. Notícia de medos, de haver muita poeira em tudo, poeira na fala das pessoas. Sua frequência diminuiu. Ele não queria ir; o pai não conseguia insistir no trajeto ao serviço. As profissionais não conseguiam sustentar o mínimo contato que surgia. Frustração.

4. Com frequência intermitente, o menino passou a ir muito sujo, mais quieto e recusando qualquer contato. Procurava por salas vazias no serviço, arrastava pufes para deitar e dormir. Seu pai relatou a interrupção da presença na escola; sua mãe – que ia pouco ao serviço – relatou vômitos dele pelos lugares comuns da casa, tentativas de conversar com ela durante a madrugada, o que ela sentia que não a deixava dormir. No serviço, sua presença afastava muitas pessoas pelo seu cheiro e irritava outras pelo tipo de ocupação que ele fazia do espaço. Um profissional conseguiu uma aproximação que se desdobrou em um banho no serviço. As tentativas de contato nos dias que seguiram à abordagem do banho, com a mesma pessoa, viraram irritação e deram lugar, certa vez, a uma explosão de raiva do jovem, que se trancou no banheiro aos gritos e pontapés na porta. Um profissional sugeriu internação, outros pensaram não ser o melhor caminho, mesmo sem parecer haver algum caminho para seguir, além da insistência em que os pais conseguissem levá-lo ao serviço e que a equipe buscasse alguma forma de contato. Raras foram as vezes que ele topou con-

versar, ou dizer algo, esboçar um jogo etc. Porém, aquela presença insistia. E a ela se seguiram prescrição de medicações e elaboração de estratégias para que ele as tomasse, instalação de uma cesta de basquete no quintal do serviço na tentativa de que ele se aproximasse, um jogo com uma profissional da equipe de limpeza, o aumento compulsivo do comer.

5. Começou-se a observar que o jovem trazia a percepção das suas dificuldades e frustrações ao longo da vida, de um corpo entristecido, cansado, que dormia e comia. Ele buscava pesquisar e acompanhar pela internet modos de trabalhar sem precisar se expor, sem sair de casa. Pensou em revender coisas pela internet, procurou compreender questões econômicas. Tantas ideias que se embaralhavam em seu corpo. Seus escritos eram confusos, mas pareciam ser um esforço de organizar algo para ser pensado e comunicado. Seus pais tinham acesso ao que estava escrito, pois ele escrevia nos computadores das casas.

Não ver solução para seu sofrimento foi, como ele mesmo formulou, morar na favela da tristeza. Afogar-se em um certo mundo de angústia, pensamentos e irritações. É preciso fazer muito esforço para sair desse lugar. Ele não acreditava nas pessoas. Já havia se decepcionado o bastante em suas experiências de inclusão escolar, na relação com os companheiros das escolas. Se não há Deus, pessoas interessantes... O que seria possível haver para sustentá-lo nesse mundo, nas relações?

6. Parou de tomar a medicação, parou de frequentar o serviço. Passou a tornar-se mais áspero com as pessoas da casa onde morava e com a presença do pai. O acompanhante terapêutico (AT), presente há pouco tempo nos cuidados do jovem, fez contato com o serviço. Sua mãe passou a relatar medo das reações do filho. Houve uma tentativa de composição de um corpo maior para acolher a situação, entre os profissionais do CAPSij e o AT, iniciada com aridez e desentendimentos. Tomou-se uma decisão junto com a família: fazer uma medicação mais forte e à força como estratégia de acalmá-lo e retomar sua frequência no serviço. Como aconteceria essa medicação? Diante da impossibilidade dos familiares em conseguir que ele saísse das casas – quando muito ia da casa da mãe para a casa do pai – foi pensado na ida da equipe à casa do pai, junto com a presença do AT, para realizar o procedimento. Na intranquilidade dessa decisão, foi organizada uma data próxima, na qual bem de manhã iriam as referências do menino, um auxiliar de enfermagem e um profissional de apoio, que pudessem colaborar com a contenção do jovem, que pesava cerca de cem quilos. Seu pai faria a parte de chamar o filho para ficar na sua casa e o AT iria de manhã para lá.

O encontro dos profissionais, naquela manhã gelada, era silencioso. O que havia no silêncio? Tensão. Como seria? Como ele nos receberia? Cada qual imaginava uma situação diferente. A equipe seguiu para a residência na qual se encontrava o jovem e tudo se encaminhou para o pior cenário imaginado assim que desceram do carro. O jovem, ao ver a equipe chegar, desesperou-se e começou a bater em seu pai que, menor que ele, não conseguia contê-lo mesmo com a ajuda do AT. As primeiras pessoas da equipe a se aproximarem da cena correram para tentar separar os dois e, na calçada da casa, aos olhares dos vizinhos que saíam para ver o que acontecia, todos os corpos tornaram-se imersos em tentativas de segurar o jovem. Socos, chutes, quedas no chão, gritos incomodados da avó paterna que assistia à cena abismada, roupas rasgadas. A medicação foi dada enquanto todos buscavam recompor alguma possibilidade de entrada na casa e de conversa, ainda com os corpos em embate. Foram aproximadamente duas horas de permanência na residência. Primeiro essa chegada e depois uma conversa que reuniu todos os presentes para tentar encontrar alguma explicação – para além do comportamento de risco do jovem, que justificava a ida dos profissionais – para o que havia acabado de acontecer. Após a conversa, o jovem ficou na casa do seu pai e a equipe dirigiu-se para o serviço, em um silêncio com outra qualidade, com cansaço e espanto por tudo o que acabara de acontecer.

7. O jovem voltou a frequentar o serviço e, além da reestruturação de seu acompanhamento, passou a trazer algumas vontades. Quis retomar contato com uma menina de sua escola, fez perfil em redes sociais, buscou grupos de pessoas que tivessem dificuldade de se relacionar com outros, como ele sentia ter. Investiu por um tempo na comunicação on-line, enquanto ampliava sua comunicação com alguns profissionais do serviço e realizava algumas saídas por lugares públicos e restaurantes com seu AT e, às vezes, com sua mãe. Recusava as ofertas de participação nos grupos de jovens do serviço. Alguns dos horários de sua presença foram pensados para que ele tivesse contato com os jovens chegando, mas ele não investia nesse contato e, por vezes, não ia nesse horário. Foi construindo um atendimento sustentado pela conversa, que se alterava entre conversas individuais ou com sua família, cujos conteúdos eram as questões que ele trazia. No início, ele não entrava na sala e sentava-se no corredor. Aos poucos foi ocupando a cadeira que era colocada para ele na roda que fazia-se entre familiares e profissionais. As questões do trabalho e da volta ao estudo eram presentes, embora ele não conseguisse tentar a inserção em outros espaços. Certo dia estava no serviço e deu tchau para a pessoa da recepção e saiu correndo. A equipe tentou ir atrás dele, mas ele já tinha sumido. Foi a pé para a casa do pai, não queria mais ficar lá. Ele lembrava o caminho que já fazia de carro há aproximadamente seis anos.

Desenhos das políticas: o que é possível?

Quando o menino chegou para atendimento no CAPSij, o serviço passava por reestruturações. Em sua criação foi delimitada uma área de referência para o serviço, que contava com aproximadamente 500 mil habitantes. O número de funcionários do serviço e sua capacidade de atendimento, diante de uma região com esse número de habitantes e as condições de vulnerabilidade econômica, social e de saúde nas quais viviam a maior parte dessa população, já configurava uma possibilidade limitada para a efetivação de um atendimento considerado essencial pela equipe, o que implicava parcerias setoriais e intersetoriais importantes para a infância e juventude, atendimentos constantes e intensivos para as pessoas com maior necessidade, entre outros objetivos presentes na lógica psicossocial enquanto atendimento de qualidade.

No primeiro ano de seu funcionamento, o serviço já contava com um grande número de acompanhamentos de alta complexidade, afirmando a necessidade que a região apresentava de equipamentos na rede de saúde e a fragilidade da condição de vida de seus moradores, o escasso acesso aos direitos básicos sociais, de saúde e humanos, no geral. A equipe era organizada em miniequipes de acordo com a divisão de pequenas áreas de atuação no grande território de abrangência do CAPSij. As miniequipes faziam circulação pelas pequenas áreas conhecendo escolas, centros de convivência e cooperativa (CECCO), centros de convivência para a infância e juventude, Unidades Básicas de Saúde, projetos não governamentais.

No entanto, em determinado momento, o serviço que fazia referência para a região vizinha, um ambulatório para crianças e jovens situado de forma praticamente acoplada a um antigo e persistente hospital psiquiátrico, noticiou que não mais acompanharia sua população referenciada e tornar-se-ia um serviço específico para autismo. Na inexistência de outro equipamento que atendesse essa região vizinha, o serviço foi acionado para que também atendesse aquele território, junto com o apoio de um outro CAPSij, até que serviços pudessem ser instaurados na região desassistida. A equipe, que era composta por um pouco mais do que vinte profissionais, tornou-se responsável pelo dobro da população inicialmente prevista, cerca de um milhão de pessoas, e distante espacialmente de algumas áreas que levavam horas para serem percorridas de transporte público. Assim, começou-se a procurar soluções para estabelecer contato ao menos com serviços de saúde de territórios tão distantes.

Nesse momento, o menino, que morava muito longe do serviço, chegou para acompanhamento. A distância a ser percorrida para que o jovem e seu pai chegassem ao serviço não era impeditiva, pois seu pai possuía um carro, instrumento de seu trabalho, o que junto com horários flexíveis permitia um trânsito com mais facilidade do que outros casos da região, que necessitavam pegar trem e diferentes ônibus para chegar. A dificuldade presente no início e em boa parte de seu acompanhamento era estabelecer relação com ele, poder fazer parte de alguma forma de sua vida. Houve tentativas de fazer contato com os serviços referências de sua região, mas em uma conjunção de problemáticas da nova dinâmica, não houve fôlego dos profissionais em persistir na construção da rede de atenção para ele com equipes próximas de sua residência. E as redes de apoio institucionais, para se tecerem, demandam muito investimentos e continuidade.

Dessa forma, o trabalho teria de ser tecido no CAPSij. A intolerância que ele parecia apresentar a aproximações das pessoas da equipe foi uma questão que atravessou seu percurso no serviço, provocando diversas respostas às fugas que ele fazia diante das presenças dos corpos. Alguns profissionais pareciam ficar frustrados diante de sua recusa em relacionar-se, desinvestindo qualquer contato. Outros arriscavam um cumprimento de chegada ou despedida, arriscavam alguma pergunta ou convites para jogos, conversa etc. O que fosse possível de ser oferecido. Porém, o incômodo apresentado pelo jovem diante do contato, que às vezes parecia aterrorizá-lo, era nomeadamente um fator de afastamentos de alguns profissionais.

Produzir encontros e ruir figuras preexistentes

Exercer uma presença junto a alguém que se afasta, que recusa contato, é um desafio que, em um serviço com a dinâmica do CAPSij, pode facilmente falhar. Nas tentativas de aproximação, nas quais era necessário estar próximo, com um certo silêncio, para além de ideias relativas ao atendimento em questão que possam surgir no pensamento de um profissional, há o movimento de se deixar levar por outros pensamentos, relacionados ao próprio trabalho, mas não ao acompanhamento em curso: o que se deve fazer após aquele atendimento? O que ficou por fazer no dia, o atendimento anterior? E o que aconteceu? O que fazer após o expediente?. A distância abre espaço para o afastamento do pensamento, que se desloca para outros lugares, como o uso dos aparelhos celulares, já que os corpos contemporâneos estão praticamente acoplados a esses dispositivos. Além desses fatores, no cotidiano institucional a todo momento há a necessidade de alguém para colaborar nos acolhimentos que chegam, nas respostas às solicitações por telefone, em um atendimento de emergência, entre outras situações. Para poder sustentar uma presença ao lado de alguém é necessário que o profissional possa exercer uma distância dessas outras coisas que invadem o silêncio, esteja mais atento ao momento e que a equipe possa validar formas de aproximação que causem estranhamento por não serem reconhecidas prontamente como um atendimento em curso, no qual as pessoas demonstrem estar em relação.

Com o menino, havia a experimentação de uma dosagem das distâncias concretas e do uso da fala. Um estado de atenção à espreita para possíveis brechas na relação. Havia a solidão que o jovem habitava e parecia persistir em permanecer e a solidão que rebatia sobre as referências em permanecer nessa situação. Nesse sentido, prolongar o atendimento para além dos momentos de presença do jovem, como nas discussões com outros colegas, tornava-se fundamental. Com o jovem, na medida em que ele foi abrindo fendas para relacionar-se, a composição passava por ações pontuais: cuidar de um machucado, oferecer uma água, pensar juntos em uma questão da lição de casa, fazer um jogo da moeda com copos plásticos. Porém, outra dimensão daquele certo silenciar à espreita de algo era vivenciada com os familiares e com os colegas: para a família era preciso dar algum *feedback* para que eles também pudessem seguir investindo no cuidado do filho, pois os pais estavam cansados de anos de terapia e de alternância entre momentos "melhores e piores", e levavam suas angústias para a equipe. Com parte da equipe, era preciso sustentar um atendimento que desestabilizava um modo hegemônico de acompanhar.

Embora o CAPSij seja um lugar para inventar múltiplas formas de acompanhamento, inevitavelmente têm-se expectativas sobre como proceder com os atendimentos e seus resultados. Havia questionamentos quanto à necessidade de ser mais incisivo com intervenções com o jovem que enquadrassem melhor a forma de atender. Como se diante do desconhecido ou do não saber, a necessidade de construir algo rígido se intensificasse. Outras pessoas da equipe buscavam ser aliadas em construir possibilidades de atendimento que não se restringissem a estar dentro da sala, conversando, por um tempo definido. Exercícios de tradutibilidade de vivências não verbais para a ordem simbólica das palavras.

Nos primeiros períodos em que o jovem entrou em maior desorganização de seus pensamentos e com piora nas possibilidades relacionais, aumentou-se sua permanência no serviço. Ele apresentava-se sonolento e muito mal cheiroso, pois – como descobriu-se por via da comunicação por papeizinhos – ele via poeira em tudo, inclusive nos produtos de higiene, o que fazia com que não quisesse tocar e nem usar muitos objetos. O mau cheiro acarretou um aumento de incômodo por parte de algumas pessoas da equipe. Ele comparecia em média três vezes por semana e ficava caminhando pelo serviço, dormindo nas salas, deixando seu rastro pelo cheiro. Recusava-se a conversar, mesmo com quem já tinha conseguido estabelecer uma proximidade maior anteriormente, e com os demais, diante de uma aproximação, saía correndo como se estivesse em perigo. Como se não pudesse haver outro, ou outros. A mínima entrada que havia se aberto nas fendas, para a presença de corpos que pudessem apresentar ou tentar apresentar outras formas de relação, que pudessem ser outras possibilidades, parecia, neste e em outros momentos do acompanhamento, se fechar.

Para uma instituição organizada em formas de atendimento grupais e individuais mediadas pela conversa ou por outra atividade, a circulação que ele exercia nessas horas de estar no espaço, esforçando-se para isolar-se, era, em certa perspectiva, um estar "desocupado" que incomodava alguns profissionais e os familiares do jovem. Como se o fato de ele estar ali, daquele jeito, se configurasse como um não atendimento. O que por vezes acontecia, pois ele desviava de todos os contatos e nem sempre havia condições de investir em uma presença persistente ao seu lado. Pairava a sensação do nada. Para uns, de que nada estava a ser feito, e para outros, de que nada que se tentava parecia produzir um efeito esperado.

Deligny (2015) aponta um modo de subjetivação arcado por um movimento que surge pelo querer e por olhar as coisas em busca de uma finalidade. Afirma que os homens bem intencionados se relacionam com os demais a partir desses pontos de partida. Para esse modo de subjetivação, o modo de vida do menino não fazia sentido, e o atendimento, que teria como finalidade a mudança de comportamento para algo entendido como mais "saudável", não estava acontecendo naquele momento. Surgiu a opção da internação como estratégia de cuidado, diante das condições ruins de higiene que o jovem apresentava e como uma intervenção diante da angústia do não saber como prosseguir. Por diferentes motivos, mas principalmente por uma crença de que a internação poderia intensificar o prejuízo relacional do jovem com a equipe e um aumento de intervenções muito violentas para ele, optou-se por seguir nas tentativas no serviço.

Acompanhar esse jovem era um constante movimento de desmanchar os padrões e procedimentos estabelecidos, na tentativa de seguir os movimentos que se apresentavam. Era um arrastão. Seguia-se com menos discernimento das situações e mais sendo arrastado pelo movimento do próprio jovem de intensa dessubjetivação. Movia-se por contágio: aguentar o mau cheiro e não fazer da limpeza premissa para atendê-lo; ou tentar que o jovem pudesse se cuidar, mas por ser importante para ele e não por ser um padrão de contato humano; ou, ainda, apostar que ele pudesse passar três horas quieto no serviço e vinte minutos tentando dizer sobre o que estava lhe acontecendo eram ações contrárias ao querer e à busca de finalidade que pesavam sobre os profissionais.

A hegemonia da normalidade e da posição dos profissionais enquanto aqueles com saber e poder de intervir para se alcançar objetivos normalizadores é um perigo constante, que colabora para os profissionais atuarem por finalidades, e a partir do que percebem do querer. Nietzsche (2006) escreve sobre os melhoradores da humanidade, que moralmente exercem o cultivo de determinadas raças ou espécies, por vias imorais. Que alimentam a manutenção de certas formas de viver, junto com a domesticação. Ele alerta que a ideia de melhoramento é um fazer moral.

> Tanto o amansamento da besta-homem como o *cultivo* de uma determinada espécie de homem foram chamados de "melhora": somente esses termos zoológicos exprimem realidades – realidades, é certo, das quais o típico "melhorador", o sacerdote, nada sabe – nada *quer* saber. (NIETZSCHE, 2006, p. 50)

Esse apontamento é fundamental para os profissionais de saúde. Para que possam atentar-se ao que os procedimentos sedentos por finalidades já fixamente determinadas podem embutir em seus atos, ainda mais quando se trata de contextos atrelados ao poder estatal. Fazer algum desvio do cultivo de uma espécie de homem, pensado aqui como a hegemonia de uma forma de subjetivação, é uma experiência fundamental. Nesse acompanhamento, houve intensas desterritorializações dos profissionais que estiveram próximos ao jovem, retirando-os por mais que resistissem de um lugar hegemônico.

O homem-que-somos, referido por Deligny, é um modo subjetivo hegemônico. Ele escreve:

> o homem-que-somos é produto de uma longa domesticação; todos concordam com esse ponto; desde tempos imemoriais, o homem é, de fato, seu próprio projeto, e esse empreendimento acelera-se cada vez mais e assume proporções cada vez maiores. (DELIGNY, 2015, p. 67)

O homem-que-somos é um investimento intenso de uma ideia de homem sobre ele mesmo. Longa domesticação que se inicia desde o nascimento e a infância, com suporte de diferentes aparelhos estatais e produções midiáticas, entre outras.

> O homem é feito de tal modo que a galáxia do intencional consciente ou inconsciente, no sentido freudiano da palavra, oculta aquelas galáxias que teriam direito ao termo inatas, algo com o que o ser consciente de ser só conseguiria comover-se em detrimento da importância predominante que ele atribui a esse querer no qual deposita todas as suas esperanças. (DELIGNY, 2015, p. 21)

Para o autor, querer é algo que atropela a possibilidade de que outras coisas aconteçam, por ser o modo de decidir dos homens-que-somos. É algo que se torna predominante e se sobrepõe aos movimentos inadvertidos, inesperados dentro de um processo de vida, ou de um acompanhamento clínico. Guiados pelos pressupostos de melhora, os profissionais tendem a ver com as lentes de seus quereres, e estes já são predeterminados pelos objetivos idealizados dos equipamentos de saúde. Não quer dizer que os profissionais não possam criar ou imaginar outras formas de vida junto com as crianças e jovens que frequentam um CAPS infantojuvenil, por exemplo. Quer dizer que há uma sobrecarga normalizadora que se faz presente nos acompanhamentos e que, muitas vezes, estão bem distantes da realidade. Que em muitos casos, o querer dos profissionais pode estar pautado em seguir no cultivo das formas hegemônicas de viver, e não em criar outras.

Mesmo que os leques de possibilidades aos quais temos acesso sejam também restritos, como escreve Pelbart:

> Nosso trabalho cotidiano mostra que socialmente temos pouco a oferecer como alternativas de vida a nossos pacientes, não porque sejamos estreitos ou mesquinhos, mas porque nossa configuração sócio-histórica tem restringido e pasteurizado sua diversidade potencial. Por isso, não creio que se possa desvincular a criação de dispositivos os mais diversos de sustentação para experimentações pluridimensionais num espaço terapêutico e a mesma criação num espaço extraterapêutico. (1993, p. 25)

Certas formas de subjetivação acabam por ser dominantes em relação a outras. Poderia se pensar no autismo e o quanto de definições tem-se feito em relação ao modo autístico de existir. Ou então, na própria loucura que se encontra enclausurada pela construção de explicações sobre a sua existência e vastamente classificada pelos manuais que orientam os profissionais de saúde. Há de se explicar tudo, ter palavras para exprimir-se, compreender todas as gestualidades, agir pelo próprio querer. Nas situações clínicas é habitual percebermos como, a partir dos projetos institucionais ligados às expectativas das gestões e dos profissionais, restringe-se o campo experimental daqueles que são acompanhados. Traçam-se metas rígidas comprometidas com muitos motes intencionais, e para tal é possível que experiências importantes sejam atropeladas ou privadas. Pode-se pensar também que, grande parte das vezes, são nos desvios ou errâncias dos projetos traçados pelos profissionais que algo pode acontecer. Retirar o jovem daquela situação a qualquer custo poderia ser uma parte de um projeto institucional que tivesse por meta exterminar comportamentos indesejados ou compreendidos como falhas existenciais. Internar o jovem para que ele tomasse banho de qualquer jeito? Insistir para que ele continuasse na escola sem ter condições de lidar com o efeito daquele espaço em seu corpo já gravemente entristecido? Forçá-lo a entrar em um grupo como parte do tratamento para que ele "socializasse" sem conseguir fazer contato? Pontos a serem questionados, sempre.

Não se internou o jovem e às duras penas o serviço seguiu nas tentativas mambembes de aproximação. Nesse desvio, com toda a angústia causada pela lentidão dos processos e pelo depósito de responsabilidade que recai sobre o serviço, por sua função institucional de produzir "melhoras", viveram-se variações de alegrias e frustrações. Por esse desvio, pôde-se investir em conhecer aquele corpo, do modo que era possível, pensando coletivamente em ações a serem experimentadas. Talvez o maior e o constante esforço daqueles corpos era fazer vingar a persistência em viver, em apostar, em refazer a vida. Esforço que é comum aos demais viventes, mas vivido pela família de maneira desgastante a todo instante.

Pelos papéis, pelos escritos, pelas falas de dez ou quinze minutos, que após anos viraram conversas em atendimentos, o jovem contava, conforme conseguia elaborar, todo o seu esforço e a sua desistência em poder produzir uma vida em comum com outras; as experiências escolares, nas quais sentia sua dificuldade em aprender, em compreender sua diferença estigmatizada diante dos colegas de aula, seu medo de estar com pessoas que nem sempre o tratavam bem; a expectativa por um suporte para viver o intolerável, que parecia não se concretizar da forma como ele necessitava.

O episódio da medicação em casa à força poderia ser considerado um desses momentos de encarnação das figuras mais endurecidas no acompanhamento. Uma decisão difícil, que comportava em si a esperança de colaboração do efeito da medicação para que o jovem pudesse melhorar seu contato com as pessoas, e a violência de invadir o corpo do outro que, de alguma forma, recusa intervenções. Os profissionais imaginaram se não teriam outros caminhos para que ele pudesse acessar a medicação, mas não havia. Talvez não haja palavras para descrever a sensação dos presentes na cena, porque as explicações são também justificativas para os atos. E existem atos que são feitos sem que as justificativas sejam suficientes para quem os fazem, sem que isso anule sua feitura como último recurso. Paradoxos...

Dizer da importância desse momento para outros desenvolvimentos do caso talvez tenha igual relevância que dizer da memória da violência física e do exercício de poder sobre os corpos que se configuraram na situação. E não escolher esses caminhos seria fugir de dizer do ocorrido? Fato é que para situações extremas, de risco de vida para si ou para outros, ainda são utilizados recursos que implicam em atos abruptos sobre os outros. E, além disso, que existem coisas vividas que não cabem no entendimento ou não são possíveis de serem narradas. A cada mudança de comportamento ou fase do atendimento, buscaram-se explicações para os porquês, muitas das vezes fazendo relações diretas com as dificuldades presentes nos serviços. Apesar de as mudanças não estarem completamente desvinculadas com o serviço, muitas vezes parecia-se desconsiderar a complexidade do mundo do jovem, os acasos e o desconhecido. Características desse "homem-que-somos", que se pretende pleno de sua consciência. Deligny afirma que o ser desse modo subjetivo não tolera que as coisas se façam, "prefere acreditar que ele as faz com todo conhecimento de causa e de efeitos." (DELIGNY, 2015, p.18-19)

Nesse acompanhamento, a presença das referências parece ter sido a sustentação de um campo de possibilidades outras que não aquelas vividas pelo jovem, que davam a impressão de estar aniquilando sua abertura para outras possibilidades na vida. Deleuze se refere ao outrem como "uma estrutura do campo perceptivo, sem a qual este campo no seu conjunto não funcionaria como o faz" (DELEUZE, 2007, p.316). O outrem é a possibilidade de outros mundos, outras formas. O seu desmoronamento é o desmoronamento do que o filósofo chama de categoria do possível. A intensidade de isolamento que o menino mergulhava em diferentes momentos de seu acompanhamento, que faz parecer a perda da presença de outros elementos no mundo que não suas próprias angústias, falhas e questões, aproxima-se da pergunta que Deleuze faz sobre o livro de Michel Tournier: "o que pode ocorrer a um homem só, sem Outrem, em uma ilha deserta?" (DELEUZE, 2007, p.313).

A relação estabelecida entre as referências e o jovem nesse acompanhamento pode ter sido a tentativa de preservar essa estrutura outrem e as possibilidades de outros mundos que lhe são inerentes. Tentar insistir para que elas não desmoronassem e enclausurassem o jovem em si mesmo, nas suas angústias e suas questões "próprias", e nem os profissionais no lugar do "homem-que-somos", que já tem o saber preexistente sobre a condição dos outros. Insistência em fazer parte e constelar, mesmo com gestos mínimos, em instantes de conexão, possibilidades para aquele corpo entristecido, ao mesmo tempo em que se é levado a viver outras formas de acompanhamento e proximidade para poder estar em contato.

Nesse sentido, a relação entre os envolvidos pode ser pensada, para além de um encontro entre profissional e paciente, a partir dessa estrutura outrem, de forma que seja possível olhar para o jovem não como uma figura da anormalidade ou do desajuste, mas uma figura de outrem. Viveiros de Castro (2002) pensa essa estrutura para o encontro entre antropólogo e nativo e aponta como os conhecimentos profissionais podem muitas vezes impedir ou dificultar que a estrutura outrem se instaure. O que ele formula não fica distante do que pode se passar na clínica. Ele escreve:

> É justo porque o antropólogo toma o nativo muito facilmente por um outro sujeito. Que ele não consegue vê-lo como um sujeito outro, como uma figura de outrem que, antes de ser sujeito ou objeto, é a expressão de um mundo possível (...) Ele sabe demais sobre o nativo desde antes do início de sua partida, ele predefine e circunscreve os mundos possíveis expresso por esse outrem; a alteridade de outrem foi radicalmente separada de sua capacidade de alteração. (VIVEIROS de CASTRO, 2002, p.117)

No encontro tratado aqui, a estrutura outrem implica que os profissionais e o jovem tenham podido ocupar uns para os outros a função de abertura a outros mundos possíveis. Poder habitar o campo de possibilidade de alguém e juntos criar virtualidades e expressividade para o que se formula também implique em permitir-se desconstruir lugares prontos, nos quais aqueles que são atendidos são figuras a serem conhecidas a partir do que já se sabe. Nesse caso, habitar o mistério, sem que tudo se torne ruína.

REFERÊNCIAS

1. DELEUZE, G. **Lógica do sentido.** São Paulo:Perspectiva,2007.
2. DELEUZE, G.; PARNET, C. **Diálogos.** Lisboa: Relógio D'água, 2004.
3. DELIGNY, F. **O aracniano e outros textos**. São Paulo: N-1 Edições, 2015.
4. NIETZSCHE, F.W. **Crepúsculo dos ídolos, ou, como se filosofa com o martelo**. São Paulo: Companhia das Letras, 2006.
5. PELBART, P. P. **A nau do tempo-rei: sete ensaios sobre o tempo da loucura.** Rio de janeiro: Imago Ed., 1993.
6. SILVA, J. A. **Políticas do encontro e as forças selvagens na clínica infantojuvenil.** Assis: Universidade Estadual Paulista, 2018.
7. VIVEIROS de CASTRO, E. O nativo relativo. In: **MANA**. v.8, p. 113-148, 2002.

8

De quem é a crise? Contribuições para a atenção psicossocial de crianças e adolescentes

Beatriz Rocha Moura
Fernanda de Almeida Pimentel
Maria Fernanda Barboza Cid
Thelma Simões Matsukura

PALAVRAS-CHAVE

- Atenção à crise; atenção psicossocial; crianças; adolescentes.

> "Uso a palavra para compor meus silêncios. Não gosto das palavras fatigadas de informar. Dou mais respeito às que vivem de barriga no chão tipo água pedra sapo. (...) Dou respeito às coisas desimportantes e aos seres desimportantes. Prezo insetos mais que aviões. Prezo a velocidade das tartarugas mais que a dos mísseis. (...) Meu quintal é maior do que o mundo. Sou um apanhador de desperdícios."
>
> *Manoel de Barros*

Atenção à crise no campo da saúde mental é tema de extrema relevância para a Atenção Psicossocial de crianças e adolescentes. Este capítulo se dedica a discorrer acerca desse tema a partir das seguintes perguntas disparadoras:

- Como compreender a crise na infância e adolescência sob a perspectiva psicossocial?
- Quais os princípios da Atenção Psicossocial para o cuidado de crianças e adolescentes?
- Quais as respostas à crise?
- Quais os recursos, dispositivos e estratégias de cuidado para a atenção à crise?

Buscamos, a partir das reflexões motivadas por essas perguntas, fomentar parâmetros analisadores iniciais acerca da atenção à crise de crianças e adolescentes. Consideramos que a continuidade dessas reflexões se dará junto aos usuários, familiares, equipes, serviços, coletivos, comunidade, compreendendo que é no dia a dia do trabalho, na experiência compartilhada, a partir do encontro com o outro que se constrói, singularmente, respostas para a crise.

COMO COMPREENDER A CRISE NA INFÂNCIA E ADOLESCÊNCIA SOB A PERSPECTIVA PSICOSSOCIAL?

Ao longo da história da psiquiatria, a crise sempre adquiriu um sentido negativo, um processo prejudicial que deveria ser suprimido o mais rápido possível. Ainda hoje, a compreensão de crise na perspectiva psiquiátrica se faz presente, sendo entendida como uma agudização da sintomatologia psiquiátrica (FERIGATO; CAMPOS; BALLARIN, 2007).

Fundamentado nessa concepção de crise é que o aparato manicomial foi montado e mantido por séculos, justificando as internações, a existência dos manicômios e o uso de instrumentos de normalização e violência (MOEBUS, 2014; COSTA, 2007). O modelo manicomial foi fortemente sustentado pela intensificação da associação da crise à periculosidade, sua simplificação a sintomas e sua descontextualização em relação ao momento de vida do sujeito (COSTA, 2007).

Para Moebus (2014), a crise é o momento privilegiado da captura manicomial. Assim, considerando o risco dessa captura, torna-se essencial problematizar e refletir sobre qual conceito de crise estamos fundamentados quando realizamos nossas ações de cuidado.

Cuidar da crise sob a perspectiva psicossocial é questionar a simplificação desse fenômeno, buscando novos dispositivos de cuidado que superem as práticas manicomiais e que compreendam a crise para além do silenciamento dos sintomas e do isolamento dos sujeitos (MOEBUS, 2014; FIALHO, 2014).

A psicanálise apresenta contribuições importantes para a compreensão singular das crises. Telles (2010) aponta que, na clínica psicanalítica, o conceito de sintoma contrapõe a noção de distúrbio ou transtorno, uma vez que é compreendido como uma expressão, uma comunicação, que revela uma verdade sobre o sujeito. Nessa perspectiva, o sintoma não deve ser suprimido, e sim acolhido e significado.

Knobloch (1998), também a partir da concepção psicanalítica, enfatiza que a crise é uma experiência que traz um excesso do que é insuportável e intolerável. É uma fenda que se abre no sujeito, expondo toda a sua verdade e impondo outro tempo, um presente absoluto, agudo, imprevisível, irrepresentável e único. Para a autora, o papel do terapeuta é o de sustentar esse acontecimento, a fim de encontrar destinos mais criativos para o sujeito. A autora apresenta a potência da crise ao considerá-la como um momento de subjetivação do sujeito, uma oportunidade que a ele se abre.

Compreendendo que a crise vai além de um fenômeno individual, Pereira, Sá e Miranda (2013), embasadas na obra do psicanalista René Kaës, focalizam os adolescentes e apresentam o conceito de crise psicossocial, caracterizada por situações que trazem como central o sofrimento psíquico intenso e as consequentes desestabilizações de diversas dimensões da vida, como subjetiva, familiar, institucional e social. Esse conceito amplia o fenômeno de crise, introduzindo outras dimensões em sua produção e elaboração, compreendendo que é na dinâmica das relações que se opera a sustentação dessa experiência de ruptura, caos e sofrimento (PEREIRA; SÁ; MIRANDA, 2013).

Considerando que a crise é caracterizada pela indissociabilidade entre suas dimensões individuais e coletivas (PEREIRA; SÁ; MIRANDA, 2017), é essencial que os serviços substitutivos, como os Centros de Atenção Psicossocial Infantojuvenis (CAPSij), proponham uma atenção à crise capaz de subjetivar e contextualizar essa experiência como uma premissa ética do trabalho, rompendo com respostas pré-moldadas que etiquetam e simplificam uma existência a sintomas e violam os direitos de crianças e adolescentes.

Dell'Acqua e Mezzina (1991), ao apresentarem o cuidado à crise em um serviço de saúde mental territorial, conceituam-na como uma complexa situação existencial inserida em uma história de vida que repercute no sujeito, em seus contextos de vida e em sua rede de relações. Por meio dos múltiplos contatos do usuário com o serviço, é possível perceber, conhecer e elaborar os conflitos que constituem os limites da crise de outra maneira, escondidos, fragmentados, banalizados e desprovidos de significados, colocando-a no interior de uma série de nexos capazes de torná-la compreensível (DELL'ACQUA; MEZZINA, 1991).

É importante refletir sobre a complexidade em que se apresenta o sofrimento psíquico na infância e adolescência. Quando uma criança ou adolescente vivencia uma situação de crise, traz consigo sua família, sua escola, sua comunidade, suas relações, sua história de vida, sua condição socioeconômica, sua cultura. Uma situação de crise não fala somente sobre o sofrimento individual daquela criança ou adolescente, mas sobre a capacidade ou incapacidade de suporte de sua rede, e do sofrimento vivenciado ou produzido por todos os atores que compõem suas relações e seus cenários de vida.

Por isso, compreender a crise em uma perspectiva psicossocial é um ato revolucionário em si, pois amplia, complexifica e contextualiza o sofrimento, rompendo com os alicerces que sustentam a objetificação, a patologização e a medicalização da infância e adolescência, práticas manicomiais ainda atuais, que impedem crianças e adolescentes de serem e estarem livres no mundo.

QUAIS OS PRINCÍPIOS DA ATENÇÃO PSICOSSOCIAL PARA O CUIDADO DE CRIANÇAS E ADOLESCENTES?

Ao abordarmos o tema da crise na infância e adolescência, faz-se necessário trazer à tona os princípios da Atenção Psicossocial contextualizados para esse público e suas famílias. Isso porque são esses mesmos princípios que devem orientar a atenção à crise, na medida em que não se trata de um acontecimento descolado do sujeito, de seu contexto, de sua história e de suas relações.

Partimos de um primeiro pressuposto que se refere ao reconhecimento, urgente e necessário, de que crianças e adolescentes sofrem psiquicamente, gerando intenso sofrimento e inúmeros desdobramentos em seu desenvolvimento, relações e inserção/participação social (COUTO, 2001; COUTO e DELGADO, 2015). Inúmeros são os fatores que levam a isso, e essa compreensão de sofrimento só é possível se feita a partir de um segundo pressuposto, explícito na compreensão de que o sofrimento da criança/adolescente lhe diz respeito, mas que não pode ser reduzido somente a ela, convocando a todos nós (comunidade, famílias, profissionais, instituições etc.) a uma responsabilidade diante de tal circunstância (COUTO e DELGADO, 2015). É necessário considerar que a história desses sujeitos é atravessada e constituída por fatores biológicos, subjetivos, contextuais, sociais, culturais, evidenciando-se uma dimensão coletiva e não individual desse sofrimento. Porém, ressaltamos aqui um terceiro pressuposto, pois, ainda que coletiva, a crise contém um caráter singular e único para cada sujeito, trazendo o inédito dessa situação, e exigindo-se o inédito também nas ações de cuidado.

Perguntas como "Quem é essa criança e esse adolescente? O que dizem de si mesmos? Como se descrevem? Qual é a narrativa que fazem de si? Como se apresentam no mundo? Quais são as circunstâncias a que estão submetidos? Quem compõe sua rede de relações? Quais os lugares que frequenta ou gostaria de frequentar? Qual sua rede de suporte?" nos apontam para a necessidade de considerar a subjetividade e sustentar "o respeito e a valorização do sujeito na crise, sem desconsiderar o sujeito da crise" (FERIGATO; CAMPOS; BALLARIN, 2007).

Porém, na trajetória da Atenção Psicossocial infantojuvenil, considerando os antecedentes relacionados à assistência em saúde mental, constatamos que esses não eram pressupostos presentes, já que essa população permaneceu por muito tempo à margem, sendo alvo de exclusão, abandono, desconhecimento, desassistência e institucionalização (FERNANDES et al., 2020; REIS, et. al., 2010; COUTO, DUARTE E DELGADO, 2008; BRASIL, 2005). Por essa razão, torna-se urgente a necessidade de incluir crianças e adolescentes no centro das práticas, com absoluta prioridade, levando em conta suas particularidades e considerando-os como sujeitos de direitos* para a construção de estratégias de atenção e políticas públicas nessa área. Tendo como protagonistas as próprias crianças, adolescentes e suas famílias, evidencia-se que este seria "o único modo de garantir que não se reproduza na sua assistência o ato de se discursar sobre ela, de saber, por ela, o que é melhor para ela" (BRASIL, 2005, p. 12).

Isso se traduz em mais um importante princípio, que se refere à desconstrução da demanda como uma que exige tratamento em saúde mental. Isso porque, muitas vezes, as demandas são formuladas por outros (famílias, instituições, profissionais), que tomam o lugar de fala de crianças e adolescentes, trazendo narrativas sobre eles, sendo que essas necessidades refletem a percepção dos sujeitos que as formulam, e não necessariamente das crianças e adolescentes (BRASIL, 2005, p. 11). Muitas vezes, a crise narrada por outros são pedidos para controle e adaptação dos corpos, de forma a negar a compreensão do diverso, de outras formas de ser/estar no mundo, reduzindo a vivência do sujeito a um sintoma isolado (FERIGATO; CAMPOS; BALLARIN, 2007).

A publicação "Caminhos para uma Política de Saúde Mental Infantojuvenil", de 2005, aponta alguns princípios gerais para a efetivação de políticas públicas da área da Saúde Mental no campo da infância e adolescência, trazendo as bases que sustentam uma lógica ética de cuidado para esse público. Entre esses princípios estão o acolhimento universal, o encaminhamento implicado, a construção permanente da rede, o imperativo da intersetorialidade na ação do cuidado e a compreensão de território enquanto lugar psicossocial do sujeito (BRASIL, 2005).

Tais princípios integram as experiências de CAPSij, instituídas a partir da Portaria 336 (BRASIL, 2002). A implantação desse equipamento favoreceu a constituição, ainda em construção, de um campo† que circunscreve a Atenção Psicossocial infantojuvenil, considerando as especificidades que esse público requer e, finalmente, ofertando visibilidade, acesso e atenção a crianças e adolescentes em sofrimento psíquico.

Os CAPSij têm papel fundamental na Atenção Psicossocial estratégica voltada a crianças e adolescentes, compondo a Rede de Atenção Psicossocial (RAPS). Devem, de forma articulada com uma rede, ampliada e intersetorial, destinar sua atenção a:

---

* Destacamos importantes marcos regulatórios que sustentam essa perspectiva: a Constituição Federal (1988), em seu artigo 227, e o Estatuto da Criança e do Adolescente (1990), somados aos princípios do SUS e da Reforma Psiquiátrica.

† Campo compreendido enquanto um espaço interdisciplinar de atividades comuns a diversos profissionais (CAMPOS, 2000).

crianças e adolescentes que apresentem sofrimento psíquico derivados dos mais diversos disparadores mas que, em sua apresentação, criam impasses, disrupturas, exclusão, isolamento, exposição a riscos ou vulnerabilidades, entre outras formas de sofrimento, não permitindo que a criança ou adolescente em questão exerça o seu devir, seu brincar, seu enlaçamento com a cultura, sendo tal situação tão vertical, intensa e complexa que demanda acolhimento, olhar e cuidado psicossocial (JERUSALINSKY; MORENO; PIMENTEL, 2020, p. 185 e 186).

A atenção se volta às crianças e adolescentes com necessidades em saúde mental e relacionadas ao consumo de álcool, crack e outras drogas, que vivenciam intenso sofrimento, cujos contextos, histórias, relações e (des)inscrições sociais exigem uma atenção complexa, em uma perspectiva que considere de forma integral a vivência psicossocial desses sujeitos.

Fundamentalmente, o atributo desse serviço, comunitário e territorial, é a Atenção Psicossocial a crianças e adolescentes que vivenciam crises psicossociais[‡], exigindo intensidade de atenção e absorção imediata, com intervenções mais ágeis e dinâmicas, traduzidas na constituição real e contínua de vínculos com esses sujeitos, com investimento de tempo, energia e afetos (SARACENO, 1996), além da articulação intersetorial. Há, portanto, a convocação para esse equipamento assumir o seu duplo mandato, que é terapêutico/clínico e gestor/político (COUTO e DUARTE, 2008).

O mandato terapêutico/clínico se refere a demandar à equipe, multiprofissional e interdisciplinar, operar e agenciar a clínica, ampliada, a partir das necessidades de crianças e adolescentes, considerando todas as dimensões do sujeito: sujeito-cidadão, sujeito-subjetivo, sujeito-biológico (GOLDBERG, 1994). A clínica se constitui de forma singular, por meio de Projetos Terapêuticos Singulares (PTS), compreendidos como processos contínuos, integrados, dinâmicos e negociados de ações voltadas à satisfação de necessidades e particularidades do sujeito em relação ao seu contexto, para produção de autonomia, protagonismo e inclusão social (BOCCARDO et al., 2011).

O agenciamento dos PTS se fundamenta nos princípios do acolhimento e da escuta qualificada, considerando as diferentes formas de expressão de crian-

‡ Destacamos que o CAPSij, em razão do seu duplo mandato, é o principal equipamento na atenção à crise de crianças e adolescentes. Porém, a existência desse equipamento ainda não é uma realidade para muitos municípios brasileiros. Dessa forma, sugerimos, nos locais onde esse dispositivo esteja ausente, que a Atenção Básica assuma a coordenação do cuidado e que os princípios aqui citados possam nortear o trabalho das equipes que atendem esse público, tendo a articulação dos pontos da rede intra e intersetorial e a corresponsabilização do cuidado como diretriz.

ças e adolescentes, e da promoção de espaços para produção de subjetividades e de convivência. Esse agenciamento se dá com o usuário e sua família, negociando com os recursos do território oportunidades nesse contexto, de forma que as relações sejam democráticas e horizontais, na busca de produzir novas inscrições no social (TYKANORI, 2014). Essa prática deve operar também no momento da crise, já que os cenários reais da vida, suas relações e a sua rede de suporte a circunscrevem. Faz-se necessário permitir ao sujeito atravessá-la conservando sua continuidade existencial e histórica, garantindo a manutenção dos vínculos com o ambiente, com pessoas e espaços significativos, produzindo novas redes, rotas e possibilidades (DELL'ACQUA; MEZZINA, 1991).

O protagonismo e a participação familiar são grandes premissas da Atenção Psicossocial. Desse modo, compreende-se que não há como garantir que um CAPS que se destine a crianças e adolescentes alcance seus objetivos sem a participação das famílias nos processos de reinserção social, fortalecimento dos laços familiares e comunitários e construção da cidadania (SARACENO, 2001; BRASIL, 2004). É preciso retirar a família do lugar de vítima ou culpada, compreendendo-a como unidade cuidadora e de cuidado. Nas situações de crise, isso se torna fundamental, uma vez que a família vive toda a intensidade dessas situações junto com a criança ou adolescente.

O segundo ponto do duplo mandato dos CAPSij é a dimensão gestora/política, convocando tal equipamento a conhecer as necessidades em saúde mental das crianças e adolescentes de seu território, assumindo o papel estratégico de articulador da rede intra e intersetorial. Essa articulação visa a promoção da garantia de direitos e de cidadania, buscando superar as respostas de abandono, exclusão, institucionalização, estigmatização, violência, medicalização e "psicologização" da infância e adolescência (COUTO e DUARTE, 2008). O CAPSij, em seu duplo mandato, atua local e globalmente, singular e coletivamente, dentro e fora do serviço, sendo lugar transitório, de passagem, não reprodutor de lógicas excludentes e institucionalizantes, em um movimento de construção e desconstrução de saberes, de produção de novos sentidos e novas possibilidades de ser/estar para crianças e adolescentes.

A partir desses princípios, é imprescindível sustentar um olhar e uma Atenção Psicossocial que operem na lógica do coletivo, e não na lógica individual, tanto na compreensão da crise como nas respostas a ela. A crise é psicossocial e a resposta a ela exige intervenções também psicossociais.

QUAIS AS RESPOSTAS À CRISE?

É importante reconhecer que toda resposta à crise responde a uma "lógica". Quando acolhemos, escutamos, negociamos, singularizamos e contextualizamos o sofrimento estamos nos embasando nos fundamentos da lógica psicossocial. Se compreendemos a crise como um sintoma, tendemos a descontextualizá-la e individualizá-la, levando a intervenções que objetificam o sujeito, medicalizam o sofrimento e que têm como principal objetivo a supressão de sintomas, remetendo nossas ações à lógica psiquiátrica, fundante do aparato manicomial. Assim, é importante construir uma nova ética para o atendimento à crise, questionando-nos sobre as necessidades de quem estamos respondendo, se são as do sujeito em sofrimento ou dos ideários sociais de ordem e normalidade (FERIGATO; CAMPOS; BALLARIN, 2007).

Uma reflexão importante para as práticas de cuidado em saúde mental é a diferenciação de crise e emergência psiquiátrica. Janssens et al. (2013) apontam que emergência psiquiátrica é uma resposta imediata de preservação à vida; já a crise exige um cuidado imediato, envolvendo todas as relações e contextos de vida da criança e do adolescente, com o objetivo de evitar maiores prejuízos. Essa diferenciação é importante a fim de colocarmos a crise no interior de uma lógica psicossocial, quebrando a estreita relação criada ao longo da história entre crise e a necessidade de uma estrita resposta médico psiquiátrica.

Cabe refletir também sobre o uso de medicamentos psicotrópicos em crianças e adolescentes, a fim de que esse recurso seja singularizado, negociado e inscrito em um cuidado psicossocial ampliado e não como único recurso a ser ofertado. Além disso, é fundamental estarmos alertas ao risco ético de simplificar e medicalizar[§] o sofrimento na infância e adolescência.

É preciso compreender que o sofrimento de crianças e adolescentes não é linear, os sintomas não aparecem de modo isolado, sendo atrelados a vários fatores, exigindo intervenções complexas e que considerem todas as dimensões da vida desse sujeito, não sendo possível reduzir o cuidado "a uma palmatória química e a uma camisa de força tarja preta" (JERUSALINSKY, MORENO E PIMENTEL, 2020, p. 200). Por isso, é imprescindível que as equipes de CAPSij afirmem o compromisso ético em responder à crise de modo psicossocial, estando atentas às diversas armadilhas manicomiais presentes no cotidiano do trabalho.

Ao assumir a responsabilidade como o equipamento da RAPS destinado a atenção às situações de crise de crianças e adolescentes, os CAPSij exercem o seu compromisso ético e político de se afirmarem protagonistas nessa atenção, apostando que é possível sustentar o cuidado à crise no território, com estra-

§ Medicalização é a transformação de questões de ordem social, política, econômica, cultural e histórica como "problemas de saúde mental", na qual se reduz a vivência complexa de um sujeito como algo individual, inscrevendo-a em um rótulo ou classificação diagnóstica (FREITAS E AMARANTE, 2015).

tégias que respeitem as singularidades, fortaleçam ou reconstruam vínculos, buscando evitar maiores rupturas no cotidiano de seus usuários.

Apesar da grande potência dos CAPSij na atenção às situações de crise, alguns desafios se colocam para as equipes: Como não individualizar o sofrimento? Como não reproduzir a lógica manicomial? Como cuidar de forma coletiva? Como reconstruir as relações que foram rompidas pela crise? Como sair da impotência gerada pelas crises? Como lidar com tantas vulnerabilidades? Como implicar outros atores e outros equipamentos da rede?

Muitas vezes, sentimos a mesma solidão vivenciada pelos nossos usuários e familiares, nos sentindo solitários nesse cuidado, o que reduz nossa potência de construção de estratégias inventivas e criativas. Por isso, é necessário estarmos juntos, juntos em equipe, juntos com a família, juntos com a rede, juntos em grupos, juntos no território. Não é sem razão que a clínica do CAPSij é fundamentada em estratégias coletivas, possibilitando construir o que Vicentin (2016) chama de dispositivos coletivos de proteção, para que juntos possamos sair da impotência, quebrando os feitiços sedativos que a exclusão tem sobre nós e ampliando os compromissos coletivos que auxiliam na diminuição da vulnerabilidade e do risco.

Para engendrar a construção de uma atenção à crise que opere no coletivo é necessário que sejam construídas estratégias coletivas de ação e participação, como o protagonismo dos usuários e familiares, o trabalho territorial e em rede – ambos princípios discutidos no tópico anterior deste capítulo – e o trabalho em equipe, que será apresentado a seguir.

Compreender que o sofrimento psíquico não é um fenômeno simples e homogêneo, mas sim complexo e multifacetado, abre espaço para um dos conceitos mais importantes da Atenção Psicossocial, a interdisciplinaridade. A diversidade de saberes e trocas constantes entre os membros da equipe favorece o desvelamento da complexa teia de eventos biológicos, sociais, emocionais, psicológicos, culturais e políticos que forjam o sofrimento psíquico (OLIVEIRA; SILVA, 2000 apud MILHOMEM; OLIVEIRA, 2007). Além de romper com a fragmentação dos saberes e das especialidades, proporciona a sustentação e a elaboração de uma prática de cuidado articulada e integrada (MORORÓ, 2010).

Porém, Lancman e Snelwar (2008) apontam que o coletivo de trabalho é uma formação social bastante frágil e que não se dá naturalmente. Assim, faz-se necessário que espaços coletivos sejam criados a fim de possibilitar e sustentar essa construção. De acordo com Campos (2000; 2003), estratégias de cogestão produzem novos arranjos organizacionais, estabelecidos por meio de relações horizontais e democráticas de poder entre gestores e trabalhadores, possibilitando a promoção de ações em equipe que aliam autonomia e responsabilidade e valorizam tanto o trabalho quanto o trabalhador. São exemplos de estratégias de cogestão as reuniões de equipe, colegiados de gestão, supervisões clínico-institucionais, espaços de educação permanente, fóruns, assembleias, conselhos gestores, entre outros.

Vale ressaltar também que a construção do trabalho em equipe é atravessada por relações de poder (FOUCAULT, 1979). Por essa razão, é necessário que haja espaços coletivos para que contradições, conflitos e entraves possam surgir assim que os jogos de poder sejam explicitados, questionados e refletidos, compreendendo que essas forças atravessam o trabalho de qualquer equipe e interferem no cuidado ofertado aos usuários e famílias.

Por isso, apostamos que investir em espaços coletivos e democráticos de conversação e negociação, nos quais se busca a horizontalização das relações, a coletivização das decisões e a valorização da pluralidade de saberes, é uma importante estratégia de enfrentamento do efeito assolador que os saberes hegemônicos têm sobre a potência do trabalho em equipe.

A atenção à crise não se configura tarefa simples. Estar com o outro em momento de intenso sofrimento exige muito da equipe, o que pode levar à sobrecarga física e emocional. Por isso, é preciso garantir espaços de acolhimento e compartilhamento entre os profissionais, que produzam autocuidado, alegria, alívio, escuta, trocas, experiências coletivas, afetivas, criativas, de socialização e corresponsabilização (MERHY, 2007), possibilitando a sustentação das afetações coletivamente.

No estudo de Moura (2018), que focalizou a atenção à crise nos CAPSij, o trabalho em equipe foi apresentado como a maior potencialidade do serviço para o cuidado nessas situações. Os resultados apresentados também revelaram que as equipes vivenciam e sentem intensamente as situações de crise de crianças e adolescentes, o que pode se traduzir em potência ou sofrimento.

Por essa razão, vale ressaltar a importância da ampliação do cuidado ofertado às equipes, como a garantia de supervisão clínico-institucional a todos os equipamentos, a fim de que as equipes se fortaleçam no desafio coletivo que se configura na atenção à crise de crianças e adolescentes.

QUAIS OS RECURSOS, DISPOSITIVOS E ESTRATÉGIAS DE CUIDADO PARA A ATENÇÃO À CRISE?

A crise, entendida aqui como psicossocial, deve, prioritariamente, responder às necessidades de crianças e adolescentes, sejam elas da ordem da proteção e da garantia de direitos, da manutenção dos vínculos e ambientes significativos ou da preservação daquilo que, nas dimensões do biológico, do subjetivo e da convivência social, estiver sob ameaça. Não se trata de um cuidado tutelar, assistencialista, que coloca o sujeito em uma posição de submissão, sob justificativa da proteção. E, tampouco, trata-se de uma atitude coercitiva de dominação e violência, que limita a autonomia dos sujeitos, permitindo que decisões sejam tomadas em nome deles. O que propomos é exatamente o oposto.

Partimos da constatação de que o trabalho em saúde depende, fundamentalmente, do recurso humano, do ser humano em ação/trabalho. No campo da atenção psicossocial, isso se afirma na medida em que o cotidiano do trabalho é permeado por intensas demandas de cuidado, articulações, presença, encontro, que exigem um uso exacerbado de si como ferramenta do próprio trabalho (CAMPOS, 2003; MERHY, 2007; RAMMINGER, 2009). Na atenção à crise, isso se intensifica. Cabe à equipe, composta por esse recurso humano, agenciar as intervenções junto às crianças e adolescentes, suas famílias e seus contextos. E quais são os recursos que a equipe pode lançar mão nesse momento?

Ao considerar os melhores ou piores resultados dos serviços de saúde mental, Saraceno (1996) aponta como variáveis, no âmbito macro, a organização do serviço (horário de funcionamento e se é aberto para a comunidade), a aprovação dos usuários e a satisfação mínima dos trabalhadores, a utilização de recursos somente institucionais ou se utiliza também recursos do território. No âmbito micro, refere-se à relação estabelecida entre usuários e equipe, destacando a afetividade, a continuidade e o real vínculo (gasto de tempo, energia, afetividade).

Nesse sentido, em todo o acompanhamento, e em especial no momento da crise, é a possibilidade de suportar esse acontecimento e o estabelecimento do real vínculo entre equipe, crianças, adolescentes e suas famílias que permitirão a produção de formas singulares de respostas à crise. A dedicação, a disponibilidade, a flexibilidade e a reciprocidade são elementos imprescindíveis na constituição dessa relação e devem compor a base ética de um trabalho, que é tecido e sustentado coletivamente.

Segundo Saraceno (2001), os principais recursos de um serviço de saúde mental são os recursos humanos e seus instrumentos não padronizáveis como o acolhimento, a escuta, a solidariedade, a afetividade e a negociação. No estudo de Moura (2018), o acolhimento se apresentou como a principal ferramenta de atenção à crise dos CAPSij, reforçando a necessidade de ações imediatas de cuidados nessas situações e a importância do vínculo como recurso central nesse trabalho. Cabe destacar que o acolhimento não se restringe a um procedimento de recepção do usuário no serviço, mas se configura como algo transversal a todas as práticas ofertadas, considerando suas dimensões ética (compromisso com o reconhecimento do outro, na atitude de acolhê-lo em suas necessidades e legitimar seu pedido), estética (invenção de estratégias que contribuam para a dignificação da vida e do viver) e política (compromisso coletivo de envolver-se nesse "estar com", potencializando protagonismos) (BRASIL, 2006).

Quanto aos recursos institucionais, garantir um acolhimento porta aberta, que se traduz no acesso ao serviço, sem barreiras, pautado nas necessidades dos usuários, é essencial para a atenção à crise. Isso porque a crise não acontece com hora marcada e deve, portanto, ser acolhida no momento de seu acontecimento. Esse recurso possibilita que os serviços estejam disponíveis para acolher, escutar, singularizar e contextualizar a situação de crise, compreendendo-a de forma ampliada e elevando suas possibilidades de cuidado, de forma mais coletiva.

A intensificação do PTS pode ser considerada outra estratégia para lidar com a crise, de modo que a equipe possa acompanhar de perto e dar suporte a esse momento. Entretanto, é preciso incluir nessas ações o contexto do território, e não somente o contexto institucional (MOURA, 2018). Segundo Kinker (2016), o PTS não deve ser confundido com um conjunto de procedimentos que os serviços oferecem aos usuários, e sim com um tecer a vida com os usuários em seus cotidianos e em suas relações, modificando as cenas que geram sofrimento. É necessário conhecer e ativar as redes de suporte pessoal e institucional dos sujeitos, em um processo contínuo de corresponsabilização do cuidado com todos os atores envolvidos em seus contextos de vida.

Apostamos em outros dispositivos. Destacamos, como citado por Pimentel e Moura (2016), a ambiência/convivência nos CAPSij. As autoras apresentam a potência desse dispositivo de cuidado como um recurso de absorção imediata, no qual a equipe, em formato de escalas de plantão, está inteiramente disponível para acolher crianças, adolescentes e suas famílias no momento da crise. Deve ser pensado de forma singular, a partir de situações nas quais a convivência em outros espaços sociais esteja dificultada, em especial em situações de crise.

Esse dispositivo pode ser compreendido também como o procedimento do acolhimento diurno. De acordo com o Registro das Ações Ambulatoriais de Saúde[¶], o acolhimento diurno é definido como um recurso que possibilita o manejo de situações de crise e o afastamento do usuário das situações conflituosas, caracterizadas por rupturas de vínculos ou impossibilidades de convivência. Deve ser compreendido como recurso do Projeto Terapêutico Singular,

---

¶ O Registro das Ações Ambulatoriais de Saúde (RAAS) é um sistema de registro da produção utilizado pelos CAPS de todo o país. Instituído pela Portaria n. 276/2012, tem o objetivo de incluir as necessidades relacionadas ao monitoramento das ações dos serviços de saúde conformados em Redes de Atenção à Saúde (BRASIL, 2012a).

objetivando o resgate das relações interpessoais e o convívio familiar e/ou comunitário (BRASIL, 2012a).

De forma complementar a esse procedimento, essa mesma portaria citada elenca o procedimento do acolhimento noturno, que se refere à ação de hospitalidade noturna realizada nos CAPS III**, caracterizados por seu funcionamento 24 horas. Esse procedimento, que não deve exceder 14 dias, tem os mesmos objetivos do procedimento de acolhimento diurno, mas amplia seu escopo de ação à noite e aos finais de semana e feriados (BRASIL, 2012a). Pressupõe os princípios da continuidade do cuidado, da preservação das relações e do vínculo com o território, adequando a oferta de ações às necessidades dos usuários, porém mantendo sua autonomia e liberdade. O serviço assume, assim, uma referência simbólica de lugar de relações, diferente de uma internação, marcada por segregação e ruptura (DELL'ACQUA, MEZZINA, 1991).

Compreendendo-se que a crise se dá no coletivo, esse dispositivo de cuidado permite que o usuário possa atravessá-la conservando sua continuidade existencial e histórica. Destacamos a importância do dispositivo na atenção à crise também de crianças e adolescentes, sendo imprescindível a existência de serviços com funcionamento 24 horas, como os CAPSij III (MOURA, 2018). Porém, esse equipamento não encontra respaldo legal para a sua existência como política pública, não havendo uma Portaria Federal que defina e regulamente tal serviço. Iniciativas como a do município de São Paulo vêm sustentando e reconhecendo a necessidade desses serviços na composição de estratégias de cuidado a crianças e adolescentes. Por meio da Portaria Municipal n. 342/2019-SMS.G reitera-se a sua importância, definindo e regulamentando o serviço.

Ressaltamos aqui mais um importante equipamento que compõe a RAPS, no componente de atenção residencial de caráter transitório, a Unidade de Acolhimento infantojuvenil (UAi). Destina-se ao cuidado de crianças e adolescentes, em especial, com necessidades decorrentes do uso de crack, álcool e outras drogas, em situação de vulnerabilidade social e/ou familiar e que demandam acompanhamento terapêutico e protetivo. Tem como objetivo ofertar acolhimento voluntário e cuidados contínuos, articulando, de forma intersetorial, a garantia dos direitos de moradia, educação, convivência familiar e social, estando referenciadas a um CAPSij (BRASIL, 2012b). A implantação desse equipamento no Brasil ainda é bastante incipiente, porém se destaca en-

---

** O CAPS III atende prioritariamente pessoas em intenso sofrimento psíquico e proporcionam atenção contínua, com funcionamento 24 horas, ofertando retaguarda clínica e acolhimento noturno a outros serviços de saúde mental do território (BRASIL, 2011).

quanto um outro recurso inovador na atenção dessa população, provocando mudanças significativas nos modos de conceber o cuidado e rompendo com lógicas tutelares e punitivas. A partir do acolhimento e da compreensão da singularidade, imprime uma ética do cuidado pautada em relações horizontais e que consideram a alteridade. Questiona práticas estigmatizantes, trazendo aos trabalhadores discussões importantes sobre os limites entre liberdade e tutela, "levando a um pensar crítico acerca da compulsoriedade do tratamento e a reflexão em torno da autonomia, liberdade e corresponsabilidade" (EXNER, SURJUS, PIMENTEL ARGENTO, 2020, p. 64).

Consideramos necessária a afirmação de estratégias de intervenção que não se limitem a um cuidado pontual à crise, mas daquelas que invistam em ações contextualizadas, processuais e singulares. A UAi sustenta esses princípios, sendo considerada outro importante dispositivo de atenção à crise na perspectiva psicossocial.

E a contenção física é um recurso no momento de crise? Essa é uma pergunta que muitos profissionais e equipes certamente já se fizeram. A partir do discutido até aqui, esse recurso não deve ser empregado *a priori*, e sempre deve ser pautado a partir das premissas da atenção psicossocial.

E a internação? Primeiramente é importante destacar que a principal missão de um CAPSij é evitar a institucionalização de crianças e adolescentes em sofrimento psíquico em todas as suas formas. Em caso de necessidade de atenção 24 horas de uma equipe, na ausência dos CAPSij III e no esgotamento de todas as ações de cuidado já citadas, a internação em leitos de atenção integral em saúde mental em hospitais gerais (BRASIL, 2012c), como último recurso, pode se mostrar uma opção, desde que não utilizem apenas a medicação e a contenção como únicos recursos, o que se mostra uma prática manicomial. O cuidado ofertado deve ser realizado por uma equipe multiprofissional, visando um cuidado integral e ampliado, com curtos períodos de duração, na aposta de estratégias para manutenção de vínculos, por meio de visitas frequentes e horários flexíveis, articulação efetiva com serviços do território para a construção da alta e busca pela continuidade do cuidado em serviço comunitário, garantindo a preservação dos direitos de crianças e adolescentes, pautados nos princípios do ECA (1990). A internação em hospitais psiquiátricos ou comunidades terapêuticas não deve ser indicada ou considerada como uma opção, já que são instituições que reproduzem os modos asilares, de segregação e privação de liberdade, violando seus direitos substanciais.

Apresentamos diversos dispositivos e procedimentos que podem ser acionados e indicados no manejo à crise de crianças e adolescentes. Porém, Dell'acqua e Mezzina (1991) nos advertem para uma questão extremamente relevante, na qual afirmam que mais importante do que a escolha do recurso ou estratégia é a construção de sua função terapêutica, que se constitui na relação que a precede, acompanha e sucede. Isso significa que os procedimentos e dispositivos em si não têm função terapêutica, *a priori*. Não basta, por exemplo, inserir o usuário em acolhimento diurno. É preciso que se produza, a partir do encontro com o usuário e sua rede, abertura para novas possibilidades de relações e inscrições no social. Isso não se dá apenas no momento da crise, mas deve estar conectado ao PTS desse sujeito, a algo que está além desse momento, conectado à produção de subjetividades, autonomia e emancipação.

Não há respostas prontas para atenção à crise, mas há potencialidades nos CAPSij, em sua articulação e ativação da rede, que favorecem a construção de saídas inventivas e inéditas para cada sujeito, família e contexto. É na prática cotidiana da presença, antes, durante e pós-crise, a partir do entrelaçamento das necessidades dos usuários e de suas famílias com as oportunidades e recursos do território, que se pode vislumbrar a produção de caminhos que favoreçam o protagonismo de crianças e adolescentes, a cidadania e a conquista de seu lugar enquanto sujeito de direitos.

A partir dessas premissas, já se aponta para a necessidade de avanço nos investimentos, nos diversos pontos da rede, que viabilizem e ampliem o cuidado psicossocial nas situações de crise, assegurando o acolhimento e o cuidado humanizado, assim como a ampliação da implantação de equipamentos como os CAPSij III e UAi. Esses serviços oferecem cuidado 24 horas à população infantojuvenil, com a possibilidade de terem plantões (noturnos e finais de semana), contando com profissionais da equipe multiprofissional. Isso além da qualificação e capacitação permanente das equipes e ações que favoreçam o protagonismo de crianças, adolescentes e suas famílias. É necessária a proposição de novos arranjos organizacionais, mais flexíveis e menos burocráticos, que permitam mais autonomia às equipes e possibilitem o encontro e a construção de parcerias entre diversos pontos da rede intra e intersetorial, na busca da corresponsabilização do cuidado. E, ainda, arranjos que permitam a ocupação dos territórios existenciais desses sujeitos (casas, escolas, ruas, praças), propiciando a realização de intervenções menos engessadas e mais singulares, promotoras de novos caminhos. Somado a tudo o que foi exposto até aqui, acreditamos que essas seriam estratégias potentes para o cuidado à crise, além da necessária efetivação de políticas públicas e avanços nesse campo.

CONSIDERAÇÕES FINAIS

Este capítulo objetivou discutir a atenção à crise de crianças e adolescentes na perspectiva psicossocial, compreendendo-a como um fenômeno singular e coletivo que insere todos os atores em seu processo: o usuário, a família, as equipes, a comunidade, as instituições e o Estado. Nessa perspectiva, todos são corresponsáveis, tanto na produção quanto na sustentação das crises, e para dar suporte a esse acontecimento, evidenciamos estratégias de cuidado que possibilitem a reflexão e o desmonte de possíveis práticas manicomiais, de violência, de segregação, de abandono e estigmatização, que ainda podem estar presentes nos serviços substitutivos, questionando a simplificação do sofrimento como um sintoma e as ações médico centradas e individualizantes como respostas únicas às situações de crise.

Propomos uma compreensão psicossocial para a crise e, na mesma medida, estratégias coerentes com os princípios da atenção psicossocial de crianças e adolescentes. Porém, não pretendemos, com este capítulo, dizer como esse cuidado deve ser feito, mas sim apresentar um caminho reflexivo, que possa subsidiar as equipes de CAPSij e outros equipamentos de atenção à crise na construção de respostas singulares, criativas e inventivas, produzidas com os atores que delas fazem parte: a criança ou adolescente, sua família, sua comunidade, suas relações e os contextos de vida em que estão inseridas, somados à toda a rede ampliada intra e intersetoriais.

Construir a atenção à crise no território psicossocial dos sujeitos é um caminho que se faz ao caminhar, por isso desejamos que as discussões apresentadas aqui não cessem e possam chegar às equipes e inspirá-las a escrever novas histórias, novas estratégias, novas potências que possibilitem sustentar esse momento de sofrimento, com o fortalecimento de uma rede de suporte e proteção, que torne essa experiência mais possível de ser vivenciada, preservando os direitos de crianças e adolescentes.

REFERÊNCIAS

1. BOCCARDO, A. C. S.; ZANE, F. C.; RODRIGUES, S.; MÂNGIA, E. F. O projeto terapêutico singular como estratégia de organização do cuidado nos serviços de saúde mental. **Rev. Ter. Ocup. Univ. São Paulo**, v. 22, n. 1, p. 85-92, jan./abr. 2011
2. BRASIL, Ministério da Saúde e Conselho Nacional do Ministério Público. **Atenção Psicossocial a crianças e adolescentes no SUS tecendo redes para garantir direitos**. Brasília: 2014.
3. BRASIL. **Portaria n. 3088**. Institui a Rede de Atenção Psicossocial para pessoas com sofrimento ou transtorno mental e com necessidades decorrentes do uso de crack, álcool e outras drogas, no âmbito do Sistema Único de Saúde (SUS). Brasília, 2011.
4. BRASIL. **Portaria n. 854**. Institui o sistema de Registro das Ações Ambulatoriais de Saúde (RAAS). Brasília, 2012a.
5. BRASIL. **Portaria n. 121.** Institui a Unidade de Acolhimento para pessoas com necessidades decorrentes do uso de Crack, Álcool e Outras Drogas (Unidade de Acolhimento), no componente de atenção residencial de caráter transitório da Rede de Atenção Psicossocial. Brasília, 2012b.
6. BRASIL. **Portaria n. 148**. Define as normas de funcionamento e habilitação do Serviço Hospitalar de Referência para atenção a pessoas com sofrimento ou transtorno mental e com necessidades de

saúde decorrentes do uso de álcool, crack e outras drogas, do Componente Hospitalar da Rede de Atenção Psicossocial, e institui incentivos financeiros de investimento e de custeio. Brasília, 2012c.

7. BRASIL. **Portaria/GM n. 336**. Regulamenta as modalidades de Centro de Atenção Psicossocial (CAPS) e estabelece normas de funcionamento e composição de equipe. Brasília, 2002
8. BRASIL. Secretaria de Atenção à Saúde. Núcleo Técnico da Política Nacional de Humanização. **Acolhimento nas práticas de produção de saúde** / Ministério da Saúde, Secretaria de Atenção à Saúde, Núcleo Técnico da Política Nacional de Humanização. – 2. ed. – Brasília: Ministério da Saúde, 2006.
9. BRASIL. **Caminhos para uma política de saúde mental infantojuvenil**. Brasília, 2005.
10. BRASIL. Lei n. 8.069, de 13 de julho de 1990. Dispõe sobre o Estatuto da Criança e do Adolescente e dá outras providências. **Diário Oficial [da] República Federativa do Brasil**, Brasília, DF, 16 jul. 1990. Disponível em: <http://www.planalto.gov.br/ccivil_03/LEIS/L8069.htm#art266>. Acesso em: 30 julho. 2020.
11. BRASIL. **Constituição** (1988). Constituição da República Federativa do Brasil. Brasília, DF: Senado Federal: Centro Gráfico, 1988.
12. CAMPOS, G. W. S. O paradoxo entre a atribuição institucional de responsabilidade e a autonomia profissional. **Revista Eletrônica Mensal da SMSA-PBH**. Saúde Digital. Edição nº 22, out 2003.
13. CAMPOS, G. W. S. Saúde pública e saúde coletiva: campo e núcleo de saberes e práticas. **Ciênc. saúde coletiva**, Rio de Janeiro, v. 5, n. 2, p. 219-230, 2000. Disponível em: <http://www.scielo.br/scielo.php?script=sci_arttext&pid=S1413-81232000000200002&lng=en&nrm=iso>. Acesso em 24 Jul.2020. https://doi.org/10.1590/S1413-81232000000200002.
14. COSTA, M. S. Construções em torno da crise. Saberes e práticas na atenção em saúde mental e produção de subjetividades. **Arquivos Brasileiros de Psicologia,** Rio de Janeiro, v. 59, n. 1, p. 94-108, 2007.
15. COUTO, M. C. V. Novos desafios à reforma psiquiátrica brasileira: necessidade da construção de uma política pública de saúde mental para crianças e adolescentes. In: BRASIL. Ministério da Saúde. Conselho Nacional de Saúde. **Caderno de Textos III Conferência Nacional de Saúde Mental**: cuidar sim, excluir não. Brasília, 2001. p. 121-130.
16. COUTO, M. C. V.; DUARTE, C. S.; DELGADO, P. G. G. A saúde mental infantil na Saúde Pública brasileira: situação atual e desafios. **Rev. Bras. Psiquiatr**. [online]. 2008, vol.30, n.4, pp.384-389. ISSN 1809-452X. https://doi.org/10.1590/S1516-44462008000400015
17. COUTO, M. C. V.; DELGADO, P. G. G. **Presença Viva da saúde mental no território**: construção a rede pública ampliada de atenção para crianças e adolescentes. In: Lauridsen-Ribeiro, E.; Lykoropoulos, C.B. (orgs.). O CAPSi e o desafio da gestão em rede. Hucitec Editora: São Paulo, 2016.
18. COUTO, M. C. V.; DELGADO, P. G. G. Crianças e adolescentes na agenda política da saúde mental brasileira: inclusão tardia, desafios atuais. **Psicol. Clin.,** Rio de Janeiro, v. 27, n. 1, p. 17-40, July 2015. Disponível em: <http://www.scielo.br/scielo.php?script=sci_arttext&pid=S0103-56652015000100017&lng=en&nrm=iso>. Acesso em: 30 Jul.2020. https://doi.org/10.1590/0103-56652015000100002.
19. DELL'ACQUA, G.; MEZZINA, R. Resposta à crise. In: DELGADO, J. **A loucura na sala de jantar**. São Paulo: Editora Resenha, 1991.
20. EXNER, C.; SURJUS, L. T. L. S.; PIMENTEL ARGENTO, F. A. Saúde Mental infantojuvenil: estratégias de cuidado em unidade de acolhimento**. Cadernos Brasileiros de Saúde Mental,** ISSN 1984-2147, Florianópolis, v.12, n.31, p.60-86, 2020.
21. FERNANDES, A. D. S. A.; MATSUKURA, T. S.; LUSSI, I. A. O.; FERIGATO, S. H.; MORATO, G. G. Reflexões sobre a atenção psicossocial no campo da saúde mental infantojuvenil. **Cadernos Brasileiros de Terapia Ocupacional.** 28(2), 725-740, 2020. https://doi.org/10.4322/2526-8910.ctoARF1870
22. FERIGATO, S.; CAMPOS, R. T. O.; BALLARIN, M. L. G. S. O atendimento à crise em saúde mental: ampliando conceitos. **Revista de Psicologia da UNESP**, 6(1), 2007. 31.
23. FIALHO, M. B. **Contextos históricos e concepções teóricas da crise e urgência em saúde mental.** In: ZEFERINO, M. T.; RODRIGUES, J.; ASSIS, J. T. (org.) Crise e Urgência em Saúde Mental:

fundamentos da atenção à crise e urgência em saúde mental. Florianópolis: Universidade Federal de Santa Catarina, 2014.

24. FREITAS, F, AMARANTE. **Medicalização em Psiquiatria**. Rio de Janeiro: Fiocruz; 2015. 148 p.
25. FOUCAULT, M. **Microfísica do poder**. Organização e tradução de Roberto Machado. Rio de Janeiro: Edições Graal, 1979.
26. GOLDBERG, J. **Clínica da psicose:** um projeto na rede pública. Rio de Janeiro, Te-Corá/Instituto Franco Basaglia, 1994.
27. JANSSENS A.; HAYEN, S.; WALRAVEN, V.; LEYS, M.; DEBOUTTE, D.; HAVENSS, V. Emergency psychiatric care for children and adolescents: **a literature review**. Pediatric Emergency Care. v. 29, n. 9, p. 1041–1050, 2013.
28. JERUSALINSKY, J.; MORENO, M. I.; PIMENTEL, F. A. A era da palmatória química e da camisa de força tarja preta: medicalização versus reconhecimento do sofrimento psíquico da criança na polis. In: **Mal-estar na infância e medicalização do sofrimento**: quando a brincadeira fica sem graça. Inês Catão (Org.). Ágalma, Salvador, 2020.
29. KINKER, F.S. Um olhar crítico sobre os projetos terapêuticos singulares**. Cadernos de Terapia Ocupacional da UFSCar**. São Carlos, São Paulo: vl. 24, n. 2, pp.413-420, abr.-jun. 2016.
30. KNOBLOCH, F. **O tempo do traumático**. São Paulo: Educ. 1998.
31. LANCMAN, S.; SNELWAR, L.I. (Org.). **Christophe Dejours:** da psicopatologia à psicodinâmica do trabalho. Rio de Janeiro: Fiocruz, 2008. p. 360.
32. LAURIDSEN-RIBEIRO, E.; TANAKA, O.Y. **Organização de serviços no Sistema Único de Saúde para o cuidado de crianças e adolescentes com problemas de saúde mental**. In: Atenção em saúde mental para crianças e adolescentes no SUS. Lauridsen-Ribeiro, E.; Tanaka, O.Y (org.). Hucitec: São Paulo, 2010.
33. MERHY, E. E. **Os CAPS e seus trabalhadores**: no olho do furacão antimanicomial. Alegria e Alívio como dispositivos analisadores. In: MERHY, E; AMARAL, H (Org.). A Reforma Psiquiátrica no Cotidiano II. São Paulo: Aderaldo & Rothschild, 2007. p. 55-66.
34. MILHOMEM, M. A. G. C.; OLIVEIRA, A. G. B. O trabalho em equipe nos Centros de Atenção Psicossocial. **Cogitare Enfermagem, Curitiba**, v. 12, n.1, p. 101-8, 2007.
35. MOEBUS, R. **Crise – Um conceito constitutivo para a saúde mental.** In: GOMES, M. P. C.; MERHY, E. E. (org.). Pesquisadores In-Mundo Um estudo da produção do acesso e barreira em saúde mental. 1ª Ed., Porto Alegre: Editora Rede UNIDA, 2014.
36. MORORÓ, M. E. M. L. **Cartografias, desafios e potencialidades na construção de projeto terapêutico em Centro de Atenção Psicossocial.** Dissertação. Escola de Enfermagem da Universidade de São Paulo. São Paulo, 2010.
37. MOURA, B. R. **A atenção à crise nos Centros de Atenção Psicossocial Infantojuvenis.** Dissertação. Universidade Federal de São Carlos. 2018.
38. NICÁCIO, F.; CAMPOS, G. W. S. A complexidade da atenção às situações de crise - contribuições da desinstitucionalização para a invenção de práticas inovadoras em saúde mental. **Rev. Ter. Ocup. Univ. São Paulo,** v.15, n.2. p. 71-81, maio/ago., 2004.
39. PEREIRA, M. O.; SÁ, M. C.; MIRANDA, L. Uma onda que vem e dá um caixote: representações e destinos da crise em adolescentes usuários de um CAPSi. **Ciência & Saúde Coletiva,** Rio de Janeiro, v. 22, n. 11, p. 3733-3742, 2017.
40. PEREIRA, M. O.. Adolescência, crise e atenção psicossocial: perspectivas a partir da obra de René Kaës. **Saúde em Debate,** Rio de Janeiro, v. 37, n. 99, p. 664-671, 2013.
41. PIMENTEL, F. A.; MOURA, B. R. **Do caos a corresponsabilização**: o espaço de ambiência no CAPSi. In: LAURIDSEN-RIBEIRO, E.; LYKOUROPOULOS, C. B. O CAPSi e o desafio da gestão em Rede. São Paulo: Hucitec, 2016, p. 116-129.

42. RAMMINGER, T. **Cada CAPS** é um **CAPS**: a importância dos saberes investidos na atividade para o desenvolvimento do trabalho em saúde mental. 2009. 226 f. Tese (Saúde Pública) - Escola Nacional de Saúde Pública Sergio Arouca, Rio de Janeiro, 2009.
43. REIS, A.O.A.; DELFINI, P.S.S.; DOMBI-BARBOSA, C.; OLIVEIRA, M.F.A.P.B. **Crianças e Adolescentes em sofrimento psíquico atendidos nos centros de atenção psicossocial infanto-juvenis**. In: Atenção em saúde mental para crianças e adolescentes no SUS. Lauridsen-Ribeiro, E. e Tanaka, O.Y (org.). Hucitec: São Paulo, 2010.
44. SÃO PAULO, Secretaria Municipal de Saúde. Coordenadoria Regional de Saúde Leste/SMS. **Plano de metas/RT/2016.** Diário Oficial da cidade de São Paulo, 26 de outubro, 2016, p. 43.
45. SÃO PAULO, Secretaria Municipal de Saúde. **Portaria n. 342.** Define e regulamenta o serviço Caps infantojuvenil III, com funcionamento 24h, no município de São Paulo. Diário Oficial da cidade de São Paulo, 27 de set, 2019, p. 31.
46. SARACENO, B. **Reabilitação psicossocial:** uma estratégia para a passagem do milênio. In: PITTA, A. (Org.). Reabilitação Psicossocial no Brasil. São Paulo: Editora Hucitec, 1996.
47. SARACENO, B. **Libertando identidades**: da reabilitação psicossocial à cidadania possível. 2ª. ed. Rio de Janeiro: Editora Te Cora, 2001.
48. TELLES, H. P. R. S. **A criança nos discursos da saúde mental:** um percurso histórico a partir de recomendações para políticas públicas. In: LAURIDSEN-RIBEIRO, E.; TANAKA, O.Y. (Orgs.). Atenção em saúde mental para crianças e adolescentes no SUS. São Paulo: Hucitec, 2010, p. 131-143.
49. TYKANORI, R. Universidade Federal de Santa Catarina. Centro de Ciências da Saúde. Curso de Atualização em Álcool e Outras Drogas, da Coerção à Coesão. Recursos e estratégias do cuidado. **Modulo 6 - Unidade 1 – Projeto Terapêutico Singular.** Universidade Federal de Santa Catarina; Fátima Büchele; Magd Diniz Bezerra Dimenstein [orgs.]. Florianópolis: Departamento de Saúde Pública/UFSC, 2014.
50. VICENTIN, M. C. **Criançar o descriançável**. In: SÃO PAULO, Secretaria Municipal de Educação. Coordenadoria Pedagógica. Núcleo de Apoio e Acompanhamento para Aprendizagem. Cadernos de Debates do NAAPA: Questões do cotidiano escolar. São Paulo: SME / COPED, 2016.
51. YASUI, S. A atenção psicossocial e os desafios do contemporâneo: um outro mundo é possível. **Cad. Bras. Saúde Mental**, Vol 1, no 1, jan-abr. 2009 (CD-ROM).

PARTE II

O dispositivo CAPSij: produção do cuidado nos serviços estratégicos

9

Reflexões sobre a gestão de Centros de Atenção Psicossocial Infantojuvenis

Beatriz Rocha Moura
Cristiana Beatrice Lykouropoulos

PALAVRAS-CHAVE

- CAPSij; gestão; saúde mental; infância; adolescência.

INTRODUÇÃO

O presente texto parte da experiência de gestão de Centros de Atenção Psicossocial Infantojuvenis (CAPSij)* em uma reflexão da prática em serviço, atravessada pelo desafio de sustentar a lógica antimanicomial sob os princípios da não exclusão, do cuidado em liberdade e da atenção integral no território. Trata-se de um diálogo sobre os percursos e o aprendizado acumulado na gestão administrativa e técnica de equipes, da gestão do cuidado e de redes, apresentando as potencialidades e os desafios para o gestor no processo de construção coletiva de um serviço para crianças e adolescentes em sofrimento psíquico intenso.

É importante ressaltar que a Política Nacional de Saúde Mental Infantojuvenil é marcada por uma inserção tardia na agenda da saúde pública brasileira e no processo conhecido como Reforma Psiquiátrica. Apenas em 2002 tivemos a criação do primeiro equipamento público voltado a crianças e adolescentes

* As autoras estiveram envolvidas com a gestão pública técnica e administrativa de CAPS Infantojuvenil. A primeira sob contrato de gestão com organização Social de Saúde (OSS) por 7 anos e a segunda, sob gestão direta na Secretaria Municipal de Saúde de São Paulo por 16 anos.

em sofrimento psíquico no Brasil, os CAPSij (BRASIL, 2002; COUTO; DELGADO, 2015).

De maneira singular, crianças e adolescentes estão em desenvolvimento e precisam contar com cuidado imediato, intensificado, interdisciplinar e em rede sempre que se apresentarem situações de vulnerabilidade e risco para adoecimentos psíquicos de maior complexidade. Não oferecer esse cuidado garantindo a liberdade de experiências e circulação social próprias desse ciclo de vida pode resultar no risco maior de se constituírem como sujeitos institucionalizados, privados de direitos e do exercício da cidadania (LYKOUROPOULOS; PÉCHY, 2016).

O gestor local[†] de um CAPSij é convocado e implicado em um compromisso de gestão que precisa ser articulado entre o alinhamento com as diretrizes da Política Nacional de Saúde Mental, os recursos objetivos para o trabalho, os manejos com as equipes e as características das redes e territórios, a fim de alcançar os objetivos junto à população atendida.

Entende-se aqui que os objetivos a serem alcançados envolvem esse cuidado clínico assistencial direto, mas também a provocação de mudanças no imaginário social que incluem julgamento moral e educacional sobre o que é ou não adequado, correto e desejável para a compreensão das demandas do universo infantojuvenil, seus afetos, comportamentos e experimentações de vida em tempos sociais tão adversos. No trabalho com a saúde mental de crianças e adolescentes há uma responsabilidade maior em não construir processos de cuidado que alimentem lógicas institucionalizantes, patologizantes e/ou criminalizantes, impondo estigmas que podem marcar toda uma vida.

Tarefa implícita sob a responsabilidade da gestão é operacionalizar as diretrizes políticas no processo de trabalho, agenciando as realidades em serviço, como o quantitativo de profissionais, suas formações e concepções técnico-científicas; características populacionais e geográficas dos territórios; demandas epidemiológicas e dinâmicas socioculturais da realidade local e os recursos objetivos, incluindo espaço físico, materiais disponíveis e capacidade de suporte da rede.

Além disso, conforme aponta Saraceno (2001), é necessário a um serviço de saúde mental alta integração interna e externa, alto consumo afetivo, intelectual e organizativo, permeabilidade de saberes e recursos, flexibilidade e adap-

---

† Em algumas instituições o cargo é nomeado como gerente, coordenador ou supervisor, porém neste texto optamos pelo termo gestor local, utilizando como referência os documentos norteadores do Ministério da Saúde.

tabilidade à singularidade e à complexidade do sofrimento e disponibilidade às necessidades dos usuários.

Há alguns nós críticos emblemáticos na gestão administrativa e técnica que pretendemos discutir aqui, à luz de uma reflexão atravessada por experiências de um fazer compartilhado, clínico e ampliado, buscando a garantia de direitos e o redirecionamento das rotas de vida de crianças, adolescentes e suas famílias. Apresentaremos uma discussão breve sobre o perfil e o papel do gestor, passando pela gestão de pessoas e por questões sobre a gestão do cuidado e da rede nos processos de trabalho. Não se trata de trazer verdades absolutas, e sim de apresentar uma reflexão que possa subsidiar o caminho de outros gestores e suas equipes na desafiante tarefa de construir um serviço dessa complexidade coletivamente.

PERFIL, PAPEL E FUNÇÃO GESTORA

Compreende-se que a gestão envolve uma coordenação técnica e administrativa e que a função principal do gestor é realizar os alinhavos para que os processos de trabalhos possam ser tecidos coletivamente. Para isso, é necessário presença e constância, além de uma postura flexível, colaborativa, disponível ao diálogo, atenta à dinâmica da equipe, articulada com a rede e o território e alinhada às políticas públicas de saúde mental infantojuvenil.

Entretanto, o desejo e o compromisso no papel de gestor não garantem por si só o desempenho da tarefa de construir coletivos potentes para o cuidado. A função gestora requer a capacidade de lidar com a complexidade dos sujeitos e as variáveis impressas nas relações. Ou seja, lidar com diferenças e conflitos, afetos e poderes, e isso necessariamente envolve um perfil de liderança e formações complementares além da formação técnica na área de atuação.

A gestão local de serviços impõe a responsabilidade de tomada de decisões e execução de tarefas em consonância com os objetivos do trabalho, e não só com o cumprimento das regras institucionais. O papel do gestor envolve as relações com as instâncias hierárquicas de gestão e também o aprendizado nas relações com a equipe. Por isso mesmo, um dos maiores desafios é desenvolver a função gestora de forma articulada e compartilhada, na qual decisões são tomadas em conjunto, sem, no entanto, sobrecarregar a equipe com tarefas que são de responsabilidade do gestor, mas para as quais a equipe pode contribuir diretamente.

Pouco se discute sobre o perfil desejável para um gestor de serviços de ordem tão complexa. De acordo com Robbins (2002), destacamos algumas habilidades primordiais que precisam ser contempladas como competências da gestão:

- Habilidades técnicas, que englobam a capacidade de aplicação de conhecimentos específicos.
- Habilidades humanas, relacionadas à capacidade de trabalhar com outras pessoas, compreendendo-as individualmente e como grupo.
- Habilidades conceituais, que constituem a capacidade mental para analisar e diagnosticar situações complexas.

Segundo Stephen (2004), podemos apontar aqui quatro esferas que qualificariam o papel de gestor. A primeira se refere ao saber ou conhecimento necessário desenvolvido pela capacidade de aprendizado contínuo, ampliando e compartilhando esse aprendizado com os demais. Desse modo, é importante que o gestor de CAPSij tenha conhecimentos sobre o processo natural do desenvolvimento infantojuvenil, ampliando a compreensão sobre a produção do sofrimento psíquico nessa faixa etária, além do conhecimento das diretrizes e políticas públicas de direitos e de assistência, entre os conhecimentos técnicos essenciais.

A segunda envolve o saber fazer enquanto habilidade de aplicar esse conhecimento em uma visão sistêmica[‡], promovendo e compartilhando reflexões acerca do que se apresenta como "desviante ou patológico" do que seria natural e esperado em dadas condições psicossociais. Isso está diretamente relacionado à lógica sob a qual se produzem as práticas de cuidado psicossociais ou manicomiais.

A terceira esfera engloba o saber analisar, permitindo a avaliação crítica dos dados e resultados do trabalho, ponderando de forma equilibrada para a definição de prioridades. Assim, as ações serão mais resolutivas no enfrentamento das condições de vulnerabilidade e risco dos quadros de adoecimento que se apresentam, considerando situações mais críticas de sofrimento pela idade, pela gravidade ou pela estrutura de suporte com que se pode contar, alocando melhor os recursos de cuidado ofertados pela equipe.

Por fim, o saber fazer acontecer enquanto atitude necessária como agente da mudança, inovando estratégias, criando caminhos possíveis e assumindo com a equipe os embates necessários para que se cumpram os objetivos previstos nas políticas públicas de cuidado integral na infância e adolescência, e não apenas as regras dos projetos político-institucionais.

‡ O termo aqui utilizado se refere a uma concepção que inclui as relações, os contextos e os processos na compreensão de um fenômeno, evitando que se tenha um olhar individualizado para os problemas. Ou seja, uma concepção essencial para o gestor ao pensar em um serviço dessa complexidade.

Podemos citar, como exemplo, os modos como os coletivos construídos sustentam a lógica da despatologização, criando dispositivos de avaliação interdisciplinar situacional para ir além da resposta imediata à demanda de avaliação diagnóstica psiquiátrica e ambulatorial.

A clínica em saúde mental agrega relações humanas e suas tecnologias leves de cuidado como o acolhimento, a escuta, a afetividade e a negociação, sendo muitas vezes mais úteis do que as técnicas específicas operadas por cada categoria profissional. É uma clínica que tira os profissionais do lugar conhecido e lança-os a um encontro com o inesperado, no qual se produz cuidado junto e em ato.

É preciso que o gestor desenvolva um papel interpessoal de liderança para dar sustentação diante de situações limite, sendo não só o disseminador de informações essenciais e elo com as gestões macro, mas tendo um papel decisório na administração de problemas e conflitos.

Posto isso, vamos refletir um pouco mais sobre a gestão em diferentes perspectivas.

O DESAFIO DA GESTÃO DE PESSOAS

A gestão de pessoas é uma função gerencial que busca a colaboração de todos os envolvidos no cumprimento da missão institucional, contemplando aspectos administrativos funcionais, e que tem uma dimensão diretamente envolvida com os resultados do trabalho (CHIAVENATO, 2004).

Estamos ainda em tempos de consolidação da Reforma Psiquiátrica e se, por um lado, temos de garantir uma assistência humanizada e com liberdade para nossos pequenos usuários, por outro, precisamos garantir o devido acolhimento das variáveis de formação, perfis e potências dos profissionais da equipe na composição do trabalho. Quando o gestor não tem governabilidade sobre a formação de sua equipe, a rotatividade de profissionais e as condições de trabalho, incluindo carga horária e salário, a tarefa da gestão de pessoas se torna ainda mais desafiadora. Sem contar com o cenário de desvalorização crescente pelo qual passam os profissionais do sistema público de saúde.

O gestor não pode deixar de considerar a realidade de precarização do sistema de saúde e das condições objetivas do trabalho que causam sofrimento aos trabalhadores, mas também não pode ficar imobilizado diante das situações que fazem parte do momento singular de cada trabalhador. Por isso, é preciso refletir profundamente sobre a gestão de pessoas, buscando ferramentas teórico-práticas que auxiliem no processo de desenvolvimento das equipes.

Na perspectiva de um líder, o gestor é aquele que agrega à equipe com firmeza na condução das propostas, de modo respeitoso e não autoritário, mas considerando os próprios limites no exercício da função. Ou seja, é importante acolher as demandas da equipe e arrefecer descontentamentos oriundos de condições adversas, porém sem perder o foco e reconhecendo que há coisas que não estão na sua governabilidade.

Fato é que o clima que se estabelece nas equipes tem influência direta sobre o resultado do trabalho, sejam quais forem as variáveis que se apresentem como entraves ou potencialidades no contexto dos serviços. Segundo Chiavenato (2004), alguns aspectos são preponderantes e conduzem o fazer entre os trabalhadores de modo mais produtivo. São eles a participação, a reflexividade e a inovação, além de um trabalho em equipe orientado por tarefas e com clareza de objetivos que resultam na sensação de pertencimento ao grupo, compreensão das finalidades do trabalho e da interdependência em equipe.

Uma gestão de pessoas participativa gera um clima democrático no trabalho, agrega, recompensa e monitora o capital humano, sendo uma das tarefas mais importantes da administração técnica dos serviços. Equipes organizadas podem ser autodirigidas e decisões administrativas que envolvem a todos como fluxos, tarefas, horários, férias etc. podem ser tomadas coletivamente, porque partilham de objetivos comuns.

No entanto, por exemplo, em uma equipe configurada por profissionais que pensam o cuidado na lógica médico-centrada será mais complexo o direcionamento de ações envolvendo processos interdisciplinares. O gestor terá de ser habilidoso para mediar essas diferenças subjetivas e agregar os profissionais em torno de uma clínica transversal e ampliada. As normativas e um processo de trabalho preestabelecido não darão conta desse desafio. Com base nas relações e no diálogo que se estabelece entre gestão e equipe se desenha um trabalho vivo em ato, no qual há liberdade para transcender um saber tecnológico prévio e estruturado para compor novas estratégias de intervenção (MERHY, 2002).

Partindo das concepções de Lewin (1973) sobre estilos de liderança – autocrática, democrática e *laissez-faire* –, no trabalho que realizamos apostamos em uma liderança democrática, na qual todos os membros da equipe participam com suas qualidades e competências para a tomada de decisão e composição dos processos de trabalho. Uma liderança democrática investe nas relações interpessoais, acredita que cada membro é agente de mudança e que o coletivo tem uma força imensa na construção do trabalho.

Porém, considerando a equipe como um grupo, compreender a lógica dos papéis definidos por Pichon-Rivière (1982) pode contribuir para o manejo gerencial dessas relações. Segundo o autor, o porta-voz assume o papel de ser depositário das angústias do grupo, expressando sentimentos e conflitos muitas vezes latentes no discurso. O bode expiatório é o depositário da dificuldade negada pelo grupo. Já o sabotador é aquele que desvia o foco da tarefa, não deixando que a transformação aconteça. Pichon-Rivière (1982) também aborda a função das lideranças no grupo. O líder de mudança é aquele que leva adiante as tarefas, enfrentando conflitos, arriscando-se no novo e buscando soluções. O líder de resistência freia os avanços e mudanças, trazendo uma excessiva crítica e provocando uma quebra nas idealizações do grupo. Por sua vez, os representantes do silêncio são os depositários das dificuldades de comunicação do grupo. Em algumas situações, podem ser criticados como omissos, por se permitirem ao ocultamento e representarem a parte que desejaria calar, mas não pode.

Todos os papéis são importantes e, por meio dos processos de pertença, interação, comunicação, cooperação, pertinência e aprendizagem, eles são flexibilizados nas equipes, produzindo um processo em espiral de amadurecimento, que possibilita que os implícitos possam ser explicitados e que os medos básicos que alicerçam as resistências do grupo possam ser trabalhados (PICHON-RIVIÈRE, 1982).

Bion (apud ZIMERMAN, 1986) também contribui para a compreensão de comportamentos nas equipes e as projeções que são realizadas sobre o líder (gestor), ao apresentar que nos processos grupais algo inconsciente, instintivo e primitivo emerge nos grupos, impelindo determinados comportamentos de sobrevivência como a dependência, luta-fuga e o acasalamento.

Na dependência, o grupo pede um líder carismático, que ofereça cuidado e proteção. Aqui os vínculos com o líder tendem a adquirir uma natureza parasitária e simbiótica. Na luta e fuga, o inconsciente grupal é dominado por ansiedades paranoides e o líder assume o lugar de um inimigo a ser combatido, um tirano imbatível. Já no acasalamento o grupo espera que uma pessoa, ideia ou acontecimento virá salvá-los e fazer desaparecer todas as dificuldades. O líder desse grupo terá características de salvador do mundo. É importante que o gestor esteja atento a esses processos inconscientes, a fim de não tomar para si as questões vivenciadas pelo grupo, compreendendo-as como parte de uma dinâmica que diz sobre o funcionamento e o momento daquela equipe.

O DESAFIO DA GESTÃO DO CUIDADO

Frente às atuais ameaças, como o congelamento dos gastos públicos pela PEC 241 (BRASIL, 2016) e a inserção dos hospitais psiquiátricos na Rede de Atenção Psicossocial (RAPS) pela Portaria n. 3.588 (BRASIL, 2017), compreendemos que há um potencial de resistência como ato político no nosso fazer coletivo e técnico. Por essa razão, construir um trabalho alinhado aos princípios antimanicomiais de liberdade, inclusão e cidadania é tão fundamental na gestão de CAPSij.

Entendemos ser fundamental que os CAPSij estejam inseridos nos territórios como espaços de cuidado imediato, intensivo e singular sob atenção interdisciplinar e com funcionamento em rede. O cuidado no CAPSij deve ser imediato, porque o sofrimento psíquico pede urgência, sendo necessário que haja disponibilidade para esse acolhimento, principalmente como uma atitude de escuta qualificada. É importante, ainda, que aconteça de modo singular, centrado nos sujeitos, em suas necessidades e contextos de vida.

O cuidado também deve ser intensivo, com oferta de dispositivos que garantam a intensidade das ações da equipe, sustentando as experiências de sofrimento e evitando as internações. As ações intensificadas podem acontecer no próprio serviço, ampliando a frequência interna, ou nos contextos de vida, casa, escola, comunidade e articulações com a rede de cuidados.

Outro conceito essencial para o trabalho em CAPSij é a interdisciplinaridade, que rompe com a fragmentação dos saberes e das especificidades, proporcionando a sustentação e elaboração de uma prática de cuidado articulada e integrada, fazendo face às reais necessidades dos sujeitos (MORORÓ, 2010).

A lógica dos "especialismos" enfraquece a lógica psicossocial, que considera o território, as relações familiares e comunitárias e todos os equipamentos da rede como recursos valiosos no processo reabilitativo de crianças e adolescentes. É essencial que o lugar de saber especializado que o serviço ocupa no imaginário social seja desconstruído, recolocando em seus lugares os atores que compõem esses cenários de cuidado. Entretanto, não se trata de negar os núcleos de saberes e práticas (CAMPOS, 2000) das diferentes categorias profissionais, que devem ser acionados em momentos oportunos para compor os projetos de cuidado. O desafio para o gestor está em contribuir para a sua significação no campo ampliado da saúde mental, respeitando seus princípios técnicos, éticos e políticos e despertando potências no encontro entre esses núcleos, que precisam refletir e atuar de modo transversal e horizontalizado, compondo o cuidado.

O trabalho do CAPSij é composto por um amplo espectro de ações institucionais e territoriais, porém daremos ênfase ao acolhimento, projeto terapêutico singular, ambiência e convivência como recursos estratégicos para o alinhamento do cuidado na gestão com a equipe. Por mais que esses processos se encontrem intrinsecamente imbricados e ocorram de forma dinâmica no serviço, vamos abordá-los separadamente para conduzir melhor nossa reflexão.

Acolhimento

De acordo com Silva Júnior e Mascarenhas (2004 apud LAURIDSEN-RIBEIRO; ARRIGONI; LEAL, 2016), o acolhimento pode ser pensado em três dimensões: como uma postura, pressupondo uma atitude humanizada da equipe em receber e escutar aquele que busca o serviço; uma técnica, que instrumentaliza ações organizadas para a avaliação do risco e da oferta de possibilidades de cuidado ao que foi demandado; além de ser uma forma de organizar o serviço, que coloca o acolhimento no centro do projeto institucional como um norteador para o trabalho em equipe, possibilitando mudanças no fazer em saúde.

Para que o acolhimento cumpra sua importante função no funcionamento de um CAPSij, cabe ao gestor a organização de um plantão de acolhimento. Este busca garantir um ou mais profissionais disponíveis para acolher aquele que chega, seja um usuário novo ou um que já se encontra em acompanhamento no serviço. Além disso, precisam ser discutidos e revistos continuamente os critérios de inclusão no CAPSij por meio de discussões em equipe e momentos de educação permanente para um alinhamento desta a partir de norteadores que instrumentalizem essa avaliação.

Na atenção psicossocial, esses critérios devem ir muito além dos sintomas e diagnósticos, sendo considerados a gravidade, a complexidade e/ou a intensidade do sofrimento psíquico apresentado, as esferas da vida comprometidas, o grau de prejuízo no desenvolvimento e a estrutura de suporte social e de proteção disponíveis (LYKOUROPOULOS E PÉCHY, 2016).

Projeto Terapêutico Singular

Compreende-se que, no processo de cuidado de crianças e adolescentes em sofrimento psíquico, é importante que as equipes façam um diagnóstico situacional, levantando as necessidades ocultas pela demanda, inserindo esse momento em uma história de vida e compreendendo o impacto dessa experiência nas dimensões da vida subjetiva, familiar e social. Esse olhar ampliado possibilita construir respostas complexas e evitar a simplificação do sofrimento.

Nessa perspectiva, o Projeto Terapêutico Singular (PTS) deve estar intrinsecamente relacionado com o território e com os cenários reais da vida. Por exemplo, se identificamos que o sofrimento está relacionado ao contexto escolar ou ao contexto familiar não faz sentido incluir a criança isoladamente em um grupo no CAPSij, sem implicar de alguma forma os atores envolvidos nesse processo.

O PTS é uma estratégia de cuidado muito potente, organizada por meio de ações articuladas resultantes de discussão coletiva de equipe interdisciplinar e definida a partir da singularidade do indivíduo, considerando suas necessidades e o contexto familiar e social em que está inserido, objetivando, além da melhoria de sintomas, a ampliação da rede social e o aumento de espaços de contratualidade (MORORÓ, 2010; OLIVEIRA 2007).

Para construir um trabalho que possibilite essa compreensão do cuidado é desejável que o gestor otimize as reuniões para a equipe refletir, discutir e tomar decisões coletivamente sobre as demandas dos usuários, dos familiares e dos territórios. É preciso também que sejam programados os espaços de interlocução na rede que garantam trocas e construções conjuntas, possibilitando um cuidado ampliado em saúde mental. É, sobretudo, necessário garantir a flexibilização das agendas profissionais para a realização de ações nos diferentes contextos de vida dos usuários e suas famílias.

O trabalho em um CAPSij é tecido coletivamente e todos os membros da equipe, usuários, familiares e comunidade têm suas potências nessa construção. Porém, compreendemos que o gestor tem um papel substancial, uma vez que o modo como é feita a gestão do serviço dá o tom de como esse processo se dará.

Ambiência e convivência

Para essa discussão, trazemos os conceitos ambiência e convivência de maneira complementar. Compreendemos a convivência como um espaço físico garantido no serviço e destinado aos encontros informais e trocas de experiências (BRASIL, 2013), e a ambiência como o cuidado com o ambiente terapêutico para que este seja um facilitador de relações acolhedoras e saudáveis (BRASIL, 2010b).

Pimentel e Moura (2016), com base em sua experiência de gestão, apontam a importância de construir com a equipe o dispositivo de cuidado ambiência/convivência a fim de que seja pensado singularmente, e não como um espaço onde cabe toda e qualquer demanda não programada do serviço. Assim, evitam-se ações sem propósito e pouco efetivas, que não favorecem as singularidades, os encontros, as relações de proximidade, a construção de vínculo e o acolhimento à crise.

Contudo, se o maior objetivo de um serviço CAPSij é a inclusão social, não há sentido em retirar as crianças de seus espaços de convivência para conviverem dentro do serviço. Por isso, entendemos que as valências terapêuticas desse espaço são potentes para o acolhimento à crise e para aqueles que estão restritos de conviver em outros espaços sociais, sendo nosso trabalho o resgate e a reconstrução dessas relações familiares e comunitárias.

Estar com o outro em momento de intenso sofrimento não se configura uma tarefa simples e sensibiliza muito os profissionais, podendo gerar angústias e resistências. Para que esse dispositivo exerça sua potência, é importante que os profissionais tenham disponibilidade interna e disponibilidade em agenda para se dedicar ao encontro com o outro no momento de crise e fragilização de vínculos, adotando uma postura flexível de acolhimento e suporte.

Sendo assim, é essencial que o gestor garanta a organização de coberturas de referências para esse dispositivo, sem sobreposição de tarefas e com espaço de reflexão e acolhimento cotidiano sobre o cuidado produzido entre equipes e usuários, possibilitando a construção conjunta dos processos de trabalho e a sustentação das afetações nesses encontros coletivos.

Vale ressaltar que construir um trabalho coletivamente significa sustentar que as equipes e os dispositivos de cuidado não nascem prontos a partir das diretrizes políticas, mas precisam ser gestados. O gestor tem de ser o condutor desse processo e precisa garantir oportunidades para que essa construção possa se desenvolver.

O DESAFIO DA GESTÃO EM REDE

É primordial na saúde mental infantojuvenil romper com o ciclo histórico de institucionalização de crianças e adolescentes, transformando os cenários, as relações e as situações que levam ao sofrimento psíquico. Não é sobre adequar a criança ou o adolescente a uma normatividade, mas sim sobre dar condições para que sejam realizadas novas negociações nos contextos de vida capazes de restabelecer vínculos fragilizados e ampliar as possibilidades de ser e estar no mundo.

Trabalhar com os recursos da rede e do território é importante para a transformação de histórias de sofrimento, incluindo novos elementos que serão facilitadores na produção da autonomia, protagonismo e inclusão social de crianças e adolescentes. Os CAPSij têm o desafio de um exercício de seu duplo mandato – clínico e gestor –, ou seja, "incorporar em um único dispositivo as ações terapêuticas e gestoras das demandas territoriais, implicando de modo indissociável o território, a intersetorialidade e a rede como montagens articuladas e colaborativas" (COUTO; DELGADO, 2015, p. 35).

Dessa forma, busca-se garantir o acesso e o acolhimento às crianças e adolescentes não somente nos CAPSij, mas em todos os espaços de cuidado da rede, considerando aqueles onde já possui vínculos e que favoreçam os agenciamentos do seu cuidado. Cabe aqui um destaque especial para a atenção básica, pela sua potência no cuidado longitudinal e no conhecimento mais próximo das dinâmicas nos territórios de seus usuários.

Nessa perspectiva, construímos um acesso singular aos serviços, e o CAPSij se configura como parceiro no cuidado, e não como serviço de referência para acolher todas as crianças e adolescentes em sofrimento de seu território sob o poder de dizer o que é melhor ou não para cada usuário. Portanto, compreendemos que a função da porta aberta em um CAPSij é possibilitar que o usuário e sua família possam acessá-lo rapidamente no momento em que o sofrimento se apresentar crítico ou intensificado, garantindo um cuidado imediato, singular e humanizado. Para Nicácio e Campos (2005), a porta aberta garante atenção a quem procura o serviço, por meio da escuta e validação do sofrimento do outro e agilidade para a urgência da dor.

Entendemos que a função do gestor, em conjunto com as equipes, é empreender estratégias que deem sustentação à missão institucional do CAPSij na rede, além de tensionar os serviços para que exerçam seu papel e se corresponsabilizem na composição do cuidado ampliado em saúde mental.

A intersetorialidade se impôs, desde o início, como princípio da fundação da Política Nacional de Saúde Mental Infantojuvenil, considerando que não há como fazer crescer e desenvolver crianças e adolescentes sem a necessária rede de proteção, sem a garantia de direitos e sem o envolvimento de todos os setores de nossa sociedade (BRASIL; 2005; VICENTIN, 2006; COUTO; DELGADO, 2015).

O gestor deve mobilizar a equipe para o trabalho em rede priorizando tempo na agenda dos profissionais e investimento nos diversos equipamentos da Rede de Atenção Psicossocial[§] e da rede intersetorial, por meio de matriciamento, fóruns e ações compartilhadas. Essas ferramentas estimulam a descoberta de recursos e dispositivos locais, ampliando o potencial de cuidado e de proteção dos serviços da rede e da comunidade.

Acreditamos que as ações tecidas cotidianamente com os atores locais têm um potencial imenso de romper a lógica manicomial. Isso significa retirar do saber psiquiátrico a função de responder exclusivamente pelo cuidado de crianças e adolescentes em sofrimento psíquico, de modo a incluí-lo em uma teia complexa de relações, recursos e dispositivos que juntos serão capazes de sustentar o cuidado no coletivo e construir pontes para uma sociedade mais justa, solidária e inclusiva.

---

§ A Portaria n. 3.088 instituiu a Rede de Atenção Psicossocial e promoveu um deslocamento fundamental no cuidado à saúde mental, retirando o CAPS do centro da rede, corresponsabilizando diferentes pontos de atenção às pessoas com sofrimento psíquico e/ou com necessidades decorrentes do uso de crack, álcool e outras drogas (BRASIL, 2011).

CONSIDERAÇÕES FINAIS

Durante nossos anos de trabalho apostamos em um modelo de gestão democrática que considera todos com voz e vez na construção do cuidado e que coletiviza as decisões e o planejamento das ações. E, ainda, que se debruça sobre as relações interpessoais, acreditando que podem tanto compor quanto decompor a potência no trabalho. Entendemos como elementos essenciais para o desenvolvimento da função gestora sua constância em espaços coletivos, como reuniões de equipe e interlocuções com a rede, bem como uma postura disponível e flexível com olhar atento aos jogos de poder que se estabelecem nas relações.

Por vezes, observamos o quanto a equipe adoece, se perde ou se afasta da sua missão quando o gestor enfraquece ou se ausenta na condução do trabalho. É preciso oportunizar espaços de reflexões que tragam à tona os entraves e as contradições vivenciadas pelo coletivo, contando inclusive com a mediação de recursos externos, como a supervisão clínico-institucional.

Muitas são as dificuldades que um gestor enfrenta em seu cotidiano de trabalho, como equipes sobrecarregadas pela alta demanda, profissionais ainda centrados no modelo biomédico, burocratização do cuidado, dificuldades de comunicação e compartilhamento de saberes, falta de formação e qualificação das equipes. Além disso, investimento insuficiente nos serviços e desconhecimento sobre as especificidades e a complexidade do trabalho por parte das gestões superiores. As reflexões aqui apresentadas buscaram oferecer subsídios para enfrentar as dificuldades não só na gestão de coletivos potentes e efetivos no cuidado de crianças e adolescentes, mas também na constituição do papel do gestor a partir da vivência das autoras.

É fundamental que a gestão esteja alinhada com as diretrizes das políticas de saúde mental, mas ao mesmo tempo é preciso certa dose de ousadia e inventividade no agenciamento de coletivos autônomos, principalmente considerando um campo ideológico atravessado por constantes questionamentos e pela precariedade de condições objetivas de trabalho no SUS. Está posto também para o gestor o desafio para a percepção de si em meio a forças e afetos, articulando saberes e tecnologias na gestão da equipe para o cuidado com crianças e adolescentes.

Cabe ao gestor acolher e construir possibilidades junto à equipe, direcionando um processo de trabalho democrático e horizontal na sua essência, mas com rumo definido. Paradoxalmente, o responsável pela gestão pode viver, em certa medida, um fazer solitário, tensionando para que o serviço cumpra sua missão na construção de um cuidado transdisciplinar e intensivo em saúde mental.

Em tempos de tantas incertezas políticas e sociais é fundamental lidar com as impotências construindo grupalidades e parcerias de confiança entre gestão e equipe, em um projeto de enfrentamento solidário das vulnerabilidades crescentes, que adoecem não só crianças e adolescentes, mas suas famílias e as instituições ao seu entorno.

REFERÊNCIAS

1. BRASIL. Ministério da Saúde. **Portaria n. 3.588.** Altera as Portarias de Consolidação n. 3 e n. 6, de 28 de setembro de 2017, para dispor sobre a Rede de Atenção Psicossocial, e dá outras providências. Brasília, 2017.
2. BRASIL. Câmara dos Deputados. Comissão Especial do Poder Executivo. **Proposta de Emenda à Constituição n. 241-A.** Altera o Ato das Disposições Constitucionais Transitórias, para instituir o Novo Regime Fiscal. 2016.
3. BRASIL. Ministério da Saúde. Secretaria de Atenção à Saúde. Departamento de Ações Programáticas Estratégicas. **Manual de Estrutura Física dos Centros de Atenção Psicossocial e Unidades de Acolhimento: Orientações para Elaboração de Projetos de Construção de CAPS e de UA como lugares da Atenção Psicossocial nos territórios.** Brasília: Ministério da Saúde, 2013.
4. BRASIL. Ministério da Saúde. **Portaria n. 3.088.** Institui a Rede de Atenção Psicossocial para pessoas com sofrimento ou transtorno mental e com necessidades decorrentes do uso de crack, álcool e outras drogas, no âmbito do Sistema Único de Saúde (SUS). Brasília: 2011.
5. BRASIL. Ministério da Saúde. Secretaria de Atenção à Saúde. Núcleo Técnico da Política Nacional de Humanização. **Ambiência**/Ministério da Saúde, Secretaria de Atenção à Saúde, Núcleo Técnico da Política Nacional de Humanização. 2. ed. Brasília: Editora do Ministério da Saúde, 2010b.
6. BRASIL. Ministério da Saúde. Secretaria de Atenção à Saúde. Departamento de Ações Programáticas Estratégicas. **Caminhos para uma política de saúde mental infantojuvenil/Ministério da Saúde,** Secretaria de Atenção à Saúde. Departamento de Ações Programáticas Estratégicas – Brasília – Editora do Ministério da Saúde, 2005.
7. BRASIL. Ministério da Saúde. **Portaria n. 336.** Regulamenta as modalidades de Centro de Atenção Psicossocial (CAPS) e estabelece normas de funcionamento e composição de equipe. Brasília, 2002a.
8. CAMPOS, G. W. S. Saúde pública e saúde coletiva: campo e núcleo de saberes e práticas. **Ciênc. saúde coletiva** vol.5 no.2 Rio de Janeiro, 2000.
9. CHIAVENATO, I. **Gestão de pessoas: O novo papel dos Recursos Humanos nas Organizações.** Rio de Janeiro: Campus, 2004.
10. COUTO, M. C.; DELGADO, P. G. G. **Crianças e adolescentes na agenda política da saúde mental brasileira:** *inclusão tardia, desafios atuais.* Psicologia Clínica, Rio de Janeiro, vol. 27, n.1, p. 17-40, 2015.
11. LAURIDSEN-RIBEIRO, E.; ARRIGONI, R.; LEAL, B. M. M. L. A chegada ao Centro de Atenção Psicossocial Infantojuvenil (CAPSi). LAURIDSEN-RIBEIRO, E.; LYKOUROPOULOS, C. B. **O CAPSi e o desafio da gestão em Rede**. São Paulo: Hucitec, 2016, p. 116-129.
12. LYKOUROPOULOS, C. B.; PÉCKY, S. H. S. O que é um CAPSi? In: LAURIDSEN-RIBEIRO, E.; LYKOUROPOULOS, C. B. **O CAPSi e o desafio da gestão em Rede**. São Paulo: Hucitec, 2016, p. 87-99.
13. MERHY, E. E. **Saúde: a cartografia do trabalho vivo.** São Paulo: Hucitec; 2002.
14. MORORÓ, M. E. M. L. **Cartografias, desafios e potencialidades na construção de projeto terapêutico em Centro de Atenção Psicossocial.** [Dissertação]. São Paulo, 2010. Escola de Enfermagem da Universidade de São Paulo.
15. NICÁCIO, M. F. S.; CAMPOS, G. W. S. **Instituições de "portas abertas"**. Rev Ter Ocup Univ São Paulo, vol. 16, n. 1, p. 40-46, 2005.

16. OLIVEIRA, G. N. **O projeto terapêutico como contribuição para a mudança das práticas de saúde.** [Dissertação]. Campinas, 2007. Faculdade de Ciências Médicas, Universidade Estadual de Campinas.
17. PICHON-RIVIÈRE, E. **O processo grupal**. São Paulo: Martins Fontes, 2005.
18. PIMENTEL, F. A.; MOURA, B. R. **Do caos a corresponsabilização: o espaço de ambiência no CAPSi**. In: LAURIDSEN-RIBEIRO, E.; LYKOUROPOULOS, C. B. **O CAPSi e o desafio da gestão em Rede**. São Paulo: Hucitec, 2016, p. 116-129.
19. ROBBINS, S. P. Comportamento organizacional. 9ª ed. São Paulo: Pearson Education do Brasil, 2002.
20. SARACENO, B. **Libertando identidades: da reabilitação psicossocial à cidade possível**. 2ª. ed. Rio de Janeiro: Editora Te Cora, 2001.
21. STEPHEN, P. R. **Fundamentos do comportamento organizacional**. São Paulo: Prentice Hall, 2004.
22. VICENTIN, M. C. G. **Infância e adolescência: uma clínica necessariamente ampliada.** Rev. Ter. Ocup. Univ. São Paulo. v. 17, n. 1, p. 10-17. Jan./abr. 2006.
23. ZIMERMAN, D. E. Fundamentos teóricos. In: ZIMERMAN, D. E.; OSORIO, L. C. **Como trabalhamos com grupos**. Artmed: Porto Alegre, RS: Artmed. 1986.

10

A função terapêutica do conviver e do brincar: o dispositivo da ambiência nos Centros de Atenção Psicossocial Infantojuvenis

Tatiana Dimov

Paola Lazzarotto

PALAVRAS-CHAVE

- Saúde mental; ambiência; adolescência; criança; Centros de Atenção Psicossocial.

A discussão sobre cuidado em saúde mental de crianças e adolescentes no país é um tema relativamente novo, sendo a atenção voltada a esse público e seu reconhecimento como uma questão de saúde pública integrante das ações do Sistema Único de Saúde (SUS) um dos principais desafios da Reforma Psiquiátrica brasileira (DELFINI; REIS, 2012). Somente nos últimos anos, o modelo de cuidado tem sido problematizado, acompanhando as discussões propostas pela Reforma Psiquiátrica no Brasil. No entanto, a implementação de serviços substitutivos, os Centros de Atenção Psicossocial Infantojuvenil (CAPSij), ainda se mostra insuficiente para acompanhar de forma efetiva esse público (OLIVEIRA; SILVA; NOGUEIRA, 2018).

Trazendo um histórico da saúde mental infantojuvenil, observa-se que até o início do século XXI inexistiam políticas especificamente direcionadas a esse público, e as raras ações destinadas a crianças e adolescentes em sofrimento psíquico estavam "circunscritas à agenda dos setores da assistência social e educação, com propostas mais reparadoras e disciplinares do que propriamente clínicas" (COUTO; DELGADO, 2015, p.19). A saúde mental infantojuvenil era destinada principalmente a setores da educação e serviço social (RONCHI; AVELLAR, 2016), não sendo raros os casos também de crianças internadas em instituições psiquiátricas destinadas a adultos (ARBEX, 2013). As crianças e adolescentes têm uma inserção tardia na própria Reforma Psiquiátrica, ganhando maior visibilidade a partir da III Conferência Nacional de Saúde Mental, em 2001, quando incorpora-se essa pauta sob a ótica da reforma psiquiátrica e dos Direitos Humanos (também a partir do Estatuto da Criança e do Adolescente) e se delineia um caminho de construção de uma saúde mental infantojuvenil comunitária e territorial, que passa a olhar para uma clientela até então desassistida.

Observamos que a medicalização de crianças e adolescentes se apresenta como um crescente problema em nosso país, sendo a prescrição de medicações psiquiátricas cada vez mais precoce. A demanda por acompanhamentos individualizados ainda toma a frente quando se pensa no cuidado à saúde mental de crianças e adolescentes, seja pela reduzida oferta de outros dispositivos, ou pela dificuldade em trabalharmos de forma coletiva "problemas" tidos como individuais – a criança que não aprende, que não para quieta, o adolescente que transgride etc. Segundo Lemos et al. (2017), a medicalização não está mais somente dentro dos hospitais, invadindo consultórios privados e serviços substitutivos públicos, nos quais "perdura uma perspectiva disciplinar docilizante da política de saúde, na lógica inclusiva de mecanismo em panóptico" (p. 161). Essa medicalização está a serviço, principalmente, da normatização das famílias e das crianças, imposta e construída por meio do discurso social e pelas instituições.

Esse público, em muitas situações, encontra-se desassistido pelas políticas de saúde, até que apresentem agravos em sua condição. No entanto, constituem um grupo populacional que exige novos modos de produzir saúde. Sobretudo entre os adolescentes podemos observar hábitos e comportamentos que os tornam mais vulneráveis e potencialmente suscetíveis ao adoecimento, estando ligados aos "riscos produzidos pelo contexto social e desigualdades resultantes de processos históricos de exclusão e discriminação (pobreza, falta de acesso à educação e baixa escolaridade, exploração do trabalho, exposição a diversas formas de violência)" (BRASIL, 2014, p.18).

A Atenção Psicossocial oferece saídas, ou pelo menos outros caminhos para esses sujeitos, compreendendo esses comportamentos como sintomas dos modos de existência contemporâneos, que não oferecem recursos e formas de expressão que possam dar conta da complexidade e superficialidade das relações. Esse modelo de cuidado está baseado na promoção da liberdade e autonomia, estimulando a participação ativa dos usuários na construção de seus projetos terapêuticos singulares e, inclusive, na gestão dos serviços. Estes têm como missão o acolhimento e o tratamento de crianças, adolescentes e seus familiares, além do manejo da crise (SANTOS; CAMPOS, 2015), dessa forma, reorganizando e instituindo novas formas de cuidar em saúde mental infantojuvenil (RONCHI; AVELLAR, 2016). Taño e Matsukura (2015) ressaltam a necessidade de criação de espaços em que a população infantojuvenil possa ser reconhecida e "encontrar espaços de cuidado e de atenção que promovam a saúde, a autonomia e o aumento da participação social" (p. 445).

Os CAPSij começam a ser implantados a partir de 2002 (Portaria n. 336/2002) para atender crianças e adolescentes com transtornos mentais graves e persistentes, inclusive pelo uso de substâncias psicoativas, naqueles municípios com população maior do que 70 mil habitantes, sendo redefinido o parâmetro populacional, a partir da Portaria n. 3.088/2011, para 150 mil habitantes. Podemos considerar que o pequeno número de serviços como estes no país, totalizando 229 em todo o território nacional segundo o Panorama e Diagnóstico da Política Nacional de Saúde Mental (BRASIL, 2017a), deve-se às exigências populacionais para sua implantação. No entanto, mesmo naqueles municípios que conseguem implementar esses serviços, observamos que a lógica não necessariamente acompanha os princípios da Atenção Psicossocial, reproduzindo o modelo ambulatorial e prescritivo. Segundo Jucá (2019), apresentam-se no território nacional experiências relevantes e exitosas, comumente realizadas em cidades com maiores recursos e um contexto político favorável à sua implementação. Contudo, a efetivação de uma assistência em saúde mental construída por meio de uma rede promotora do cuidado e da proteção social para crianças e adolescentes deixou a desejar.

Os CAPSij são serviços complexos, responsáveis pela articulação da rede de cuidado de crianças e adolescentes, não só no que diz respeito às articulações com os diversos serviços de saúde, mas também no âmbito intersetorial, incluindo educação, serviço social, justiça, cultura e a própria família (COUTO; DELGADO, 2015). Nesse sentido, a linha de atuação do SUS é garantir que o acompanhamento a esse público seja preconizado pelo acesso a outras políticas intersetoriais, para a promoção de bem-estar físico, mental e social. Sendo assim, o principal papel do CAPSij, no atual contexto, é atuar em conjunto com outras políticas visando minimizar processos de institucionalização e patologização das crianças e adolescentes, principalmente por meio da convivência familiar e comunitária.

Para tanto, é necessário que o usuário possa circular pelo espaço físico desses serviços, possibilitando vivências que sejam prazerosas e que promovam o bem-estar. A oferta de ambientes confortáveis, promotores da liberdade, autonomia e cidadania, que invistam na produção de subjetividade, vai ao encontro do conceito de ambiência enquanto ferramenta potencializadora do processo de reabilitação psicossocial (WILLRICH et al., 2013). O texto que se segue aprofunda as possibilidades da ambiência como dispositivo clínico-institucional que organiza as ofertas de cuidado no CAPSij.

AMBIÊNCIA EM CAPSij: DISPOSITIVO PARA A CLÍNICA NA ATENÇÃO PSICOSSOCIAL

A clínica no CAPSij exige um *setting* que seja adequado às demandas específicas da população atendida, o que coloca uma necessidade relacionada ao ser e estar no espaço, sendo importante que o ambiente possa promover a comunicação e facilitar o desenvolvimento e a atenção daqueles a quem atende (RONCHI; AVELLAR, 2016). Nessa direção, o cuidado com a ambiência surge como primordial para uma atenção em saúde mental que se propõe a lidar com a diversidade de demandas que se apresentam no contexto do CAPSij. Ronchi e Avellar (2016) destacam que o funcionamento espacial do CAPSij deve favorecer intervenções acolhedoras, confortáveis e particularizadas, com os objetos disponíveis dispostos de forma a facilitar o vínculo entre usuários, promovendo o acesso e a comunicação do sofrimento.

A Política Nacional de Humanização ressalta a necessidade de estabelecimento de relações baseadas no vínculo e na confiança, sendo fundamental que a forma como o serviço organiza seu ambiente físico seja também promotora de tais possibilidades vinculares e de acolhimento (WILLRICH et al., 2013). Entendemos, portanto, que os CAPSij necessitam desenvolver dispositivos de cuidado pertinentes a essa política em suas ofertas terapêuticas à sua clientela.

Para que se possa seguir nessa linha argumentativa, faz-se necessário apresentar o conceito de dispositivo tal como proposto por Foucault (FOUCAULT, 1986), para quem o termo significa:

> um conjunto decididamente heterogêneo que engloba discursos, instituições, organizações arquitetônicas, decisões regulamentares, leis, medidas administrativas, enunciados científicos, proposições filosóficas, morais, filantrópicas. (...) O dispositivo é a rede que se pode estabelecer entre estes elementos.

Ainda de acordo com o autor, o dispositivo tem uma função estratégica dominante, respondendo a demandas que se colocam (FOUCAULT, 1986). O Ministério da Saúde (MS) estabelece a ambiência como "dispositivo potente para contribuir na mudança dos processos de trabalho e práticas em saúde" (BRASIL, 2017b). A ambiência pode ser considerada, portanto, um dispositivo que articula estrategicamente as possibilidades de cuidado e de organização cotidiana do serviço.

Ao apresentar a ambiência como dispositivo de cuidado que pode ser incorporado por diferentes tipos de serviços de saúde, o MS destaca três eixos interconectados que a configuram: espaço de encontros entre os sujeitos, a produção de saúde e de subjetividade; o espaço como ferramenta facilitadora do processo de trabalho; espaço que visa à confortabilidade (BRASIL, 2017b). O conceito envolve, assim, diferentes aspectos dessa organização espacial, dos elementos estéticos às possibilidades de convivência e de gestão da clínica e, quando aplicada ao CAPSij, deve estar sensível às especificidades e singularidades do trabalho com crianças e adolescentes.

O dispositivo da ambiência ofertado nos CAPSij se constitui como um dos diferenciais do modelo assistencial na perspectiva da Reabilitação Psicossocial, na medida em que visa promover ações de cuidado, proporcionando aconchego, conforto, bem-estar e a interação entre usuários, familiares e trabalhadores. Permite a atenção para demandas que se apresentam na espontaneidade das relações e exige dos trabalhadores e usuários uma postura dialógica e participativa, a fim de construir coletivamente projetos providos de sentido.

Santos e Campos (2015) colocam como tarefas da ambiência em um CAPSij:

> atender os acolhimentos espontâneos; articular a intervenção nas crises, para dentro e para fora do CAPSij quando necessário; atentar para as atividades que os usuários realizam (sonecas, jogos, artesanatos, bate-papos, atividades expressivas, seja propondo-as, seja mediando-as); ouvir e encaminhar pedidos eventuais dos usuários em relação a dispensação de medicação ou outro procedimento de enfermagem, agendamento de consultas/terapias/atendimentos grupais ou de referência; coordenar os momentos de refeição; cuidar do espaço físico do CAPSij e dos materiais disponíveis, em corresponsabilização com os demais presentes; gerenciar os imprevistos na cobertura de profissionais para as terapias agendadas (individuais ou grupais); dialogar com os demais profissionais e as ações que irão desempenhar em um dado período.

Nessa proposta, percebe-se que o dispositivo tem um papel central na gestão da clínica, viabilizando uma organização do processo de trabalho que permite mediar o conviver, lidar com a intensidade quando ela se faz necessária, atender a crise e acolher demandas espontâneas.

Para tornar os conceitos desenvolvidos mais próximos do que nos deparamos em nosso cotidiano de trabalho, traremos, ao longo do texto, alguns casos clínicos acompanhados pelas autoras no espaço da ambiência, enquanto trabalhadoras de CAPS. Cabe salientar que, assim como outros dispositivos inerentes ao processo de trabalho dos CAPS, tais como grupos, atendimentos individuais ou oficinas terapêuticas, a ambiência deve ser desenvolvida por todos os profissionais que atuam no serviço, possibilitando que os usuários estabeleçam relações de afeto e trocas com esses profissionais, independentemente de seu núcleo profissional. Essa dinamicidade coloca em funcionamento o conceito de interdisciplinaridade, pois possibilita que o espaço seja construído em composição entre os saberes dos trabalhadores que compõem a equipe desses serviços, aproximando o fazer clínico das singularidades dos sujeitos em acompanhamento.

Os nomes contidos nos relatos foram alterados a fim de preservar a identidade dos sujeitos. As histórias, no entanto, são reais. A partir delas traremos referenciais teórico-conceituais que auxiliem na compreensão da importância da ambiência e da potência desse dispositivo na especificidade da clínica no CAPSij, com a finalidade de ilustrar e de dialogar com aspectos conceituais trazidos.

Caso clínico 1

Guilherme, 15 anos, acompanhado pelo serviço desde os seis anos de idade. O adolescente transita entre a casa da avó e as ruas de um grande centro urbano do interior de São Paulo. Tem seis irmãos, entre os filhos do pai e os da mãe. Desde a morte do pai, ainda na primeira infância, é criado pela avó paterna, junto com outro irmão. Já nessa época inicia uma circulação de rua e apresenta-se inquieto, agitado. As fugas para o centro vão se tornando cada vez mais frequentes até que Guilherme faz desse espaço sua morada. Em seguida, deixa de frequentar a escola, na medida em que sintomas de alucinações e delírios vão se fazendo presentes. Morador de rua, não alfabetizado, psicótico, Guilherme não encontra sentido nas ofertas terapêuticas que a equipe faz em um primeiro momento: atendimento psicológico terça-feira às três horas da tarde; ateliê de terapia ocupacional quartas-feiras à tarde; atendimento psiquiátrico quinzenal.

Nesse momento, o serviço funciona com ofertas terapêuticas individuais e grupais, sendo algumas das grupais abertas e outras fechadas. Desorganizado, Guilherme vem ao serviço em dias e horários fora de sua "agenda". Quando vem, demanda da equipe ofertas também fora do seu "PTS"*: quer comer um lanche, quer alguém para jogar UNO† com ele. Sob o efeito de substâncias psicoativas circula, desordenadamente, pelo serviço ou solicita intermediação para alguma demanda.

Inicialmente, a equipe busca alocar Guilherme (e outros adolescentes com o mesmo perfil) nas ofertas de grupos abertos. Essas tentativas são, majoritariamente, frustradas. Os grupos têm propostas estruturadas: oficina de artesanato, grupo de abordagem corporal, grupo de conversa, um cinema com

* Projeto Terapêutico Singular.

† Tipo de jogo de cartas.

pipoca. Guilherme chega desorganizado e desorganizando o espaço. Alguns profissionais no serviço começam a externalizar seu descontentamento, reportam as repetidas vezes em que o adolescente se comportou de forma indevida, atrapalhando o processo de trabalho. As reuniões de equipe passam a ser ocupadas para discutir a situação de Guilherme. Parte da equipe sugere inclusive o desligamento do adolescente, que não faria bom uso das ofertas terapêuticas feitas.

Discutindo o caso em supervisão clínico-institucional, chega-se à percepção de que o adolescente vinha trazendo demandas próprias para a construção de seu Projeto Terapêutico Singular (BOCCARDO et al., 2011), exatamente como deve ser! No entanto, a organização da equipe se estruturava de forma a alocar todos os profissionais em atividades até então legitimadas pelo grupo (atendimentos grupais e individuais, matriciamento, reuniões de equipe e miniequipe, reuniões intersetoriais), não sobrando tempo na agenda para lidar com Guilherme e sua desorganização, sua psicose.

Mas ora, os CAPSij não teriam sido criados justamente para lidar com casos clínicos como esse? De uma psicose que se inicia na adolescência? Poderia a equipe convidá-lo a se retirar pela sua falta de organização? Não fazia sentido. Com isso, a equipe se reorganiza na oferta, alocando sempre três profissionais para lidar com a ambiência, de forma a poder acolher a demanda de intensidade colocada por esse adolescente e alguns outros. A nova estruturação possibilita o fortalecimento de vínculo de parte da equipe com o adolescente, acolhendo suas demandas espontâneas. A articulação do PTS fica facilitada diante da possibilidade de um recurso clínico que permite lidar com a demanda tal qual ela se apresenta. A intensidade do tratamento é viabilizada até que o quadro se estabilize e outras possibilidades possam ser articuladas no território.

A ambiência promove a emergência de outros aspectos da vida desses sujeitos, que não se apresentam em outras ofertas terapêuticas, visto que nela os profissionais se organizam para acolher as necessidades, demandas e desejos dessas crianças e adolescentes, acompanhando a expressão de seu sofrimento, comportamento, sociabilidade, assim como estes se apresentam. Desse modo, oferece outros tipos de escuta, fazendo emergir aspectos que não seriam acessados nos atendimentos individuais ou até mesmo em grupos e oficinas. Trata-se de um dispositivo clínico-institucional que apresenta uma potência enquanto função terapêutica, na medida em que esses usuários podem ser acolhidos em sua espontaneidade, criando, de forma lúdica, um espaço confiável de estar (SANTOS; CAMPOS, 2015). Dessa forma, Guilherme pôde ser acolhido em sua estrutura particular de organização, sendo o CAPSij capaz de ofertar intensidade no tratamento em um dos momentos que ela mais se faz necessária: o da crise psicótica.

A noção de ambiência traz consigo a disponibilidade para a potência criativa que surge do encontro com o outro e do imprevisto. Não se caracterizaria enquanto atendimento individual ou grupal, enquanto oficina, ou consulta agendada. Trabalha-se na construção conjunta de um espaço que se delineia a partir dos encontros e desencontros, moldável de acordo com a dinâmica do cotidiano da instituição e, fundamentalmente, dos sujeitos (NOGUEIRA, 2006).

Podemos observar a influência do entorno, que proporciona a manifestação de mais ou menos sinais patológicos de acordo com a configuração e a disponibilidade do lugar em que se encontram. Assim, a transferência que se coloca nas relações que ocorrem nesses espaços faz emergir questões específicas com cada um dos trabalhadores, com a intensidade que lhes compelir, devendo esses profissionais estar atentos para "decodificar as minúcias dos gestos dos usuários, tentando distinguir os que são passíveis de intervenção (manejo, interpretação, reflexão...) no exato momento em que acontecem" (OURY, 1991, p. 43).

Podemos pensar na ambiência a partir do conceito de espaço transicional, proposto por Winnicott (1987), descrita como sendo a área intermediária da experiência para a criança, necessária para que esta inicie um relacionamento com o mundo. O espaço transicional também é chamado de espaço potencial, por ser um lugar privilegiado para a invenção, no qual são desenvolvidas independência e autonomia. Para que isso ocorra, a criança necessita que as pessoas que cuidam dela mantenham a continuidade do ambiente emocional externo, adaptando-se às suas necessidades e propiciando o seu desenvolvimento. Em muitos casos, o ambiente e a capacidade dos cuidadores em ofertar esse espaço-relação falha, ocorrendo uma ruptura ou descontinuidade nesse processo. Nesses casos, a ambiência ofertada no CAPS pode constituir-se como um espaço continente, em que os profissionais se colocam a acolher as necessidades dessas crianças e adolescentes, ofertando-lhes o brincar. Ainda segundo o autor (1987), quando a família não pode oferecer-se como suficientemente protetiva e constante é necessário que ambientes substitutivos se ofereçam desse modo.

Caso clínico 2

Felipe, 10 anos, inicia o acompanhamento no CAPSij após uma tentativa de suicídio por enforcamento. Vem para acolhimento acompanhado pela mãe após a alta hospitalar, onde permaneceu apenas um dia, para realização de exames após o trauma. Chega sorridente, parecendo não lembrar ou não querer falar sobre o incidente. A mãe, bastante resistente com o acompanhamento pelo serviço, apesar da gravidade do caso, reitera que o fato foi apenas uma situação isolada, uma "brincadeira do filho", que é "muito agitado". Observamos, desde o início, a dificuldade deste de nos trazer informações sobre o ocorrido, parecendo-nos que reproduzia o discurso de outras pessoas, utilizando-se, inclusive, de vocabulário refinado para a sua idade.

Logo estabelece vínculo com a equipe do serviço, permanecendo em acompanhamento intensivo e participando das atividades de ambiência, oficinas e atendimentos individualizados. Nos espaços de atendimento individual, Felipe se mostra ansioso, buscando subterfúgios para não adentrar a sala, ou quando aceita ocupar esse espaço, permanece calado, negando-se a conversar com os profissionais. Compreendemos que Felipe guarda algum segredo, algo que não pode ser dito e que, pelo que nos parece, o interdito era verbalizado por sua própria família, a qual recomendava o que poderia ou não ser falado no CAPS.

O espaço do atendimento terapêutico de crianças se constitui um momento lúdico, em que o brincar torna-se a principal forma de comunicação entre terapeuta e paciente e o modo como se busca trabalhar os conteúdos psíquicos que emergem nessa atividade. No entanto, Felipe não pode brincar. Durante o processo de acompanhamento do menino, observamos no discurso da mãe, dirigido à criança, a obrigatoriedade de que este se comporte como um miniadulto. Felipe deve portar-se como tal, não podendo errar, chorar, demonstrar fragilidade ou insegurança e até mesmo brincar. Além disso, ela delega responsabilidades ao menino que exigem muito mais do que ele pode assumir, tendo em vista a sua fase do desenvolvimento e maturidade emocional. Desse modo, o que o CAPSij deve fazer, além de trabalhar tais questões com a família, é oportunizar um espaço em que ele possa viver a sua infância, devolvendo o brincar a essa criança. Para Winnicott (1975), o brincar é uma forma de comunicação, implica confiança e pertence ao espaço potencial.

A equipe do CAPSij, por meio do dispositivo da ambiência, constrói um espaço lúdico e menos estruturado para Felipe, no qual os terapeutas tinham o objetivo de "ensiná-lo" a brincar, possibilitando o desenvolvimento da função simbólica em seu psiquismo. Para Winnicott (1975), no trabalho com crianças, o brincar é por si mesmo uma terapia, portanto, conseguir que as crianças possam brincar é em si mesmo uma psicoterapia.

Nesse aspecto, é importante salientar que todos os profissionais que atuam em um CAPSij têm essa função terapêutica, ocupando-se de estar junto dessas crianças e adolescentes por meio dos diversos dispositivos ofertados, mas mais do que isso, dispostos a estabelecer um vínculo afetivo, seguro e estável, essencial para o desenvolvimento desses sujeitos. O papel dos terapeutas é o de acolher essas experiências, seus impulsos criativos, motores e sensórios, que constituem a matéria-prima do brincar (WINNICOTT, 1975).

Winnicott (1975) afirma que pessoas responsáveis devem estar disponíveis quando crianças brincam. Isso não significa que precisem ingressar no brincar das crianças, mas devem ofertar um ambiente e uma continência para isto. É no brincar, e talvez apenas no brincar, que a criança ou o adulto fruem sua liberdade de criação, exercendo a sua criatividade, essencial para a integração do *self*. É com base no brincar que se constrói a totalidade da existência experiencial (WINNICOTT, 1975).

Felipe aos poucos volta a brincar, culpando-se, por vezes, por mostrar-se infantil, mas experimentando algo que há tempos não vinha encontrando espaço. A partir do brincar, Felipe consegue falar sobre a relação com a avó, que cuidou dele durante algum tempo e com quem ele brincava. Essa vivência foi interrompida pelo óbito dela, questão que não foi conversada pela família, tendo em vista a impossibilidade da mãe de lidar com essa situação, impedindo o seu processo de elaboração do luto. Felipe, por meio do brincar, pôde vivenciar o processo de luto pela perda da avó. É necessário viver a experiência clínica, sendo a criatividade e o brincar sinônimos de saúde (OUITERAL, 2010).

Caso clínico 3

Juli senta-se na sala de convivência em silêncio. Aguarda pela consulta psiquiátrica, única oferta terapêutica do CAPS. Quadro de depressão, revela o prontuário. A estagiária se aproxima e pergunta sobre seu nome, ao que responde "Juli". Juli usa minissaia, blusinha aparecendo o umbigo, está maquiada e foi sozinha ao serviço, pois o abrigo permite que jovens de dezessete anos circulem sem acompanhante. Após algum tempo de conversa na ambiência pede por um espaço reservado: tem dúvidas relacionadas ao seu PTS. Dentro da sala a jovem coloca sua questão: está ingerindo hormônios sem prescrição médica. Haveria efeitos colaterais com o uso da medicação? Também não sabemos. Seria importante perguntar ao médico. Chega o pedido: "vem comigo?". Na sala de consultas a adolescente consegue, pela primeira vez, contar sobre seu processo de transição. A equipe a conhece desde pequena, reconhecendo-a como menino, chamam-na pelo nome de batismo: Juliano.

Saindo da consulta, a estagiária faz o convite: quem sabe você vem na próxima semana e conversamos mais? E dessas conversas aparecem os problemas relacionais na escola e abrigo; a vivência de exploração sexual nas ruas; o desejo de assumir seu nome social… e tantas outras possibilidades de construção que se iniciam de um despretensioso estar junto.

A ambiência permite o surgimento de conflitos, diferenças, crises, que podem ser mediados pelos profissionais do serviço, os quais podem intervir em ato. Merhy e Franco (2006) afirmam que o trabalho em saúde é um trabalho "vivo em ato", já que ocorre na ordem das relações, utilizando-se das tecnologias leves, as quais somente possuem materialidade em ato. Essas relações são fontes de energia criativa, capazes de produzir um novo momento, um acontecimento. O que se passa na ambiência é um acontecimento, uma abertura ao inesperado, uma expressão da diferença, do imprevisível, produzindo um sentido único nessa relação (BAREMBLITT, 1996).

Estar aberto ao inesperado permitiu uma completa reestruturação da oferta de cuidado no caso de Juli. Na medida em que a adolescente pôde ser ouvida em um espaço aberto, na singularidade de suas demandas, fez-se possível a adequação de seu projeto terapêutico, indo ao encontro de seu projeto de vida.

Caso clínico 4

Fernando, adolescente, 15 anos, chega ao CAPS Ad buscando acolhimento. Naquele momento vem sem o acompanhamento de nenhum responsável. Refere problemas com o uso de drogas, o que acaba inviabilizando a sua relação com a família e com a comunidade, já que, muitas vezes, comete pequenos furtos na casa de vizinhos. Inicialmente é inserido nas atividades terapêuticas do CAPS, a partir da elaboração de um PTS que contemple, entre outras ações, a retomada dos vínculos familiares com a(s) mãe(s). Fernando possui uma mãe biológica e uma mãe adotiva, circulando entre esses dois núcleos familiares, sem, no entanto, sentir-se pertencente a nenhum deles.

Durante o seu acompanhamento no CAPS, Fernando passa a residir em um Acolhimento Institucional, em decorrência da exposição a situações de risco e da pouca continência da família. Aos poucos Fernando começa a cometer pequenos furtos ou outros atos ilícitos, tanto no acolhimento institucional quanto no CAPS, referindo, em atendimento individual, não conseguir conter suas transgressões, entendendo-as como um "problema", com o qual não sabe lidar. Tais situações são seguidas da fuga do acolhimento ou do CAPS (apesar de este não ser um espaço fechado, sai dele pulando o muro), o que impede que possamos trabalhar com o conteúdo que resulta desses comportamentos.

Após discussão do caso em equipe, compreendemos que Fernando busca, a partir dessas atuações, que o ambiente institucional pudesse suprir a necessidade de constância e continência não ofertada até então pelo ambiente familiar. Outeiral (2007), retomando o conceito winnicottiano de *holding*, afirma que este se caracteriza por ser o espaço e o limite, possibilitando o desenvolvimento da capacidade de pensar na criança. A atuação surgiria quando o *holding* não é adequado às necessidades da criança, acarretando na descarga de impulsos diretamente na ação, sem intermediação do pensamento. Segundo Winnicott (1987), quando o lar não consegue oferecer-se como suficientemente protetivo e constante, é necessário que o ambiente substitutivo e os próprios terapeutas se ofereçam desse modo.

Sendo assim, a equipe compreende que Fernando deva ser acompanhado na ambiência em todos os momentos em que se encontra no CAPS, constituindo uma "rede afetiva", que atuará como Acompanhante Terapêutico[‡] do adolescente. Essa "rede" é construída por ele, a partir dos vínculos formados no serviço, com a intenção de promover a continência que não foi possibilitada pelos núcleos familiares. No que se refere à equipe do Acolhimento Institucional, propomos a utilização desse mesmo recurso terapêutico no local, ofertando a constância necessária ao seu desenvolvimento. Em um dos momentos em que se encontra em ambiência no CAPS, Fernando desenha "sua rede" no muro, acompanhado pelos profissionais que elege para o seu cuidado. A partir desse dispositivo, cessam as passagens ao ato e fugas do CAPS, sendo trabalhados aspectos de sua história de vida, marcadas por violência e privações.

CONSIDERAÇÕES FINAIS: A AMBIÊNCIA COMO ARTICULADORA DO CUIDADO

O dispositivo da ambiência desempenha um papel central nos CAPS, pois oportuniza que a escuta e as intervenções em saúde mental ocorram a partir da lógica psicossocial. Nesse campo de relações, o papel dos terapeutas e dos pacientes, antes bastante engessados, pode ser desempenhado de outras formas, com abordagens menos verticalizadas e prescritivas. No caso dos serviços de saúde mental para crianças e adolescentes, ainda promove a ruptura com modos de funcionamento que mantêm as suas práticas baseadas em intervenções pedagógicas e normativas, as quais objetivam a inserção e adequação desses sujeitos às instituições e ao ambiente social.

Devemos estar atentos a não reproduzir esse funcionamento, tornando o espaço da ambiência repleto de regras que possam reprimir a expressão do sofrimento pelo modo como ele se manifesta na infância e na adolescência. A ambiência deve ter espaço para a escuta da transgressão do adolescente ou

‡ Constitui-se um dispositivo clínico que tem como objetivo acompanhar o usuário em seus itinerários, em que se ocupam outros papéis na relação terapêutica. O Acompanhante Terapêutico (AT) se coloca ao lado do sujeito em situações e espaços em que a sua circulação ou inserção estejam dificultadas. É uma ferramenta aberta ao imprevisto, uma clínica que se faz a céu aberto, aberta aos múltiplos territórios que se intercruzam na cidade26 (PALOMBINI, 2006). Faz parte de um conjunto de "estratégias clínico-políticas requeridas pelo processo de desinstitucionalização da loucura, sendo emblemático da interpenetração, da mistura, do contágio das disciplinas psi com o espaço e tempo da cidade" (PALOMBINI, 2006, p.122).

da hiperatividade da criança, daquilo que não está sendo dito ou escutado em outros espaços, proporcionando um ambiente para a expressão do sofrimento independentemente da maneira como ele se manifesta É preciso, como indica Kupermann (2010), afirmar a nossa presença, enquanto terapeutas, sendo capazes de ouvir a alteridade e suportar o encontro afetivo para que o sujeito possa promover o trabalho necessário de recriação de si, promovendo um espaço suficientemente adaptado às necessidades desses sujeitos para que estes possam expressar também a sua potência criativa.

REFERÊNCIAS

1. ARBEX, D. **Holocausto brasileiro.** São Paulo: Geração Editorial, 2013.
2. BAREMBLITT, G. **Compêndio de análise institucional e outras correntes: teoria e prática.** Rio de Janeiro: Rosa dos tempos, 1996.
3. BOCCARDO, A. C. S. et al. O projeto terapêutico singular como estratégia de organização do cuidado nos serviços de saúde mental. **Revista de Terapia Ocupacional da Universidade de São Paulo**, v. 22, n. 1, p. 85-92, 2011.
4. BRASIL. **Portaria n· 336**, de 19 de fevereiro de 2002.
5. BRASIL. **Portaria n. 3.088**, de 23 de dezembro de 2011.
6. BRASIL. Ministério da Saúde. **Atenção psicossocial a crianças e adolescentes no SUS: tecendo redes para garantir direitos**. Brasília: Ministério da Saúde, 2014. 60 p.
7. BRASIL. Ministério da Saúde (MS). Coordenação Geral de Saúde Mental, Álcool e Outras Drogas. **Panorama e diagnóstico da Política Nacional de Saúde Mental.** Brasília: Ministério da Saúde; 2017a.
8. BRASIL. Ministério da Saúde. Secretaria de Atenção à Saúde. Política Nacional de Humanização da Atenção e Gestão do SUS. **A experiência da diretriz de Ambiência da Política Nacional de Humanização - PNH**. Brasília: Ministério da Saúde, 2017b. 44 p.
9. COUTO, M. C. V.; DELGADO, P. G. G. Crianças e adolescentes na agenda política da saúde mental brasileira: inclusão tardia, desafios atuais. **Psicologia Clínica**, v. 27, n. 1, p. 17–40, jul. 2015.
10. FOUCAULT, M. Sobre a história da sexualidade. In: FOUCAULT, M. (Ed.). **Microfísica do poder**. 7 ed. Rio de Janeiro: Graal, 1986.
11. JUCÁ, V. As Políticas de Saúde Mental Infanto Juvenil no Brasil: A construção de uma Rede de Atenção Psicossocial sensível às especificidades da infância e da adolescência. **Embornal**, v. 10, n. 19, p. 85-100, 2019.
12. LEMOS, F. et al. UNICEF no Brasil e medicalização da infância, educação e família. **Barbarói**, v. 2, n. 50, p. 154-173, 2017.
13. MERHY, E.E; FRANCO, T. B. Trabalho em Saúde. **Dicionário da educação profissional em saúde.** Organizado pela Escola Politécnica de Saúde Joaquim Venâncio e Estação de Trabalho Observatório de Técnicos em Saúde. Rio de Janeiro: EPSJV, 2006. 308 p.
14. NOGUEIRA, M. C. **A ambiência e os espaços informais na construção de projetos terapêuticos individuais**. Monografia de Conclusão do Programa de Aprimoramento em Saúde Mental - Campinas: Unicamp, 2006.
15. OLIVEIRA, S.; SILVA, M.; NOGUEIRA, M. Saúde Mental Infanto-juvenil: a necessidade de Políticas Públicas mais efetivas pelo Estado. **ID online REVISTA DE PSICOLOGIA**, v. 12, n. 41, p. 748-759, 2018.
16. OURY, J. Itinerários de Formação. **Revue Pratique** 1991; 1:42-50.
17. OUTEIRAL, J. Transicionalidade e Criatividade: rabiscos sobre o viver criativo. **Jornal de Psicanálise**, V.43(78): 91-98, 2010.

18. OUTEIRAL, J. Famílias e Contemporaneidade. **Jornal de Psicanálise**, 40(72): 63-73, jun. 2007.
19. KUPERMANN, D. A via sensível da elaboração. Caminhos da clínica psicanalítica. **Cadernos de Psicanálise-CPRJ**, v. 32, n. 23, p. 31-45, 2010.
20. PALOMBINI, A. Acompanhamento terapêutico: dispositivo clínico-político. **Psychê [online]**. 2006, X(18), 115-127. Disponível em: https://www.redalyc.org/articulo.oa?id=30701812.
21. RONCHI, J. P.; AVELLAR, L. Z. Ambiência no atendimento de crianças e adolescentes em um CAPSi. **Psicologia em Revista**, v. 21, n. 2, p. 378, 11 abr. 2016.
22. SANTOS, R. G. H.; CAMPOS, R. O. Ambiência em um CAPSinfanto-juvenil: a experiência de um Coletivo brincante. **Cadernos Brasileiros de Saúde Mental**, v. 7, n. n. 15, p. 41-52, 2015.
23. TAÑO, B. L.; MATSUKURA, T. S. Saúde Mental Infantojuvenil e desafios do campo: Reflexões a partir do percurso histórico. **Cadernos de Terapia Ocupacional da UFSCar**, v. 23, n. 2, p. 439-447, 2015.
24. WILLRICH, J. Q. et al. Ambiência de um centro de atenção psicossocial: fator estruturante do processo terapêutico. **Revista de Enfermagem da UFSM**, v. 3, n. 2, p. 248-258, 7 out. 2013.
25. WINNICOTT, D.W. **O brincar e a realidade**. Rio de Janeiro: Imago, 1975.
26. WINNICOTT, D.W. **Privação e delinquência**. Rio de Janeiro: Martins Fontes, 1987.

11

Presença, espaço e tempo: compartilhar experiência como um modo de pensar a clínica no CAPSij em uma perspectiva winnicottiana

Luziane Zacché Avellar

PALAVRAS-CHAVE

- CAPSij; políticas públicas; criança; adolescente; serviços de saúde mental; Winnicott.

APRESENTAÇÃO

A proposta deste capítulo é revisitar o texto "Jogando na análise de criança: intervir e interpretar na abordagem winnicottiana" (AVELLAR, 2009), acrescentando discussões que têm acompanhado o meu percurso como pesquisadora no campo da saúde mental infantojuvenil. Esse percurso inclui atividades como orientadora de dissertações e teses, e também como supervisora de estágio específico para estudantes de graduação do curso de Psicologia na Universidade Federal do Espírito Santo, realizado em um Centro de Atenção Psicossocial Infantojuvenil (CAPSij) há mais de dez anos.

O livro mencionado, fruto de minha tese de doutorado (AVELLAR, 2001), partiu de interrogações pessoais acerca da técnica de análise de crianças e, mais especificamente, do interesse em discutir o brincar e o uso de intervenções em situações clínicas. Tinha também como propósito:

> oferecer uma contribuição clínica àqueles que exerciam a atividade de analistas de crianças e que buscavam maneiras mais eficazes de ajudá-las a pôr em marcha o seu processo de análise, visando a redução de seu sofrimento psíquico e a continuidade de seu processo maturacional (Avellar, 2009, p. 15).

A teoria de Winnicott sustentou as discussões teóricas contidas na tese. No presente capítulo retomarei alguns pontos, buscando atualizar as discussões realizadas naquele momento, mas agora no contexto da saúde mental infantojuvenil, considerando as políticas públicas voltadas para crianças e jovens, especificamente no trabalho realizado em um CAPSij.

Atualmente o CAPSij é um dos equipamentos possíveis para o cuidado do público infantojuvenil. Deve estar inserido em uma ampla rede de atenção com ações intersetoriais articuladas às de outros equipamentos da saúde e também incluindo os setores escolares, assistenciais, jurídicos, culturais etc. A lógica da atenção psicossocial é o que subsidia o trabalho, privilegiando as ações no território, e se contrapõe a um modo tradicional de se pensar a clínica. As ações extrapolam o sentido meramente técnico do "tratar", de maneira que se possa incluir em seu âmbito ações de cuidar, acolher, escutar, possibilitar ações emancipatórias e potencializar a qualidade de vida dos usuários, considerados de forma única e singular[3] (BRASIL, 2005). Tendo esses elementos como ponto de partida, associados às reflexões do trabalho de Avellar (2009), mencionado anteriormente, propomos uma reflexão sobre a possibilidade de se pensar a clínica no CAPSij utilizando os fundamentos da teoria de D. W. Winnicott.

POR QUE WINNICOTT?

Primeiro motivo: a retomada de interesse pela obra do autor nos últimos anos, não só na clínica psicanalítica, mas por parte de profissionais e pesquisadores de diferentes áreas como saúde, educação e ciências humanas, conduziu os conteúdos teóricos winnicottianos a um patamar mais elevado de importância, que antes foram relegados a um segundo plano, resultado de uma simplificação na leitura de seus textos, em função da linguagem coloquial que usava na sua obra, fato que ofuscou sua originalidade.

Outro motivo: a superação da dualidade interno *versus* externo na obra winnicottiana. Winnicott rompe com a dicotomia realidade interna e materialidade do mundo externo. Propõe a existência de uma terceira área intermediária, estendendo o campo da subjetividade para além das fronteiras do "mundo interno".

Essa concepção abre um vasto campo de diálogo e possibilidades de intervenções clínicas, especialmente para aqueles casos tidos como difíceis. Ou seja, convoca outras abordagens além da interpretação de conflitos inconscientes, ponto central da tese de doutorado mencionada anteriormente; e extremamente valiosa para se pensar a constituição de serviços de atenção psicossocial para crianças e adolescentes, aspecto tratado no trabalho de Avellar e Safra (2018).

O terceiro motivo, a recusa da separação do indivíduo de seu meio, produz uma das contribuições mais originais e fecundas de Winnicott: a importância do ambiente nos processos de desenvolvimento. Até um certo momento, a psicanálise apontava a relação mãe e bebê, com grande destaque para o mundo interno. A partir de Winnicott (1969), um bebê "é um fenômeno complexo que inclui o seu potencial e *mais* o seu meio ambiente" (p.195). No mesmo texto, mais adiante: "não podemos descrever o bebê sem descrever o meio ambiente" (p. 196). Para melhor compreensão das ideias do autor e a fim de alcançarmos o objetivo do capítulo, faremos uma breve apresentação de sua teoria sobre o amadurecimento humano.

A TEORIA DE WINNICOTT SOBRE O PROCESSO DE AMADURECIMENTO HUMANO

A teoria do processo maturacional de Winnicott está pautada na ideia de que há uma tendência em direção ao desenvolvimento que é inata e herdada: "o desenvolvimento de um ser humano começa cedo e este desenvolvimento se dá numa linha em que não existem lacunas." (WINNICOTT, 1948, p. 45). A direção é a da integração, nos diferentes sentidos que o termo comporta, e se dá no tempo e no espaço. O desenvolvimento está relacionado com a possibilidade de o indivíduo se sentir um todo. São as condições ambientais, adaptadas e adequadas às necessidades fundamentais do bebê, que irão possibilitar que isso aconteça (ou não).

Para Winnicott, no início, há um estágio de dependência absoluta, no qual não há a separação do Eu e do Não Eu. Nesse momento, a provisão ambiental fornece as condições para que o curso do processo maturacional prossiga. Inicialmente, o bebê está mergulhado em diferentes sensações, sem possibilidade de nomeá-las; está imerso em um estado de não integração. Somente em presença de alguém que o segure e lhe ofereça cuidados adequados (de presença e ausência, sustentação, reconhecimento mútuo, comunicação silenciosa, apresentação do mundo em pequenas doses) o bebê poderá conquistar sua integração. O nascimento da subjetividade se dá em presença de alguém. Para se constituir como humano, o bebê necessita de uma presença humana de forma continuada. "Uma boa forma de cuidar da criança produz um estado de coisas no qual a integração começa a se tornar um fato, e uma pessoa começa a surgir" (WINNICOTT, 1952, p. 207). Não se trata de técnica de cuidado, mas de um cuidado humanizador que introduza o bebê no mundo.

O bebê caminha em direção à independência relativa, as pequenas falhas ambientais surgem e acontecem na medida do suportável, contribuindo para uma separação mãe-bebê. Esse primeiro lugar de separação entre o bebê e sua mãe Winnicott (1971) denominou espaço potencial: "o espaço potencial é a área hipotética que existe (mas não pode existir) entre o objeto (mãe ou parte desta) durante a fase de repúdio do objeto como não eu..." (p. 149). Ele é potencial, porque nele são incluídas as experiências do indivíduo, as atividades lúdicas, a religião e a experiência cultural. É uma área intermediária que é produto das experiências da pessoa em qualquer momento da vida, pois são experiências que ocupam um tempo e um espaço, que vinculam o ser no passado, presente e futuro. O espaço potencial é constituído na experiência de confiança:

> Onde há confiança e fidedignidade há também um espaço potencial, espaço que pode tornar-se uma área infinita de separação e o bebê, a criança, o adolescente e o adulto podem preenchê-lo criativamente com o brincar, que com o tempo transforma-se na fruição da herança cultural. (WINNICOTT, 1971, p. 150)[8]

Em uma situação clínica, é no espaço potencial que o paciente pode dar prosseguimento ao processo de constituição e devir do seu ser. Para Safra (1999), ao longo do tempo, essa possibilidade é também encontrada na relação com os objetos culturais. O indivíduo pode interagir com o que existe no campo cultural, encontrando aí a presença humana. Pode dialogar e compartilhar com outros homens que vivem, viveram e viverão em outras épocas. São importantes as manifestações culturais, como a música, o teatro e a literatura, por possibilitarem uma conexão com a vida humana.

É nesse ponto que a teoria inaugura a possibilidade de se pensar os fenômenos transicionais que dizem "respeito a uma dimensão do viver" (ABRAM, 2000). A autora define os fenômenos transicionais como uma passagem para o ingresso no estágio de dependência relativa, e diz que ao fazer uso do objeto transicional, o bebê acessa o uso da ilusão, dos símbolos e de um objeto. Afirma ainda que os fenômenos transicionais estão "inevitavelmente associados ao brincar e à criatividade" (p. 253).

Os estudos sobre os fenômenos transicionais dão um novo colorido ao significado da criatividade e do brincar para Winnicott, nas palavras dele, no texto "O brincar: uma exposição teórica": o brincar se localiza no espaço potencial,

> a brincadeira é que é própria da saúde: o brincar facilita o crescimento, o brincar conduz aos relacionamentos grupais, o brincar pode ser uma forma de comunicação na psicoterapia, a psicanálise é uma forma altamente especializada do brincar, a serviço da comunicação consigo mesmo e com os outros. (1971, p. 63)

Nessa perspectiva, na origem do desenvolvimento humano está a criatividade. Para Winnicott (1971), a criatividade é compreendida como a possibilidade de a criança criar o mundo, percebê-lo de maneira única e transformá-lo, imprimindo sua marca pessoal nas experiências. A criatividade que interessa é aquela relacionada ao estar vivo, jamais é destruída, ela é inerente ao ser, é a busca por permanecer vivo e se relacionar com objetos que aparecem no horizonte quando chega o momento de alcançá-lo. O impulso criativo é algo necessário durante todos os momentos da vida humana.

A partir da teoria sobre o amadurecimento humano, Winnicott propõe uma compreensão do processo saúde e doença, diferente daquela tradicionalmente proposta. A saúde é maturidade no tempo certo. É a realização da tendência ao desenvolvimento. Para ele todo trabalho clínico parte de um diagnóstico preciso das necessidades do paciente com grande ênfase na provisão ambiental.

A TEORIA DO AMADURECIMENTO HUMANO E OS "TIPOS DE PSICOTERAPIA"

Os distúrbios psicológicos são classificados por Winnicott de acordo com o que ele denomina "imaturidade pessoal". Essa classificação foi descrita mais detalhadamente em dois textos: "Variedades clínicas da transferência (1955-6)" e "Tipos de Psicoterapia" (1961). Neles são descritos três grupos de distúrbios e o tipo de psicoterapia sugerido para cada um: o primeiro, as psiconeuroses, inclui indivíduos que foram relativamente bem cuidados durante os estágios iniciais. Nesses casos, pode-se falar de um psiquismo estruturado, de uma personalidade integrada, o que o autor denomina pessoa total, que lhe permite relacionar-se com o ambiente externo. O tratamento sugerido para esse grupo é "fornecer psicanálise" em um contexto profissional de confiabilidade ampla.

O segundo grupo, o das psicoses, está relacionado com a falta de cuidados recebidos pelo bebê durante os estágios iniciais do desenvolvimento. Para o autor, a psicose tem origem em uma falha da provisão ambiental. No estágio da dependência absoluta, o bebê não tem condições de se defender de uma falha dessa natureza. No texto de 1963, "O medo do colapso", Winnicott define a psicose como uma organização defensiva contra uma agonia impensável, que são as agonias que não se pode nomear, que não têm registro na presença de um outro e são vividas no absoluto. É o risco da não existência, "do cair para sempre, da perda de limites do corpo, do despedaçar-se, é o medo da morte". O tratamento sugerido para esse grupo é o preparo de um *setting* que forneça uma boa provisão ambiental, no qual serão importantes as funções do segurar e sustentar, pois o paciente, diferente do bebê, sabe dos riscos que está correndo, conhece o que falhou na situação original que provocou a ruptura, sendo, assim, momentos de muita dor para o paciente. Em um texto de 1964, "A importância do *setting* no encontro com a regressão na psicanálise", Winnicott afirma: "Em alguns pacientes com um certo tipo de diagnóstico, a provisão e a manutenção do *setting* são mais importantes que o trabalho interpretativo." (p. 77).

O terceiro grupo, denominado "tendência antissocial", são aqueles indivíduos que tiveram uma boa provisão ambiental por um período prolongado de tempo, mas cujo ambiente falhou em algum ponto. Na base da tendência antissocial estão o abandono e a privação. O que o indivíduo reivindica é algo que lhe foi dado e depois tirado pelo ambiente. Na tendência antissocial, também houve uma falha ambiental, assim como na psicose. Porém, nesse caso, o indivíduo se encontrava "amadurecido" para perceber que houve a falha. O processo de amadurecimento caminhou o suficiente, de maneira que o indivíduo teve condições de perceber as privações como traumáticas. Para Winnicott, é difícil determinar o padrão pessoal dos pacientes com tendência antissocial. No entanto, sempre que a esperança se acende, produz um sintoma, forçando o ambiente a "devolver aquilo que lhes foi subtraído". O sintoma seria um sinal de esperança, título de um texto de 1967, citado por Abram (2000). Ao invés de ações punitivas, deve-se proceder a uma pesquisa detalhada da história dos sintomas antissociais para encontrar a "chave e a solução". Nesses casos, o tipo de psicoterapia realizada assemelha-se à amizade. A diferença é que o terapeuta está a trabalho, só encontra o paciente em horas marcadas e por um determinado tempo. Os pacientes, quando muito comprometidos, pressionam a integridade do terapeuta, uma vez que necessitam de contato humano e de sentimentos reais.

Nessa altura, que já temos uma breve descrição da teoria do amadurecimento humano, bem como as organizações psíquicas que dela decorrem e também o "tipo de psicoterapia" proposto, com grande ênfase na provisão ambiental que se reflete no cuidado a ser oferecido, apresentaremos algumas reflexões sobre o CAPSij, aqui entendido como um lugar, mas não o único, de potência para o cuidado, mas também com muitas fragilidades. Apresentaremos como temos utilizado alguns conceitos da teoria para subsidiar as discussões dos casos acompanhados por estudantes em estágio profissional do curso de psicologia. Iniciamos com a ambiência entendida como uma forma de oferecer cuidado àqueles que buscam o serviço.

AMBIENTE E *PLACEMENT*

O conceito winnicottiano de ambiente foi utilizado por Ronchi (2012) para compreender a ambiência, definida como um dos aspectos da política de humanização do Sistema Único de Saúde (SUS) e referente nos documentos do Ministério da Saúde (2010) como os elementos que constituem os serviços.

Leva em consideração não apenas os aspectos físicos, mas também os subjetivos e sociais como produtores das atuações profissionais e, consequentemente, de um certo modo de oferecer cuidado. O estudo possibilitou a compreensão das diferentes funções que o ambiente pode fornecer ao desenvolvimento psíquico do ser humano. A autora discute como, nesses serviços, uma apropriada provisão ambiental pode favorecer aos pacientes reviverem necessidades primitivas que em um momento anterior não foram satisfeitas, sendo agora acolhidas e cuidadas por uma equipe de profissionais (Ronchi e Avellar, 2016; Ronchi e Avellar, 2013).

Na mesma direção, Avellar e Safra (2018) entendem que o serviço de saúde mental infantojuvenil (SMIJ) pode funcionar como um lugar (*placement*), um ambiente capaz de produzir transformações na experiência do *self* dos sujeitos por meio de formas sofisticadas de cuidado. Para corroborar tal ideia, citam o texto de Winnicott (1946/1948), "Alojamento para crianças em tempo de guerra e em tempo de paz", no qual o autor afirma que as crianças precisam de estabilidade ambiental, cuidados individuais e continuidade desses cuidados. E para assegurar a possibilidade de proporcionar cuidados individuais às crianças, o serviço deve contar com pessoas que "possam ser capazes de suportar a tensão emocional envolvida em cuidar de qualquer criança, mas especialmente de crianças cujos próprios lares não consigam suportar tal tensão" (p. 78).

Semelhante ao que se observa nos casos acompanhados nos serviços de SMIJ, Winnicott, no texto de 1947, "Tratamento em regime residencial para crianças difíceis", escrito em parceria com Clare Britton, ao assinalar as necessidades fundamentais da criança, afirma: "em todos os casos havia necessidade de se fazer muito mais do que de fato podia ser feito; e em cada caso, portanto, a avaliação da situação total tinha uma implicação prática importante" (p. 60). Assim, a atuação profissional em um serviço de saúde mental convoca profissionais a reverem continuamente seus pressupostos teóricos e técnicos, pois em grande parte há "a necessidade de se fazer muito mais". As demandas que chegam aos serviços são de grande complexidade, não necessariamente da ordem da patologia, mas dos processos do viver, do existir em uma sociedade que não provê cuidados a crianças e jovens, que em sua maioria vivem em contextos de pobreza e de múltiplas vulnerabilidades.

A noção de desenvolvimento enquanto continuidade é muito importante para o trabalho nos serviços de saúde mental infantojuvenil, por se opor a modelos que buscam encapsular em quadros psicopatológicos os modos de existir de crianças e jovens em toda a complexidade de sua existência. "As tendências de crescimento estão presentes o tempo todo, em toda e qualquer pessoa, a não ser quando a desesperança (causada por falha ambiental repetida) tenha conduzido a um isolamento estruturado" (WINNICOTT, 1961, p. 100).

Há nessa ideia uma grande contribuição de Winnicott para pensarmos a "despatologização" na atualidade. Para Winnicott (1967), na base da tendência antissocial, por exemplo, há uma crença na capacidade do ambiente de prover aquilo que foi perdido no momento em que houve uma falha ambiental. Relacionada à perspectiva de Winnicott sobre a esperança, Jan Abram (2000) apresenta essa noção como "Um momento de esperança". Momento no qual a criança percebe um novo *setting* que possui alguns elementos de confiabilidade, conhece um impulso que pode ser chamado de busca de objeto e mobiliza o ambiente ao seu redor no sentido de ser capaz de tolerar os inconvenientes (p. 51). No texto "Delinquência como sinal de esperança", mencionado por Abram (2000), o destaque é para a convicção, por parte do indivíduo, de que há algo a ser encontrado.

Nessa mesma direção, Safra (2009) afirma que o acontecer humano demanda a presença de um outro. Naquelas situações em que as "facetas do self não puderam se constituir, o analista é buscado como objeto de esperança para que o não realizado venha a ser alcançado" (p.10). Afirma ainda: "Quando lidamos com seres humanos, estamos trabalhando com seres que buscam intensamente, com os meios disponíveis, a sua possibilidade de humanizar-se" (SAFRA, 1999, p. 141).

Continuamos com Safra (1999), que cita Arendt (1958) para afirmar que a realidade do mundo é garantida pela presença dos outros. O mundo consiste nas coisas, que devem a sua existência aos homens e que, por sua vez, afetam os autores humanos. Tudo o que adentra o mundo humano torna-se parte da condição humana. A cada nascimento o novo começo pode fazer-se sentir no mundo, porque o recém-chegado possui a capacidade de iniciar algo novo: agir. Safra destaca ainda que Arendt rompe com uma visão que considera o mundo uma manifestação natural, aponta para a singularidade de cada ser humano e reconhece a importância dos outros para o acontecer humano.

Em uma outra passagem do mesmo texto, Safra (1999) destaca a importância de o indivíduo encontrar, no campo social, inserções que preservem o seu estilo de ser e a sua história. Apresenta, ainda, o sofrimento decorrente da impossibilidade de a pessoa criar o seu lugar na sociedade pela singularidade do seu gesto, o que pode lançá-lo nas angústias impensáveis, experimentando o não ser no abismo que se abre entre ele e o campo social.

A PARTIR DISSO: IDEIAS PARA SE PENSAR A CLÍNICA NO CAPSij

Os conceitos da teoria são extremamente férteis para se pensar a clínica nos serviços de SMIJ. O trabalho com crianças e jovens pode revelar o anseio por uma relação, que instaure o *ethos* humano (Safra, 2009). Ao tomarmos essas ideias como inspirações para o trabalho no CAPSij, especialmente nas supervisões de casos no estágio de estudantes de psicologia, não romantizamos uma realidade que sabemos que é dura, tanto para os que buscam o atendimento no serviço quanto para os profissionais que se encontram sobrecarregados e, muitas vezes, também adoecidos. Nesse momento, o foco está nos relatos dos estudantes que enfatizam a potência das experiências produzidas naquele espaço. Nos ocorre que as questões apresentadas vão muito além de pensar a clínica, embora envolvam um certo modo de pensar a clínica sim! Fundamentalmente em sua dimensão ética.

> Quando menciono a dimensão ética, não estou me referindo a um conjunto de valores morais, mas às necessidades fundamentais humanas tais como: a necessidade de encontrar um outro, com quem seja possível uma comunicação; a necessidade de ser ouvido em sua singularidade; a necessidade de ser tratado como ser humano e não como mercadoria; a necessidade de ter um lugar e uma ação social; a necessidade de ter história; a necessidade de ter espaço para viver; a necessidade de ter acesso à cultura acumulada pelas gerações e assim por diante, tudo subordinado à experiência do jogo, do brincar. (SAFRA, 2009, p. 11)

O atendimento de crianças e jovens em serviços de saúde mental envolve uma escuta atenta e complexa composta por diferentes elementos. Requer "uma atitude analítica mais complexa que envolve a possibilidade de o analista brincar com o seu paciente e permitir surpreender-se no decorrer do processo" (AVELLAR, 2009, p. 155). Trata-se de possibilitar que a confiança se estabeleça como resultado dos cuidados disponibilizados. Isto exige do profissional um engajamento como pessoa real, que utiliza seu sentimento, sua empatia, sua intuição para jogar nos espaços e nos encontros nos diferentes contextos dos serviços e fora dele, no território. Isso é possibilitado pela experiência de mutualidade, que permite a "parceria em um mesmo jogo". As intervenções podem acontecer em clima de comunicação de confiabilidade, no qual o profissional protege o *setting* de invasões da realidade externa.

Nessa perspectiva, as intervenções visam à possibilidade de se instaurar um campo de experiência – presença-espaço-tempo –, no qual o jogo possa fluir livre e criativamente. O contexto de um atendimento no CAPSij deve oferecer segurança suficiente para que o usuário apresente as suas necessidades psíquicas e vá ao encontro delas, tendo a possibilidade de resgatar aspectos do *self* que ainda não puderam ser constituídos. A ideia principal é aquela apresentada no livro "Jogando na Análise de Crianças" (Avellar, 2009), no qual a autora aponta que as intervenções são feitas no sentido de abrir um espaço de jogo, com fronteiras que serão determinadas pelo par analítico. Pertencem à sobreposição das duas áreas de jogo: a do paciente e a do analista. O analista precisa saber jogar: faz isso com suas intervenções, a forma de apresentá-las ao paciente, o material que disponibiliza; cria condições para que o paciente "encontre e crie aquilo que necessita".

As intervenções devem ser baseadas nesses movimentos: do paciente de buscar aquilo que necessita e do profissional de providenciar que seja encontrado. Para Winnicott (1971), o viver criativo tem suas raízes na experiência de onipotência. O trabalho clínico possibilita que o paciente tenha confiança de que pode criar objetos, de criar mundos. No texto "O brincar e a realidade" (1971), Winnicott afirma "que o momento significativo é aquele em que a criança se surpreende a si mesma, e não o momento de minha arguta interpretação" (p. 75). A intervenção pode revelar algo que já conhecia e que estava ali para ser criado e descoberto. Destaca-se que o surpreender-se pode ser uma experiência mútua. A surpresa também acontece para o profissional, por presenciar o encontro da necessidade com o objeto necessitado pelo paciente.

Para Winnicott (1965):

> O princípio básico é o fornecimento de um *setting* humano e, embora o terapeuta fique livre para ser ele próprio, que ele não distorça o curso dos acontecimentos por fazer coisas por causa de sua própria ansiedade ou culpa, ou sua própria necessidade de fazer sucesso. O piquenique é do paciente, até mesmo o tempo que faz é do paciente. (p.247)

O manejo ganha destaque nessa perspectiva, por ser uma forma especializada de cuidar. São intervenções realizadas objetivando promover o desenvolvimento do paciente e são feitas a partir das suas necessidades singulares, de sua história pessoal e social. Massud Khan, no prefácio do livro de Winnicott, "Da pediatria à psicanálise" (1978), define o manejo:

> O manejo, é na verdade, o provimento daquela adaptação ambiental, na situação clínica e fora dela, que faltou ao paciente no seu processo de desenvolvimento e sem o qual tudo o que ele pode fazer é existir pela exploração reativa de mecanismos de defesa, assim como pelo seu potencial do id. Só quando o manejo foi eficaz para o paciente é que o trabalho interpretativo pode ter valor clínico. O manejo e o trabalho interpretativo muitas vezes caminham lado a lado, apoiando-se mutuamente, um facilitando a ação do outro na experiência de vida total do paciente. (p. 28).

Nesse sentido, entendemos que o trabalho de intervenção nos diferentes espaços e ações de um CAPSij pode ter as seguintes características:

- Permite ao profissional valer-se de diferentes meios de expressão, não só para compreender a comunicação do paciente, mas também para transmiti-la, utilizando da mesma linguagem expressiva e plástica.
- O profissional utiliza-se de sua capacidade de jogar para construir e veicular suas intervenções. O profissional é mais ativo no processo.
- A intervenção é construída no encontro, no interjogo da subjetividade do profissional e da criança e do jovem, para se reconhecerem no coletivo.
- As intervenções estão mais próximas da comunicação não verbal e articulam-se com o tempo de uma subjetividade. Elas acontecem no espaço potencial, para que possa haver uma simbolização das necessidades psíquicas.
- As intervenções devem caminhar no sentido de abrir e compartilhar espaços de experiência. Isso significa dispor de presença, espaço e tempo para sustentar o atendimento e acompanhamento dos casos. Para Green (1988), "O aspecto essencial já não é mais interpretar, mas capacitar o sujeito a sobreviver a experiências criativas de uma nova categoria de objetos" (p. 288).

Sobre os resultados do trabalho, Winnicott (1961) afirma:

> Grande parte do nosso trabalho produz resultados, mas depois de um intervalo que está além do nosso controle. (...) No nosso trabalho, temos de tolerar a tensão que os casos nos provocam, quando os resultados não são imediatos, e quando aprendemos a desconfiar de resultados imediatos. (p.204)

CONSIDERAÇÕES FINAIS

Escrever este capítulo usando como inspiração a releitura de um trabalho escrito há quase 20 anos foi um desafio, principalmente por ambos terem sido produzidos em contextos diferentes: clínica privada e o contexto de um serviço de saúde mental infantojuvenil. Utilizamos os conceitos da teoria winnicottiana para pensar o cuidado nesses contextos, abrindo um diálogo fértil com um modo de se pensar a atenção psicossocial e com a clínica ampliada em um CAPSij.

Nessa perspectiva o sujeito é central, em todas as vicissitudes da sua existência – "não existe bebê sem um ambiente". A cada momento do processo maturacional há a necessidade de um outro – presença humana – para acontecer no mundo. A perspectiva winnicottiana aposta em uma forma de cuidado que envolve uma provisão ambiental: qual é o tipo de provisão ambiental que cada caso demanda e decorre daí fundamentalmente um encontro – presença humanizadora. Isso envolve apoio, sustentação, relações de mutualidade, inserção na cultura, solidariedade, empatia, alteridade, que resultam em "formas altamente sofisticadas de cuidar", de viver a vida com os outros – compartilhar experiências em presença-espaço-tempo.

A partir dessas reflexões é possível sinalizar para a necessidade da construção de uma rede de cuidado guiada por preceitos de responsabilidade compartilhada, apoiada na solidariedade e cooperação. Que a criança e o jovem possam receber no cuidado um olhar que possibilite o reconhecimento do seu sofrimento, o seu anseio de encontrar uma inserção digna no mundo. É preciso entrar no mundo para se sentir vivo.

REFERÊNCIAS

1. ABRAM, J. **A linguagem de Winnicott:** dicionário das palavras e expressões utilizadas por Donald. W. Winnicott. Rio de Janeiro: Revinter. 1996.
2. AVELLAR, L. Z. **Jogando na análise de crianças:** intervir-interpretar na abordagem winnicottiana. 2ª edição. São Paulo: Casa do Psicólogo. 2009.
3. AVELLAR, L. Z. **Jogando na análise de crianças: intervir e interpretar na abordagem winnicottiana.** Tese de Doutorado. Programa de Pós-graduação em Psicologia Clínica. Pontifícia Universidade Católica de São Paulo. São Paulo, SP, Brasil, 2001.
4. AVELLAR, L. Z.; SAFRA, G. Saúde mental infanto-juvenil: contribuição de alguns conceitos da obra de D. W. Winnicott para a constituição de serviços de assistência. In: FERRARI, I. F.; NETO, J. L. F. **Políticas públicas e clínica:** estudos em psicologia e psicanálise. Belo Horizonte: PUC-Minas, 2018.
5. BRASIL. Ministério da Saúde. **Caminhos para uma política de saúde mental infantojuvenil.** Brasília: Editora do Ministério da Saúde, 2005.
6. BRASIL. Ministério da Saúde. Secretaria de Atenção à Saúde. Núcleo Técnico da Política Nacional de Humanização. **Ambiência.** Brasília: Editora do Ministério da Saúde, 2010.
7. BRASIL. Ministério da Saúde. **Cadernos de Atenção Básica.** Secretaria de Atenção à Saúde. Departamento de Ações Programáticas Estratégicas. Brasília: MS Editora. 2013.
8. GREEN, A. O espaço potencial em psicanálise. In: **Sobre a loucura pessoal.** Rio de janeiro: Imago, 1988.
9. KHAN, M. Prefácio. WINNICOTT, D. W. **Textos selecionados da pediatria à psicanálise.** Rio de Janeiro: Francisco Alves, 1978.
10. RONCHI, J. P. **Ambiência e saúde mental: um estudo no CAPSi de Vitória-ES.** Dissertação (Mestrado). Programa de Pós-graduação em Psicologia. Universidade Federal do Espírito Santo. Vitória, ES. Brasil, 2012.
11. RONCHI, J. P. ; AVELLAR, L. Z. Ambiência na Atenção Psicossocial Infanto-Juvenil: um estudo no CAPSi. **Saúde e Sociedade (USP. Impresso)**, v. 22, p. 1045-1058. 2013.
12. RONCHI, J. P. Ambiência no atendimento de crianças e adolescentes em um CAPSi. **Psicologia em Revista (online)**, v. 21, p. 378. 2016.
13. SAFRA, G. **A face estética do self: teoria e clínica.** São Paulo: Unimarco, 1999.
14. SAFRA, G. Prefácio. In: AVELLAR, L. Z. **Jogando na análise de crianças**: intervir-interpretar na abordagem winnicottiana. 2ª edição. São Paulo: Casa do Psicólogo. 2009.
15. WINNICOTT, D. W. 1946/1948. Alojamento para crianças em tempo de guerra e em tempo de paz. In: **Privação e delinquência,** São Paulo: Martins Fontes, 1987.

16. WINNICOTT, D. W. 1947. Tratamento em regime residencial para crianças difíceis. In: **Privação e delinquência,** São Paulo: Martins Fontes, 1987.

17. WINNICOTT, D. W .1948. Introdução primária à realidade externa: os estágios iniciais. In: **Pensando sobre crianças**. Porto Alegre, Artes Médicas, 1997.

18. WINNICOTT, D. W. 1952. Ansiedade associada à segurança. In: **Textos selecionados da pediatria à psicanálise.** Rio de Janeiro: Francisco Alves, 1978.

19. WINNICOTT, D. W. 1955-6. Variedades clínicas da transferência. In: op. cit. 483-490.

20. WINNICOTT, D. W. 1961. Tipos de psicoterapia. In: **Tudo começa em casa.** São Paulo: Martins Fontes, 1999.

21. WINNICOTT, D. W. 1963. O medo do colapso (breakdown). In: WINNICOTT, C., SCHEPHERD, R., DAVIS, M. **Explorações psicanalíticas**. 3ª. Edição, Porto Alegre: Artes Médicas,1994.

22. WINNICOTT, D. W. 1964. A importância do *setting* no encontro com a regressão em psicanálise. In: **O ambiente e os processos maturacionais**. 3ª. ed. Porto Alegre: Artes Médicas, 1990.

23. WINNICOTT, D. W. 1965. O valor da consulta terapêutica. In: WINNICOTT, C., SCHEPHERD, R., DAVIS, M. **Explorações psicanalíticas**. 3ª. Edição, Porto Alegre: Artes Médicas, 1994.

24. WINNICOTT, D. W. 1967. A delinquência como sinal de esperança. In: **Tudo começa em casa**. São Paulo: Martins Fontes. 1999.

25. WINNICOTT, D. W. 1969. A experiência mãe-bebê de mutualidade. In: WINNICOTT, C., SCHEPHERD, R., DAVIS, M. **Explorações psicanalíticas**. 3ª. Edição, Porto Alegre: Artes Médicas, 1994.

26. WINNICOTT, D. W. **O brincar e a realidade**. Rio de Janeiro: Imago, 1971.

12

Possibilidades de cuidado e reflexões sob a perspectiva da atenção psicossocial: o transtorno do espectro autista nos Centros de Atenção Psicossocial Infantojuvenis

Mariane Cristina Lourenço

Amanda Dourado Souza Akahosi Fernandes

Martha Morais Minatel

Thelma Simões Matsukura

PALAVRAS-CHAVE

- Autismo; serviços de saúde mental; cuidado.

Ao longo dos anos temos, individual e coletivamente, convivido, trabalhado e investido na busca por compreender e contribuir para o cuidado de pessoas com transtorno do espectro autista (TEA) e seus familiares. Assim, seguimos aprendendo e construindo novas hipóteses e possibilidades para o cuidado aos sujeitos com TEA, seja na clínica, no território, e também por meio da capacitação das redes de cuidados a essa população e suas famílias, como os Centros de Atenção Psicossocial Infantojuvenis (CAPSij), as Equipes da Atenção Básica à Saúde (ABS), as escolas, entre outros.

Este capítulo debruça-se, especificamente, sobre uma dessas ações. Com o objetivo de refletir e avançar no que se refere ao cuidado às pessoas com TEA, apresentaremos alguns resultados encontrados na pesquisa de mestrado desenvolvida pela primeira autora, com orientação da última autora, a qual teve por objetivo compreender as potencialidades e desafios existentes no cuidado aos sujeitos com TEA e suas famílias nos CAPSij*.

A pesquisa, desenvolvida ao longo dos anos de 2018 e 2019, debruçou-se sobre todos os quatro CAPSij de um mesmo município do Estado de São Paulo e buscou ouvir gestores, membros da equipe, familiares de crianças e adolescentes com TEA e, também, vivenciar o cotidiano de um desses CAPSij, por meio de uma inserção etnográfica.

A partir dos resultados dessa pesquisa, buscamos apresentar aqui elementos para a reflexão sobre o cuidado a crianças e adolescentes com TEA nos CAPSij a partir de duas dimensões da realidade frequentemente vivida pela equipe e usuários. Tais dimensões implicam questionamentos e posicionamentos complexos na medida em que, dentre outros fatores, instam sobre a possibilidade de diálogos entre os caros pressupostos que dão sustentação à Atenção Psicossocial e os paradoxos presentes para viabilizar ações nessa direção.

Uma das dimensões é relativa ao alcance e papel dos CAPSij no que tange às demandas por intervenções especializadas no TEA, e a segunda, sobre os desafios do acesso a direitos a partir de emissão de laudos e diagnósticos.

Antecedendo a abordagem das duas dimensões e buscando, ainda que brevemente, oferecer um panorama mais geral sobre o TEA, apresentamos as diferentes concepções sobre esse quadro ao longo do tempo, as orientações recentes propostas pela Organização Mundial da Saúde (OMS) em termos de cuidado e práticas voltadas a esse grupo e, por fim, destacamos a compreensão do CAPSij a partir dos seus referenciais teórico-metodológicos e a política nacional de atenção em saúde mental.

BREVE INCURSÃO HISTÓRICA

O TEA, descrito pela primeira vez em 1943 enquanto um distúrbio de cunho afetivo (LAMPRÉIA, 2004), adquiriu, com o passar dos anos, diferentes compreensões e perspectivas de entendimento – psicose, síndrome, distúrbio, patologia, doença, deficiência, identidade autística. Essa gama de nomenclaturas e denominações evidencia a multiplicidade de compreensões e leituras sobre o TEA que, ao longo dos anos, ganharam mais ou menos força, algumas caindo por terra, outras ganhando espaço e sendo defendidas por grupos distintos.

---

* LOURENÇO, M.C. *Os centros de atenção psicossocial infantojuvenis e o cuidado a crianças e adolescentes com transtorno do espectro autista e suas famílias*. 2020. 180 f. Dissertação (Mestrado em Terapia Ocupacional) – Programa de Pós-graduação em Terapia Ocupacional, Universidade Federal de São Carlos, São Carlos. 2020.

Geschwind e Levitt (2007) retomam a enorme variedade na manifestação das características do TEA, pontuando que, dentro do espectro, há pessoas com e sem dificuldades na linguagem oral, com mais ou menos dificuldades no relacionamento entre pares, pessoas com comorbidades como a deficiência intelectual e pessoas sem qualquer comorbidade. Mesmo em relação à manifestação inicial das características do TEA, algumas crianças as manifestam bem precocemente, enquanto outras sofrem uma regressão no comportamento por volta dos dois ou três anos de idade. Diante dessa diversidade de manifestações, esses autores propõem pensar no TEA enquanto "autismos" e não como uma síndrome unitária (GESCHWIND; LEVITT, 2007).

Lampréia (2004) entende que a compreensão sobre o TEA, sua etiologia e possíveis tratamentos podem ser visualizados a partir de três diferentes fases. Na primeira fase, mais marcante entre as décadas de 1940 e 1960, vê-se um predomínio da compreensão do autismo sob as lentes psicanalíticas influenciadas, inclusive, por Kanner e seus apontamentos (LAMPRÉIA, 2004).

Ainda de acordo com Lampréia (2004), na segunda fase, que ganhou força entre as décadas de 1970 e 1980, o autismo passa a ser compreendido, sobretudo, enquanto um distúrbio cognitivo relacionado a disfunções cerebrais. Lima (2017) salienta que os estudos e teorias dessa fase foram desenvolvidos por autores que atuavam na área e que alguns deles também eram pais de autistas. Esse envolvimento de familiares de autistas marca o início das associações de familiares.

A terceira fase surge a partir da década de 1980 e marca a adoção por diversos autores de um enfoque desenvolvimentista que se debruça com maior afinco sobre os prejuízos sociais no autismo. Para esses autores, a dificuldade dos autistas em se relacionar com as pessoas afetaria o desenvolvimento da linguagem e da comunicação não verbal, percepção que diverge dos autores cognitivistas da segunda fase (LAMPRÉIA, 2004).

É perceptível ainda, um pouco mais recentemente, a ascensão de uma nova compreensão sobre o TEA. Talvez não seja o caso de se nomear uma nova fase, mas sim o fortalecimento e consolidação de uma nova forma de se pensar sobre esse quadro, a partir do Movimento da Neurodiversidade, pensado e difundido por Judy Singer, socióloga e portadora da síndrome de Asperger. Esse movimento entende o autismo enquanto uma "conexão neurológica atípica (ou neurodivergente)" (LIMA, 2017, p.44). Assim, pelo Movimento da Neurodiversidade entende-se o autismo enquanto uma diferença humana que precisa ser respeitada. O movimento critica a perspectiva de cura, pois afirma que o autismo não é uma doença a ser tratada, mas sim uma forma de ser (LIMA, 2017; ORTEGA, 2009).

Sobre publicação recente, é possível encontrar na resenha que Valéria Aydos apresenta relativa ao livro "*Autism in translation: an intercultural conversation on autism spectrum conditions*[†]", considerações que também dizem desse movimento.

Nas palavras de Aydos (2019, p. 348):

> Já no título da coletânea, o uso do termo "*conditions*" ao invés do termo biomédico "*disorder*", para categorizar o espectro do autismo, indica um posicionamento de estudiosos e ativistas que, ao mesmo tempo em que são sensíveis ao sofrimento e às dificuldades práticas e simbólicas do "viver no espectro", defendem uma despatologização dessa condição/neurodiversidade.

Diante do exposto, fica nítida a existência de diferentes compreensões sobre os fatores associados ao TEA, alguns deles concomitantes e atuais, outros superados, bem como os rebatimentos e interlocuções presentes nesse percurso histórico, ainda que brevemente apresentados. Não obstante, importa destacar que a adoção de determinada linha de compreensão, em consonância com seus referenciais teóricos e epistemológicos, implicará a implementação de diferentes abordagens de intervenção (MATSUKURA, 1997) e na proposição de políticas públicas voltadas a esses sujeitos (ORTEGA, 2009).

AS PRÁTICAS JUNTO AOS SUJEITOS COM TEA: TENDÊNCIAS E EVIDÊNCIAS CIENTÍFICAS

Em 2014, durante a 67ª Assembleia Mundial de Saúde realizada pela Organização Mundial da Saúde (OMS), foi lançada a resolução "*Comprehensive and coordinated efforts for the management of autism spectrum disorders (ASD)*", proposta por um conselho executivo composto por mais de 60 países de todo o mundo. Dentre os países proponentes da referida resolução estão, na América Latina, Chile, Costa Rica, Cuba, Equador, Peru e México. A redação final da resolução traz alguns pontos principais que se voltam para o fortalecimento de pesquisas na área; desenvolvimento de políticas, programas e serviços que abarquem o cuidado a pessoas com TEA e suas famílias; compartilhamento de dados referentes a boas práticas, serviços e tratamentos para pessoas com TEA; inclusão de pessoas com TEA no mercado de trabalho; suporte para as famílias; diminuição do estigma, entre outros (OMS, 2014).

---

† FEIN, E.; RIOS, C (ed.). Autism in translation: an intercultural conversation on autism spectrum conditions. Cham: Palgrave Macmillan, 2018. (Culture, Mind, and Society). 304 p.

Salienta-se, de modo especial, a atenção que o documento dá para o diálogo necessário entre as políticas voltadas para pessoas com TEA e as políticas relacionadas ao contexto amplo da saúde mental. Também é enfatizada a importância do investimento em serviços de base territorial e comunitária em saúde mental, bem como ações multissetoriais para essa população (OMS, 2014).

A partir das especificidades do TEA e entendendo as múltiplas possibilidades de cuidado e intervenção junto a essa população, é preciso enfatizar que não existe uma abordagem única a ser privilegiada no cuidado às pessoas com TEA, mas sim que a escolha entre as abordagens existentes visa à efetividade e segurança, levando em consideração as especificidades de cada caso (BRASIL, 2015).

Ainda que não se debruce sobre a saúde mental, o estudo realizado por Mire et al. (2015), na América do Norte, apontou que, em relação ao tratamento, para as crianças há um predomínio das terapias de fala, bem como da terapia ocupacional, presentes nos serviços escolares. Tratamentos comportamentais e medicamentosos também são comuns. Já na adolescência, os tratamentos de fala, terapia ocupacional e comportamentais mostram ter um declínio considerável (MIRE et al., 2015).

Alguns estudos ilustram diferentes possibilidades de cuidados ofertados aos sujeitos com TEA em diferentes países, abordando autismo e saúde mental (CASCIO; ANDRADA; JUNIOR, 2018; NARENDORF; SHATTUCK; STERZING, 2011; MIRE et al., 2015; RYAN; LAI; WEISS, 2018).

O estudo desenvolvido por Ryan, Lai e Weiss (2018), no Canadá, mostra que há também a busca pelos denominados "serviços de saúde mental" pela população com TEA. Os autores encontraram que algumas comorbidades, tais como ansiedade, depressão e agitação, levam crianças e adolescentes com TEA a procurarem esses serviços. Tais agravos são denominados pela literatura internacional "desordens psiquiátricas", e a presença de tais desordens acaba justificando a busca pelos serviços de saúde mental (RYAN; LAI; WEISS, 2018).

Outra pesquisa realizada nos Estados Unidos evidencia que aproximadamente metade dos adolescentes com TEA acessou algum serviço de saúde mental. Os autores enfatizam que, embora se saiba que a análise comportamental é frequentemente uma prática recomendada para esses sujeitos, pouco é sabido sobre métodos efetivos para tratar desordens relacionadas à saúde mental dessa população (NARENDORF; SHATTUCK; STERZING, 2011).

McPheeters et al. (2011) enfatizam a necessidade de levar em conta que crianças com TEA possuem risco elevado de depressão ou ansiedade na adolescência. Na mesma linha, Stewart et al. (2006) explicam que, ao se tornarem adolescentes, os sujeitos com TEA estão socialmente mais conscientes e acabam sendo envolvidos por situações de maior complexidade social. Tais fatores favorecem, à medida que esses sujeitos crescem, o aumento de casos de depressão e ansiedade (STEWART et al., 2006). Embora jovens com autismo tenham maior incidência de problemas de saúde mental, se comparados a jovens que apresentam desenvolvimento típico, pouco é sabido sobre o tipo de cuidado em saúde mental que recebem (RYAN; LAI; WEISS, 2018). Assim há, em nível internacional, uma demanda por entender melhor as chamadas "desordens psiquiátricas" nos sujeitos com TEA, bem como possibilidades de serviços e intervenções de cuidado a serem ofertadas para essa população.

Cascio, Andrada e Junior (2018)11 apresentam uma contextualização histórica e comparativa sobre a reforma psiquiátrica no Brasil e na Itália, focalizando as consequências para aqueles que apresentam o diagnóstico de TEA. A partir de estudos etnográficos, os autores apontam que existem diferenças extremas entre os serviços de assistência à saúde mental e ao desenvolvimento de crianças e adolescentes e os serviços para adultos, com uma explícita dificuldade na transição entre essas etapas da vida.

Na Itália, por exemplo, as pessoas com TEA se inserem em uma rede de políticas de integração social e educacional e em instituições comunitárias que oferecem tanto apoio ao desenvolvimento como à saúde mental, sob a supervisão da neuropsiquiatria infantil. A maioria das abordagens encontradas no cenário italiano são de cunho psicoeducativo, com base principalmente na Terapia Cognitivo Comportamental (CASCIO; ANDRADA; JUNIOR, 2018).

Já no Brasil, como bem e muito claramente apresentam alguns autores, o que se pode notar é a existência de dois diferentes, e em alguns momentos divergentes, cenários de cuidado. Um deles dialoga intimamente com os pressupostos e paradigmas da Atenção Psicossocial, enquanto o outro se aproxima das diretrizes existentes na Rede de Cuidado às Pessoas com Deficiência (OLIVEIRA, 2015; OLIVEIRA et. al, 2017). A existência desses dois cenários é explicada quando retomamos a inclusão do TEA nas políticas públicas brasileiras. Tal inclusão deu-se de forma tardia, escancarando a negligência do Estado não apenas para essa população, mas a toda a população infantojuvenil.

Até o início do século XXI, as únicas ações de cuidado e intervenção para pessoas com TEA eram oferecidas por instituições filantrópicas e associações não governamentais, muitas delas criadas por pais e familiares de pessoas com autismo (OLIVEIRA et al, 2017; TAÑO; MATSUKURA, 2015). Com o advento da Política Nacional de Saúde Mental, fortalecida pela promulgação da Lei n. 10.216 (BRASIL, 2001) e efetivada pela Portaria n. 336 (BRASIL, 2002) é que o autismo, entendido enquanto um quadro de grave sofrimento psíquico, passa a receber acolhimento e ações de cuidado nos serviços de saúde mental, com destaque para os Centros de Atenção Psicossocial Infantojuvenis (TAÑO; MATSUKURA, 2015; COUTO; DELGADO, 2010).

Em 2012, foi sancionada a Lei n. 12.764 (BRASIL, 2012), também conhecida como Lei do Autismo. Por meio dessa Lei, o TEA passou a ser considerado uma deficiência e as pessoas com TEA passaram a ter os mesmos direitos das pessoas com deficiência (OLIVEIRA et al., 2017). E se, por um lado, essa lei possibilitou o acesso dos autistas a direitos e maiores possibilidades, por outro também aumentou a implicação e os impactos que envolvem a emissão de laudos e diagnósticos, como veremos adiante.

Entre 2013 e 2015, o Ministério da Saúde lançou duas diferentes cartilhas com diretrizes para o cuidado a pessoas com TEA. Esses dois documentos expressam diferentes concepções, mostrando divergências e desencontros que também são (re)produzidos dentro do próprio Ministério da Saúde (OLIVEIRA, 2015). A primeira cartilha, "Diretrizes de Atenção à Reabilitação da Pessoa com Transtorno do Espectro Autista (TEA)" (BRASIL, 2014), traz o TEA sob o enfoque das deficiências e direciona toda a oferta de cuidados a essas pessoas para a Rede de Cuidados à Pessoa com Deficiência. A cartilha salienta a importância da detecção precoce de sinais para o TEA apresentando, inclusive, um instrumento de rastreio que pode ajudar a identificar tais sinais. Em relação ao tratamento, traz aspectos relativos à identificação precoce de sinais de risco para o TEA,

> deve ser estabelecido de modo acolhedor e humanizado (...) direcionando suas ações ao desenvolvimento de funcionalidade e à compensação de limitações funcionais, como também à prevenção ou retardo de possível deterioração das capacidades funcionais, por meio de processos de habilitação e reabilitação focados no acompanhamento médico e no de outros profissionais da saúde envolvidos com as dimensões comportamentais, emocionais, cognitivas e de linguagem (oral, escrita e não verbal) (BRASIL, 2014, p.58).

Já na cartilha, "Linha de Cuidado para a Atenção às Pessoas com Transtornos do Espectro do Autismo e suas Famílias na Rede de Atenção Psicossocial do Sistema Único de Saúde" (BRASIL, 2015), o enfoque maior é dado para o cuidado à população com TEA nos equipamentos e serviços que compõem a Rede de Atenção Psicossocial (RAPS), cujas bases epistemológicas advêm de experiências teórico-práticas internacionais em políticas de Saúde Mental, bem como de saberes e práticas das áreas de Sociologia, Psicologia e Saúde Coletiva. Assim, a Atenção Psicossocial configura-se enquanto norte da Política Nacional de Saúde Mental (COSTA-ROSA, 2000).

Dentre os inúmeros serviços que dialogam com os pressupostos da Atenção Psicossocial, temos os CAPSij, equipamentos voltados para o cuidado a crianças e adolescentes com sofrimento psíquico, instituídos no país por meio da

Portaria n. 336 (BRASIL, 2002), como já abordado em outros capítulos desta obra. O documento "Linha de Cuidado" busca debruçar-se com afinco sobre os serviços da Rede de Atenção Psicossocial, entre eles os CAPSij, mas também salienta a importância do diálogo e articulação junto à Rede de Cuidados à Saúde da Pessoa com Deficiência, bem como com diferentes setores como educação, assistência social etc. (BRASIL, 2015).

Assim, percebe-se em ambas as cartilhas pontos de diálogo e convergência entre si. Embora cada documento se ancore em um determinado referencial, os objetivos elencados, tais como a busca pela inclusão, o desenvolvimento da autonomia e o apoio às famílias, mostram-se comuns.

O CAMPO DA ATENÇÃO PSICOSSOCIAL, AS POSSIBILIDADES E LIMITES DO CUIDADO A CRIANÇAS E ADOLESCENTES COM TEA NOS CAPSij

Na perspectiva do cuidado às pessoas com TEA no âmbito da Atenção Psicossocial, a pesquisa de Lourenço (2020) identificou potências que dialogam com os pressupostos desse paradigma e trouxe contribuições para compreendermos a correspondência do CAPSij com tais pressupostos. A Clínica Ampliada e territorial, a preocupação em ofertar um cuidado no e a partir do coletivo, a articulação da rede, o matriciamento, a promoção da participação e do poder contratual dos sujeitos e suas famílias e a ambiência foram pontos destacados e serão ilustrados nas falas a seguir[‡]:

> Precisa empoderar essas mães (...) elas trazem essas questões, da dificuldade, da exceção que as crianças encontram em todos os lugares. Então estou tentando trazer essas mães... esses dias quando ela me ligou e falou assim: 'vamos fazer uma coisa? Me ajuda a puxar pra uma próxima assembleia', algumas pessoas então que sejam representantes da educação municipal, estadual, né. Pessoas da educação especial que a gente possa sentar junto com as mães e que elas possam falar pra eles, o que elas vivem. O que essas crianças têm passado. Como é que eles podem ajudar a gente a mudar isso? (...) a gente pode dar voz pra essas mães num outro espaço, né. Que elas possam chegar com essas demandas pra quem precisa ouvir, pra outro lugar (G4, grifo das autoras).

‡ Ao longo do texto serão apresentadas falas de gestores, profissionais e familiares, que serão identificados, respectivamente, pelas letras G, P e F seguidas de marcação numeral para diferenciá-los.

O cuidado às famílias, o acolhimento e a escuta qualificada dos familiares e/ou responsáveis foi um ponto de grande destaque na pesquisa, salientado pelas gestoras, pela equipe e, sobretudo, pelas próprias famílias. Além disso, foi possível perceber, como ilustra a fala anterior, um grande compromisso do CAPSij na busca pelo exercício da cidadania e aumento do poder de contratualidade dos familiares e, também, das crianças e adolescentes ali atendidos.

> Acompanho o motorista para buscar duas crianças. Uma delas é K., um garotinho autista que tem 10 anos. Sua mãe está trabalhando e para que K. continue indo ao CAPS, a equipe o inseriu no transporte. Logo que chegamos, P. toca a buzina. Desço da perua e ouço alguém gritar: já vai. Provavelmente é a avó de K., que fica com ele quando ele não está na escola. Rapidamente K. aparece no portão, com um sorriso enorme no rosto. A avó vem e abre o portão. Imediatamente K. entra na perua, sentando-se no último banco – seria esse o seu lugar favorito? Seguimos, adentrando agora em um bairro que parece mais carente, com casinhas menores, muitas em tijolo ainda. Chegamos na casa de T. e o menino já está esperando atrás do portão. Também sorri muito ao ver a perua. Entra e rapidamente se senta no mesmo banco que eu, mas na janela (Trecho do Diário de Campo de 15/03/2019, grifo das autoras).

Esse trecho ilustra outro importante pressuposto da Atenção Psicossocial que é a relação com o território, entendendo que o cuidado não pode ficar restrito a um espaço físico, uma casa, uma sala, mas deve se estender, criar braços e tecer articulações. Garantir um transporte que possa buscar os usuários que não têm como chegar ao CAPSij é garantir acesso ao tratamento, possibilitar circulações e trocas sociais.

Por fim, vale destacar o espaço fluido e livre existente nos CAPSij, o qual possibilita encontros informais e a construção de laços, vínculos e redes de suporte. Trata-se da Ambiência, dispositivo clínico adotado nos CAPSij pesquisados e que preconiza a existência de um espaço no qual famílias, crianças e equipe possam estar e conviver. Durante a etnografia foi possível compreender a Ambiência enquanto dispositivo clínico ativo que possibilitava acolhimento às famílias e as primeiras construções de vínculo junto às crianças e adolescentes.

> Encontro E. e sua mãe na ambiência. Lembro que eles retornaram para continuar a avaliação de E. O menino fica bem no espaço da ambiência, pega brinquedos e circula por ali, parecendo já familiarizado com aquele espaço (...) Neste momento chegam ao CAPSij G. e seu irmão mais novo, A., que aparenta ter a mesma idade de E. A. me chama para brincar e tenta se aproximar de E. em

> alguns momentos, sem sucesso. Tento fazer algumas mediações entre os meninos, mas ambos acabam tendo dificuldade em aceitar um ao outro. A mãe de E. mostra-se preocupada querendo que o filho brinque com outras crianças ao mesmo tempo que tem medo de que E. bata em A. Logo percebo que o profissional que está avaliando E. está na ambiência observando-o e provavelmente avaliando como E. se relaciona com outras crianças (Trecho do Diário de Campo de 30/01/2019).

Contextualizado brevemente o cenário da pesquisa, o CAPSij, a partir de algumas de suas potências (implicadas na lógica do serviço e no processo de trabalho), iremos discutir a seguir, como já mencionado, dois pontos que aparecem no cotidiano do CAPSij e foram apontados pelos participantes do estudo de Lourenço (2020) como desafios que merecem problematização e reflexão: a clínica especializada e o diagnóstico de TEA associado com a questão da emissão de laudos.

A questão das intervenções especializadas e o TEA

A vida em sua complexidade, as dimensões subjetivas, políticas, econômicas, sociais e culturais do cotidiano e do território, a garantia de acesso aos direitos e as habilidades para desempenhar as atividades diárias (quanto ao cuidado de si, da relação com o outro, das possibilidades de participação e fruição, da comunicação etc.) são exemplos do que se coloca como demandas no encontro com uma criança/adolescente com TEA.

A ideia de complexidade apresentada por Morin (2000, p.38) deriva do termo latino *complexus*, que significa "que é tecido junto". Em outras palavras, compreender o sujeito a partir da complexidade rompe com uma visão reducionista que considera apenas parte do todo, bem como uma perspectiva sistêmica que considere o todo como união das partes – o sujeito complexo implica a apreensão da relação dialógica entre o todo e a parte, a unidade e a diversidade.

Nessa perspectiva, as diferentes dimensões apresentadas como demandas no encontro com sujeitos com TEA não podem ser tomadas de modo separado, e isso vale também para as intervenções especializadas. Considerando o nascimento das especialidades a partir do reducionismo, destaca-se a importância da constante reflexão da prática quanto a essa segmentação, principalmente quando se empreende o trabalho de modo isolado e como único produtor do cuidado. As chaves de leitura do sujeito a partir da complexidade e diversidade implicam, necessariamente, a composição de projetos coletivos interdisciplinares e intersetoriais.

No Brasil, tal complexidade tem sido entendida de modo segmentado, atribuindo a campos específicos responsabilidades do cuidado e respostas a certas demandas, como, por exemplo, serviços responsáveis pela saúde física, outros pela saúde mental, outros pelo processo de inclusão social e escolar etc. Os serviços especializados de campos diferentes muitas vezes excluem-se mutuamente por se compreenderem antagônicos em suas perspectivas teórico-conceituais e teórico metodológicas.

O campo, enquanto produtor de competências e responsabilidades que orientam os serviços que o instituem, como o campo da Educação, da Saúde Mental, da Assistência Social, da Justiça, por exemplo, implica um modo de executar o trabalho e nos objetivos a serem alcançados pelos serviços.

O campo contorna o núcleo profissional[§]. Dentro da dimensão de cada disciplina/profissão, em relação a seu conhecimento, habilidades e competências específicas, ao pertencer a determinado campo e seu limite de ação, assume-se a responsabilidade pela resposta de partes das necessidades dos sujeitos, não da sua totalidade. Ainda que as expectativas, tanto de quem chega ao serviço como de quem oferta, sejam enormes quanto às possibilidades de intervenção de cada núcleo profissional, um único serviço não responde à totalidade das demandas colocadas. Se os objetivos de cada serviço não forem apreendidos o suficiente pelas equipes, a expectativa do que o outro pode ofertar, enquanto núcleo profissional, pode sim ser motivo de desgaste na construção do trabalho interprofissional, em equipe, bem como limitador da busca pela construção de projetos intersetoriais.

Dito isso, revela-se a potência das composições e da construção de projetos coletivos na atenção a esses sujeitos, da composição de ações que são sim muito diferentes em suas abordagens e perspectivas teóricas, mas que no encontro, na construção de projetos coletivos, buscam responder à complexidade.

Os resultados do estudo de Lourenço (2020) indicaram que os sujeitos com TEA, em algumas dimensões, demandam por intervenções especializadas que trabalhem habilidades e ganhos, que possibilitem a esse sujeito ser e estar no mundo de forma mais independente e autônoma. Deixando antever que sem o compartilhamento do cuidado, sem a articulação em rede, não há saída possível, sobretudo para os casos de maior comprometimento.

A partir dos CAPSij, Lourenço (2020) verificou a grande preocupação dos gestores, confirmada por alguns técnicos e encontrada também nas demandas das famílias, com o fato de que os CAPSij não podem/não devem responder

§ O conceito de "núcleo de competência e responsabilidade" (CAMPOS, 1997, p. 248) implica a compreensão de que existem atribuições específicas para cada categoria profissional.

pela especialidade técnica de diferentes tratamentos, ainda que contem com profissionais que detêm (ou poderiam deter) tais habilidades. Os motivos, claramente colocados, pelos quais busca-se distância das intervenções especializadas e coloca-se todo o potencial e esforço de sua equipe que, interdisciplinarmente, se dedica ao campo e a viabilizar e maximizar as ações estão pautados nos pressupostos da Atenção Psicossocial[¶]. Tal investimento alcança níveis de cuidado muito importantes e, ainda que com todos os desafios, proporciona oportunidades de vida e de exercício de cidadania únicos.

Contudo, ainda se identifica como demanda, não só advinda dos familiares, mas também da própria condição do sujeito com TEA, a questão do acesso a intervenções especializadas e/ou a tratamentos específicos como, por exemplo, a Comunicação Suplementar Alternativa (CSA), a Integração Sensorial (IS), a Análise do Comportamento Aplicada (ABA), dentre outras (LOURENÇO, 2020).

Importa um posicionamento sobre a necessidade do CAPSij em assumir coletivamente, enquanto equipamento que compõe a rede e mostra-se comprometido com a atenção psicossocial, de não negligenciar as demandas e necessidades plurais desses sujeitos e de suas famílias, entendendo que também são demandas desses familiares as intervenções especializadas, o desfralde, a exploração de habilidades de comunicação específicas, entre tantas outras que possibilitarão que esses sujeitos estejam e participem da sociedade (FERNANDES et al., 2020).

No estudo de Lourenço (2020), além dessa demanda familiar, identificou-se, senão o reconhecimento da equipe sobre essa necessidade, a reflexão sobre o que contribuiria mais ou melhor para o cuidado da criança ou adolescente com TEA, frequentemente parecendo considerar que ambas as abordagens (Atenção Psicossocial e intervenções especializadas) necessariamente são excludentes.

Nesse caminho, trazemos aqui premente necessidade de refletirmos que, ao buscar por composições das mais diversas, não estamos negando ou abandonando os pressupostos que nos são tão caros enquanto trabalhadores da saúde mental, ao contrário, compreendemos que estamos maximizando. O TEA nos convoca e nos provoca muito claramente a avançar nessa direção; na direção de construir ações intersetoriais as quais não temos certezas sobre como serão efetivadas e como poderemos avançar.

¶ Nesse sentido, considera-se que a Atenção Psicossocial está pautada no cuidado territorial, em rede intersetorial, tendo em vista o respeito à singularidade, inclusão e participação social, cidadania e direitos dos usuários em sofrimento psíquico, a partir de uma clínica ampliada e transdisciplinar (COSTA-ROSA; YASUI, 2009).

Assim, com mais ousadia e otimismo que domínio e respostas, acreditamos que o CAPSij e todo seu saber e comprometimento precisam assumir o lugar de coordenar e efetivar essa aproximação e as parcerias que podem se estabelecer e que expressam a intersetorialidade. Como apontado na literatura (COUTO; DELGADO, 2010; TAÑO; MATSUKURA, 2015; TAÑO, 2017), os CAPSij possuem competências para tecer e organizar a rede de cuidados.

Desse modo, levando em consideração todos os apontamentos já realizados nesse estudo, os princípios e pressupostos da atenção psicossocial e a facilidade que o CAPSij possui de dialogar com os objetivos da clínica ampliada, valorizando diferentes saberes e costurando-os, entende-se que o CAPSij teria perfeitas condições para realizar a aproximação desses diálogos dos quais os usuários muito se beneficiariam.

Os CAPSij fazem bem e melhor o que nenhum outro serviço especializado fará. Exatamente para que assim continue e avance, precisam buscar e coordenar parcerias no território que podem oferecer o que não deve ser remetido aos CAPSij: as intervenções especializadas oferecidas por outros serviços/profissionais que se dedicam a tais especialidades dentro de seu núcleo profissional.

A complexa e paradoxal questão do diagnóstico

Muitas famílias já chegam no CAPSij com um laudo e um diagnóstico. Outras buscam no próprio CAPSij um diagnóstico que nomeie a razão pela qual a criança é diferente das demais. Muitas vezes é a busca de uma resposta, mas também outras vezes é a busca por garantias de direitos.

Caliman (2013) faz uma importante reflexão sobre o lugar que o diagnóstico assume na sociedade e na vida de cada sujeito e de suas famílias, apontando o quanto o diagnóstico acaba por ser resposta a uma série de elementos e complexidades. A partir de um diagnóstico é possível acessar direitos políticos, educacionais, trabalhistas; é possível também encontrar uma explicação, uma nomenclatura para o que outrora poderia ser visto como uma falha moral subjetiva; e também a partir de um diagnóstico é possível a construção de agrupamentos e criação de coletividade entre sujeitos que se reconhecem enquanto grupo.

As falas a seguir ilustram apontamentos das gestoras a respeito da elaboração de diagnósticos e do uso que é feito disso:

> Crianças que passaram numa consulta médica que durou cinco minutos e saíram com um diagnóstico de TEA. E a gente está com elas há meses, e não consegue ter certeza, mas ela passou em um profissional e ele, em cinco minutos, bateu um carimbo e aí você vai tentar desconstruir isso, também é complicado.

> Porque também tem o outro lado da moeda que são os ganhos. Tem um ganho. O ganho que você pode ter, alguns benefícios, direitos que a doença te daria. Infelizmente se ela não se encaixa nesses diagnósticos, mas tem outras questões tão importantes quanto e precisariam também de um cuidado e de um benefício, de um direito... Elas não vão ter (G4).
>
> É muito forte essa pressão. Das escolas, de outros serviços. Eles cobram demais e a mãe vai lá e fala assim, 'olha ele ainda está em avaliação, a equipe falou que ainda não é momento de fechar diagnóstico nenhum, né'... Eles não aceitam. E as vezes ligam aqui. Os professores ligam brigando que querem, é pra ontem. Tem a questão também do próprio cuidador, pra você conseguir um cuidador. Precisa ter o tal do diagnóstico na educação (G4).

O que se observa a partir dos trechos é que a questão do diagnóstico parece ganhar o lugar de um verdadeiro incômodo e de muitos questionamentos por parte dos trabalhadores que compartilham a compreensão crítica relativa ao papel e ao lugar do diagnóstico na saúde mental e do uso desse dispositivo**.

> O acesso é dificultado pra quem não tem diagnóstico. Então é a gente que tem que rotular pra garantir que o sujeito tenha. Eu acho que é uma inversão, né. Eu acho que esse é um desafio. Como é que a gente inverte isso, como que a garantia de direito de acesso é pra todos independente dos rótulos que a gente vai ter ao longo da vida (G2).

A questão do diagnóstico e suas implicações mostrou-se constante ao longo da pesquisa de Lourenço (2020), aparecendo nas falas das gestoras, profissionais e familiares. Embora essa questão seja pertinente a todos os usuários dos CAPSij e da saúde mental em geral, levando em consideração o paradigma psicossocial (AMARANTE, 2007; COSTA-ROSA; LUZIO; YASSUI, 2003) fica evidente o impasse entre as questões de medicalização da vida, predominantes na infância e a perspectiva das famílias que necessitam de um diagnóstico para acessar direitos.

Importa refletir que, diferentemente de diagnósticos como Esquizofrenia ou Transtorno de Conduta, o diagnóstico de TEA, embora também seja um rótulo, tem possibilitado acesso a direitos e tratamentos que impactam diretamente no curso e no prognóstico do sujeito. Isso tudo em razão das atuais legislações, sobretudo a Lei n. 12.764 (BRASIL, 2012) que, colocando o TEA enquanto uma deficiência, possibilitou a inclusão dos sujeitos com TEA nas

---

** Para saber mais: Foucault (2002), Lima (2003) e Caliman (2013).

Políticas para Pessoas com Deficiência. Ainda que não seja o foco deste capítulo, vale apontar que têm-se aqui mais contradições: temos também verificado que, muitas vezes, as crianças e adolescentes em sofrimento psíquico, por não estarem incluídas/denominadas na referida lei não têm garantias de acesso, ainda que apresentem um diagnóstico (TAÑO; MATSUKURA, 2020; LINS, 2018).

A seguir, no Quadro 1, apresentaremos a história de Eduardo e de sua família, a partir do diário de campo e a relação dessa história com o diagnóstico de TEA.

Pela breve história sobre Eduardo é possível compreender a complexa relação com o diagnóstico. Se, por um lado, o diagnóstico possibilita a essa família acesso a direitos e benefícios, por outro lado há todo um conjunto de questões, dentre elas a do estigma, por exemplo. Há também toda uma perspectiva, baseada nos pressupostos da Atenção Psicossocial, de não rotular, de compreender as singularidades e necessidades, de desenvolver estratégias e ações que não se pautem em diagnósticos, de ter na subjetividade e realidade de cada sujeito a referência para o cuidado, dentre outros (AMARANTE, 2007; COSTA-ROSA; LUZIO; YASSUI, 2003).

Assim, qual o lugar do diagnóstico na prática da Atenção Psicossocial infantojuvenil? Tal questão pode ser paradoxal ou não, a depender de como os técnicos da saúde mental farão uso dessa dimensão no cotidiano do trabalho. As questões tão caras à atenção psicossocial de relacionar-se com o sujeito, e não seu diagnóstico, focar na produção de vida e na emancipação não devem ser anuladas por um contexto social, cultural, econômico e político, de intensas desigualdades e iniquidades, que garante acesso a determinados direitos e serviços somente àqueles que tiverem um "rótulo". Assumir isso é ter sim um posicionamento ético-político diante do sujeito e do diagnóstico, para que possa haver a viabilização do acesso a suportes. Ainda que relativamente ínfimos, reconhecidamente fazem diferença no dia a dia que é vivido em condições de enorme restrição.

Em um contexto socioeconômico, cultural e político que, historicamente, garante direitos constitucionais a grupos específicos e cada vez mais demarcados socialmente (a partir das políticas reparatórias a grupos específicos por meio das normativas e estatutos), "temos o direito de ser iguais quando a nossa diferença nos inferioriza; e temos o direito de ser diferentes quando a nossa igualdade nos descaracteriza" (SANTOS; NUNES, 2003, p.25). Talvez seja uma possibilidade pensar no diagnóstico a partir da perspectiva da equidade, garantindo condições de reconhecer as diferenças/diversidade sem alimentar ou reproduzir as desigualdades ou discriminação.

Quadro 1 Percurso e demandas de Eduardo e sua família

Eduardo é um adolescente de 13 anos com hipótese diagnóstica de TEA. Estava no CAPSij há pouco mais de um ano. Veio encaminhado pelo Centro de Saúde e fazia uso de medicação (risperidona). A família mostrava pouca vinculação com o serviço e Eduardo não possuía um projeto terapêutico singular (PTS) definido. O adolescente era bastante autônomo e conseguia comunicar o que desejava, ia sozinho para a escola e mostrava independência nas atividades cotidianas. Estudava em uma escola regular e participava de um projeto no contraturno escolar. Foi uma situação que pude acompanhar em diversos momentos, nas discussões com a equipe, reunião com o projeto de contraturno escolar e também em conversas com a mãe de Eduardo e com o próprio adolescente. A equipe tinha algumas dúvidas sobre o diagnóstico de TEA e parecia haver um consenso na equipe de que a família de Eduardo o tratava como incapaz.

> A mãe coloca Eduardo em uma posição de doente, colocando o autismo como uma condição pela qual ele não consiga fazer nada sozinho. P3, referência do caso, diz que Eduardo já comentou que sua mãe o acha um fraco. O menino aparenta ser autônomo em diversas atividades, inclusive vai sozinho para a escola e para o projeto social (Trecho do Diário de Campo de 31/01/2019).

Em conversa com a mãe de Eduardo, ela me contou que o adolescente tinha o diagnóstico de TEA desde os 6 anos de idade e durante muito tempo foi acompanhado pelo CAPSij na cidade onde moravam. Há 3 anos a família se mudou. Pontuou que o CAPSij não queria receber Eduardo, pois alegava que ele não era um caso para CAPS e que demorou muito tempo para que ele fosse acolhido no serviço. Mostrou bastante descontentamento com os cuidados ofertados no CAPSij, sobretudo em relação às condutas médicas, como vemos no trecho a seguir:

> Conta que se sente pouco ouvida ali e que recentemente o psiquiatra retirou a medicação de Eduardo e não quis dar o novo laudo alegando TEA. Me conta que precisa deste laudo, pois está tentando o benefício (benefício de prestação continuada – BPC). Afirma estar cansada de brigar tanto e de falar e não ser ouvida e que nos outros lugares nunca teve este problema. Eduardo já passou por vários médicos e todos confirmavam o diagnóstico. Fala sobre atendimentos em neurologia e sobre alguns serviços especializados para o autismo, explicando que preferia estar nestes espaços, mas que a fila está muito grande (Trecho do Diário de Campo de 15/03/2019).

Em conversa com Eduardo, o adolescente pontuou que vinha ao CAPSij apenas para conversar e que isso era muito cansativo. Quando perguntei sobre o que poderia ser melhor, ele reclamou sobre o tempo que cada usuário pode usar o computador, dizendo ser uma divisão injusta.

> Assim que se senta, Eduardo olha para mim e diz "eu sou um autista com autonomia e isso é muito raro". Sorrio para ele surpresa com este apontamento e pergunto se ele acha tranquilo ser autista. Ele me responde "Sim, não há nada que um autista não possa fazer, tem autista médico.... talvez eu só não possa entrar pro exército, mas tudo bem" (Trecho do Diário de Campo de 15/03/2019).

Fonte: Elaborado pela autora, conforme pesquisa de campo realizada (2019).

Por fim, cabe salientar que não se trata de negar o diagnóstico ou os componentes biológicos presentes ali. Se não for o diagnóstico, haverá outras formas de centralizar na criança e sua família a responsabilidade por ser como é e todas as necessidades que traz consigo, dirimindo as questões macrossociais na determinação dos processos de sofrimento. A questão ética colocada é não ter o diagnóstico como central ou um fim em si mesmo, mas o começo da implicação de um trabalho coletivo ético e político com vistas a tensionar, a partir do micro, as estruturas macrossociais e os processos de discriminação e exclusão.

CONSIDERAÇÕES FINAIS

A partir deste capítulo, identifica-se um debate no que tange às pessoas com TEA envolvendo diferentes dimensões e aspectos – histórico, político, assistencial – e que implica diretamente o cuidado que tem sido ofertado pelos equipamentos, assim como na perspectiva dos profissionais a respeito da assistência a essa população.

No estudo de Lourenço (2020), verificou-se que nos CAPSij as ações estão pautadas nos pressupostos da Atenção Psicossocial, de forma que a especialidade técnica não é o enfoque. Assim, o investimento é em ações territoriais, interdisciplinares e articuladas com a rede intersetorial, tendo em vista a inclusão social, o exercício da cidadania e o cuidado às famílias.

Entretanto, esse cenário retoma uma questão paradoxal e urgente. Ainda que esteja colocada a importância do cuidado pautado na perspectiva da Atenção Psicossocial, parece haver um posicionamento equivocado sobre a complementariedade da abordagem psicossocial e da especializada, como se estas fossem excludentes.

Assim, entende-se o CAPSij enquanto o lugar da clínica ampliada que busca compreender o sujeito em suas multidimensões, fazendo uso dos inúmeros saberes profissionais que compõem a equipe interdisciplinar. Porém, também é evidente a necessidade, para o TEA, de terapias e intervenções específicas que auxiliem esses sujeitos nas atividades e demandas mais básicas e, a partir disso, proporcionem a inclusão social e a possibilidade de esses sujeitos se engajarem e participarem das atividades.

Desse modo, é urgente a necessidade de o CAPSij buscar articulações e parcerias com outros equipamentos a fim de garantir o cuidado integral a esses sujeitos, nas diversas esferas da vida, e compreende-se que as intervenções especializadas compõem esse conjunto de demandas.

Na mesma direção, evidencia-se a questão do diagnóstico. Por um lado, existe uma crítica, principalmente dos familiares, sobre o não posicionamento do CAPSij quanto ao diagnóstico e uma busca constante por ele, uma vez que ele tem viabilizado o acesso e a garantia dos direitos desses sujeitos. Por outro lado, uma preocupação dos profissionais quanto ao respeito à subjetividade e singularidade dos sujeitos, o estigma, o preconceito e todas as questões já abordadas.

A partir desses apontamentos, evidencia-se a necessidade de maiores reflexões e investimento, visando compreender os desafios e potencialidades implicados no cuidado às pessoas com TEA, de forma que seja possível avançar nas proposições políticas e na assistência.

REFERÊNCIAS

1. AMARANTE, P. **Saúde Mental e Atenção Psicossocial.** Rio de Janeiro: Editora Fiocruz; 2007. 120 p.
2. AYDOS, V.; FEIN, E.; RIOS, C. (ed.). Autism in translation: an intercultural conversation on autism spectrum conditions. In: Palgrave M, 2018. Culture, mind, and society. 304 p. **Horiz. Antropol.**, Porto Alegre, v. 25, n. 55, p. 347-352, dez. 2019. Disponível em: <http://www.scielo.br/scielo.php?script=sci_arttext&pid=S0104-71832019000300347&lng=en&nrm=iso>. Acesso em: 14 set. 2020. Epub dez. 02, 2019. https://doi.org/10.1590/s0104-71832019000300014.
3. BRASIL. Ministério da Saúde. **Portaria n. 336**, de 19 de fevereiro de 2002. Estabelece os Centros de Atenção Psicossocial que poderão constituir-se nas seguintes modalidades de serviços: CAPS I, CAPS II e CAPS III. Brasília, 2002.
4. BRASIL. **Lei n. 12.764**, de 27 de dezembro de 2012. Institui a Política Nacional de Proteção dos Direitos da Pessoa com Transtorno do Espectro Autista; e altera o § 3º do art. 98 da Lei n. 8.112, de 11 de dezembro de 1990. Brasília, 2012.
5. BRASIL. **Diretrizes de atenção à reabilitação da pessoa com transtorno do espectro do autismo (TEA).** Brasília. 2014. Disponível em: https://bvsms.saude.gov.br/bvs/publicacoes/diretrizes_atencao_reabilitacao_pessoa_autismo.pdf. Acesso em: 09 out. 2019.
6. BRASIL. Departamento de Ações Programáticas Estratégicas. **Linha de cuidado para a atenção às pessoas com transtornos do espectro do autismo e suas famílias na Rede de Atenção Psicossocial do Sistema Único de Saúde.** Brasília: Ministério da Saúde, 2015. 156 p.
7. CALIMAN, L.V. **Os bio-diagnósticos na era das cidadanias biológicas**. In: COLLARES, C.L.; MOYSÉS, M.A.A.; RIBEIRO, M.F. (org.). Novas capturas, antigos diagnósticos na era dos transtornos. São Paulo: Mercado de Letras, 2013 p.119-133.
8. CASCIO, M. A.; ANDRADA, B.C.; JUNIOR, B. Psychiatric Reform and Autism Services in Italy and Brazil. In: FEIN, E.; RIOS, C. (eds.). **Autism in Translation**. An Intercultural Conversation on Autism Spectrum Conditions. Culture, Mind and Society, University of Tulsa, USA. p. 53-88, 2018.
9. COSTA-ROSA, A. **O modo psicossocial:** um paradigma das práticas substitutivas ao modo asilar. In: AMARANTE, P. D. C. (Org.). Ensaios subjetividade, saúde mental, sociedade, Rio de Janeiro: Ed. Fiocruz, p.141 - 168, 2000.
10. COSTA-ROSA, A.; YASUI, S. **Algumas notas para pensar a psiquiatria psicossocial**. In: RABELO, I. V. M.; TAVARES, R. C.; FARIA, Y. R. A. (Orgs.). Olhares – experiências de CAPS: Centro de Atenção Psicossocial. Goiânia: Kelps, p. 126-137, 2009.
11. COSTA-ROSA, A.; LUZIO, C. A.; YASUI, S. Atenção psicossocial: rumo a um novo paradigma na saúde mental coletiva. In: AMARANTE, P. (Coord.). **Arquivos de saúde mental e atenção psicossocial**. Rio de Janeiro: Nau, 2003. p. 13-44.
12. COUTO, M. C. V.; DELGADO, P. G. G. Intersetorialidade: exigência da clínica com crianças na atenção psicossocial. In: **Atenção em saúde mental para crianças e adolescentes no SUS.** São Paulo: Hucitec. 2010. p.271-279.

13. FERNANDES, A.D.S.A.; MATSUKURA, T.S.; LUSSI, I. A. O.; FERIGATO, S.; MORATO, G. G. Reflexões sobre a atenção psicossocial no campo da saúde mental infantojuvenil. **Cadernos Brasileiros de Terapia Ocupacional,** v. 28, p. 725-740, 2020.
14. FOUCAULT, M. Os anormais. São Paulo: Martins Fontes, 2002.
15. GESCHWIND, D.H.; LEVITT, P. Autism spectrum disorders: developmental disconnection syndromes. **Curr Opin Neurobiol.** 2007;17(1):103-111.
16. LAMPRÉIA, C. Os enfoques cognitivista e desenvolvimentista no autismo: uma análise preliminar. **Psicologia: Reflexão e Crítica**. v.17 n.1 p.111-120. 2004.
17. LIMA, P.M.D.S. **O autismo como deficiência: impactos sobre o trabalho das equipes dos Centros de Atenção Psicossocial Infanto-juvenil.** 2017. Dissertação (Mestrado em Saúde Coletiva) – Universidade do Estado do Rio de Janeiro. Rio de Janeiro. 2017.
18. LIMA, E. M. F. A. Desejando a diferença: considerações acerca das relações entre os terapeutas ocupacionais e as populações tradicionalmente atendidas por estes profissionais. **Revista de Terapia Ocupacional da Universidade de São Paulo,** v.*14*, *n*.2, p.64-71, 2003. https://doi.org/10.11606/issn.2238-6149.v14i2p64-71
19. LINS, S. **Saúde mental infantojuvenil e inclusão escolar:** identificando demandas e capacitando professores do ensino público. 2018. Tese (Doutorado em Educação Especial) – Programa de Pós-graduação em Educação Especial, Universidade Federal de São Carlos, 2018.
20. LOURENÇO, M.C. **Os centros de atenção psicossocial infantojuvenis e o cuidado a crianças e adolescentes com transtorno do espectro autista e suas famílias.** 2020. 180 f. Dissertação (Mestrado em Terapia Ocupacional) – Programa de Pós-graduação em Terapia Ocupacional, Universidade Federal de São Carlos, São Carlos. 2020.
21. MATSUKURA, T.S. A aplicabilidade da Terapia Ocupacional no autismo infantil. **Cadernos de Terapia Ocupacional da UFSCar**. 1997; 6(1): 25-47.
22. MCPHEETERS, M.L.; DAVIS, A.; NAVARRE-II, J.R.; SCOTT, T.A. Family Report of ASD Concomitant with Depression or Anxiety Among US Children. **J Autism Dev Disord** n.41 p.646-653. 2011.
23. MIRE, S.S.; RAFF, N. S.; BREWTON, C.M.; GOIN-KOCHEL, R.P. Age-related trends in treatment use for children with autism spectrum disorder. **Research in Autism Spectrum Disorders** n.15-16 p.29-41. 2015.
24. MORIN, E. 1921 – **Os sete saberes necessários à educação do futuro** / Edgar Morin; tradução de Catarina Eleonora F. da Silva e Jeanne Sawaya; revisão técnica de Edgard de Assis Carvalho. – 2. ed. – São Paulo: Cortez; Brasília, DF: UNESCO, 2000.
25. NARENDORF, S.C.; SHATTUCK, P.T.; STERZING, P.R. Mental Health Service Use Among Adolescents with na Autism Spectrum Disorder. **Psychiatric Services** v.62 n.8 p.975-978. 2011.
26. OLIVEIRA, B.D.C. **Análise das Políticas Brasileiras para o Autismo:** entre a atenção psicossocial e a reabilitação. 2015. 143f. Dissertação (Mestrado em Saúde Coletiva). Programa de Pós-graduação em Saúde Coletiva, Universidade do Estado do Rio de Janeiro. 2015.
27. OLIVEIRA, B.D.C.; FELDMAN, C.; COUTO, M.C.V.; LIMA, R.C. Políticas para o autismo no Brasil: entre a atenção psicossocial e a reabilitação. **Physis Revista de Saúde Coletiva**, Rio de Janeiro, v.27 n.3 p.707-726. 2017.
28. OMS – Organização Mundial da Saúde. 67° Assembleia Mundial de Saúde. **Comprehensive and coordinated efforts for the management of autism spectrum disorders.** 2014. Disponível em: http://www.who.int/mental_health/action_plan_2013/eb_resolution_childhood/en/. Acesso em: 02 mai.2018.
29. ORTEGA, F. Deficiência, autismo e neurodiversidade. **Ciência e Saúde Coletiva**. Rio de Janeiro. v.14 n.1 p.67-77. 2009.
30. RYAN, S.; LAI, J.; WEISS, J.A. Menthal health service use among youth with autism spectrum disorder: a comparison of two age groups. **Journal of Developmental & Behavioral Pediatrics** v.31 n.1 p. 20-27. 2018.

31. SANTOS, B. S.; NUNES, J. A. Introdução: para ampliar o cânone do reconhecimento, da diferença e da igualdade. In: SANTOS, B. S. (org.). **Reconhecer para libertar:** os caminhos do cosmopolitanismo multicultural. Rio de Janeiro: Civilização Brasileira, 2003. p.25.
32. STEWART, M.E.; BARNARD, L.; PEARSON, J.; HASAN, R.; O'BRIEN, G. Presentation of depression in autism and Asperger syndrome: a review. **Autism**, v.10 n. 1 p.103-116. 2006.
33. TAÑO, B. **A Constituição de ações intersetoriais de atenção às crianças e adolescentes em sofrimento psíquico**. 2017.260f. Tese (Doutorado em Educação Especial) - Programa de Pós-graduação em Educação especial da universidade Federal de São Carlos. São Carlos. 2017.
34. TAÑO, B.; MATSUKURA, T. Os centros de atenção psicossocial infantojuvenis: características organizacionais e oferta de cuidados. **Revista de Terapia Ocupacional da Universidade de São Paulo**, v. 25, n. 3, p. 208-216, 19 dez. 2014.
35. TAÑO, B.L.; MATSUKURA, T.S. Saúde mental infantojuvenil e desafios do campo: reflexões a partir do percurso histórico. **Cad. Ter. Ocup. UFSCar,** São Carlos, v. 23, n. 2, p. 439-447, 2015.
36. TAÑO, B.L.; MATSUKURA, T.S. Compreensões e expectativas de educadores sobre saúde mental de crianças e adolescentes. **Cadernos Brasileiros de Saúde Mental.** Florianópolis, v.12, n.31, p.166-192, 2020.

13

O processo de alta na atenção à saúde mental de crianças e adolescentes: reflexões teórico-práticas

Raíssa Herold Matias Richter
Maria Fernanda Barboza Cid

PALAVRAS-CHAVE

- Processo de alta, saúde mental infantojuvenil, atenção psicossocial.

O presente capítulo se propõe a apresentar reflexões e discussões sobre o processo de alta no contexto da atenção à saúde mental de crianças e adolescentes, a partir da compreensão de alta no âmbito da saúde e seu diálogo com a literatura do campo da saúde mental e da saúde mental infantojuvenil no cenário brasileiro.

SOBRE A ALTA NO CONTEXTO DA SAÚDE E DA SAÚDE MENTAL

A Organização Mundial da Saúde (OMS) define alta como "a liberação de um paciente de um centro de cuidados, usualmente referindo-se à data em que o paciente deixa o hospital", e considera o planejamento de alta como "o processo em que as demandas dos pacientes são antecipadas, planejadas ou organizadas" objetivando a ocorrência de sua alta/saída da internação (WHO, 2004, p.26, tradução das autoras). O Conselho Regional de Enfermagem de São Paulo (COREN-SP) agrega na compreensão do planejamento da alta, apontando que este é um processo focalizado nas demandas e condições específicas de cada paciente, devendo ocorrer com a participação de todos os profissionais que atuam diretamente com ele (COREN-SP, 2010).

Dessa forma, partimos da compreensão que o termo "alta"* é utilizado no campo da saúde, de forma geral, para se referir a processos de finalização de tratamentos e/ou acompanhamentos em saúde, principalmente nos setores de atenção estratégica e de maior complexidade; e que idealizar e executar seu planejamento é considerado uma ação importante na clínica e no cuidado em saúde (TICKLE-DEGNEN, 2011).

Aprofundando mais no tema, alguns autores a consideram como um processo complexo, na medida em que envolve diversos fatores, tais como sua relação com a resolutividade do tratamento em saúde e os resultados satisfatórios para o indivíduo assistido, o custo-benefício para a instituição de saúde, a consideração do ambiente domiciliar e do contexto social de apoio diante do pós-alta hospitalar, a documentação adequada do processo de alta, o encaminhamento para outros serviços e as intervenções educativas que a compõem (MATTHEWS; JABRI, 2005; PEDRETTI; EARLY, 2004; SAMES, 2011).

Na literatura brasileira, pode-se encontrar estudos que abordam o tema da "alta", especialmente em contexto de hospitalização, bem como publicações advindas do campo da enfermagem, focalizando populações-alvo que apresentam, em boa parte das pesquisas, demandas físicas e neurológicas (GOES; CABRAL, 2017; MODAS; NUNES; CHAREPE, 2019; SILVA, et al., 2020; WEBER et al., 2017). Grande parte das discussões desses estudos é relacionada ao preparo do indivíduo e família para o retorno ao domicílio pós-internação hospitalar; aos processos de orientação e educação junto aos sujeitos e familiares; à atuação de profissionais da enfermagem no processo; e ao procedimento da alta em si, envolvendo fatores como seu planejamento, organização, eficiência e eficácia.

Esses estudos apontam, também, que, embora o processo de alta conte com a participação de outros profissionais das equipes de cuidado, há carência de produções que focalizam esse tema além do campo da medicina e enfermagem e que considerem outros contextos além do hospital (SILVA, et al., 2020; WEBER et al., 2017).

No campo da saúde mental, encontram-se alguns estudos sobre a alta de pessoas com transtornos mentais e em sofrimento psíquico em contextos hospitalares, mas também em outros espaços de tratamento, tais como os serviços ambulatoriais e comunitários. Pontua-se que, embora incipientes, pesquisas contemporâneas têm focalizado as estratégias comunitárias de cuidado às pes-

* Ressalta-se que "desfecho" pode ser uma variação desse termo, porém, utilizado em menor proporção na literatura e documentos oficiais. Portanto, optou-se pela utilização do primeiro termo no decorrer deste trabalho.

soas que vivenciam a experiência do sofrimento psíquico intenso, destacando, especialmente, que um planejamento antecipado e abrangente da alta com foco no contexto do sujeito, bem como a existência de serviços de natureza comunitária que possam se corresponsabilizar pela continuidade do cuidado, demonstram-se determinantes na real implementação da alta em saúde mental nos diferentes contextos de tratamento (ADNANES et al., 2020; BIRKEN, HENDERSON, SLADE, 2018; KISELY et al., 2017; NAKANISHI et al., 2015).

Na literatura nacional, identifica-se escassez de estudos que abordem o processo de alta no campo da saúde mental. Em uma busca não sistematizada na base de dados da Biblioteca Virtual em Saúde (BVS), buscando produções brasileiras dos últimos cinco anos sobre alta no contexto da saúde mental, foi possível identificar sete estudos, dentre os quais, quatro abordam o contexto dos Centros de Atenção Psicossociais (CAPS) (GUEDES et al., 2017; KANTORSKI et al., 2019; SILVA; ALMEIDA; AMATO, 2019; SILVEIRA et al., 2017), um focaliza uma unidade de atenção psicossocial de um hospital (MENDES et al., 2019), um aborda contexto hospitalar de custódia (MARAFIGA; FALCKE; TEODORO, 2017) e um trata da análise de políticas públicas no contexto pós-internação psiquiátrica (TOMÁS; REBELO, 2019).†

Dentre os quatro estudos que abordam os Centros de Atenção Psicossociais (CAPS), identificou-se que três tratam da especificidade da alta nesses contextos, o que demonstra a existência de uma recente preocupação pelo estudo desse tema em serviços estratégicos e comunitários de cuidado em saúde mental, e não somente em nível hospitalar, sendo que o de Silva, Almeida e Amato (2019) focalizam o CAPS álcool e drogas (CAPSad), e o de Guedes et al. (2017) e Kantorski et al. (2019), o CAPS adulto.

Silva, Almeida e Amato (2019), que tiveram por objetivo compreender como ocorre o processo de alta de usuários acompanhados no CAPSad na perspectiva dos profissionais, encontraram que não existe consenso e clareza a respeito dos critérios de alta nesse serviço. Dentre os critérios para a alta relatados pelos participantes estavam: mudança no padrão de uso da droga, reinserção social, melhora nas habilidades de enfrentamento do indivíduo e alcance dos objetivos estabelecidos no processo de cuidado. Os profissionais também pontuaram desafios, tais como divergências na equipe, impotência dos profissionais, dificuldades dos usuários relativas ao rompimento dos vínculos e dificuldades na articulação com a rede de saúde. Os autores destacam a necessidade de mais estudos sobre o tema, considerando a complexidade e

† Ressalta-se que a ampliação e variação de combinações de outros possíveis descritores e palavras-chave podem ampliar esses achados.

amplitude que o processo de alta demanda no contexto do cuidado às pessoas com uso prejudicial de álcool e outras drogas.

Guedes et al. (2017) realizaram um estudo de caso que avaliou o processo de alta de usuários de um CAPS adulto no Estado de Santa Catarina em 2014. Por meio de observações de campo, registros em diários de campo e grupos realizados junto aos profissionais, usuários e familiares, os autores identificaram que a alta dos usuários de CAPS deve ser compreendida para além do encaminhamento, por meio da lógica da "transferência de cuidados"; que os CAPS devem ser serviços transitórios, sendo necessário que o usuário siga sua trajetória em outros pontos da rede ao demonstrar estabilidade em seu processo de sofrimento; e que é preciso haver diálogo entre usuário, família e equipe "a fim de que todos estejam engajados no processo de alta e sintam-se seguros quanto aos fluxos no território" (GUEDES et al., 2017, p. 5).

A partir disso, a discussão de Guedes et al. (2017) se desenvolve problematizando o uso do termo alta no contexto da saúde mental, a função do CAPS enquanto serviço estratégico de atenção à crise e o receio dos usuários quanto à continuidade do cuidado na atenção primária. Aborda, também, a possível (des)continuidade medicamentosa e o fator da insegurança do usuário/familiar/trabalhador quanto à alta, destacando-os como impeditivos à alta na perspectiva da "transferência de cuidados". Considera, ainda, que é necessário que haja a promoção de vínculo do usuário com outros espaços do território, a fim de se efetivar a alta em direção a esse conceito mais ampliado, demandado, especialmente, ao campo da saúde mental (Idem, ibid.).

O receio dos usuários com o processo de alta do CAPS também foi encontrado no estudo de Mariotti et al. (2014), que, com o objetivo de relatar a experiência de implantação e desenvolvimento de um Estágio Supervisionado de Prática em Terapia Ocupacional, observaram que os usuários de CAPS em planejamento de alta "ao invés de almejarem a alta, gostariam de retornar aos regimes semi-intensivo ou intensivo, objetivando recuperar direitos ao auxílio-doença e transporte, o que denota grande contradição no sistema" (p.409).

Os autores discutem o papel da alta e questionam seu funcionamento como um reforço negativo nesses equipamentos, além de revelar uma contradição no sistema dos CAPS: o usuário que está lá com o objetivo de melhorar tem receio de tal melhora, que pode levá-lo à alta do serviço e, consequentemente, à perda de um espaço existencial, de ocupações e relações significativas, além de "benefícios" que o permitem ser e existir no mundo. Aspectos de saúde, econômico-sociais e de privação ocupacional podem justificar e explicar tal fenômeno (MARIOTTI et al., 2014), sobre o qual os autores enfatizam que é fundamental que se ampliem as investigações.

Nesse sentido, Ferigato e Ballarin (2011) também discutem a discordância quanto à possibilidade da alta entre profissional, usuário e familiares. Trazem critérios para a alta especificamente na clínica da terapia ocupacional, mas compreendidos aqui como válidos para todos os atores envolvidos no cuidado e atenção à saúde mental: o fortalecimento do sujeito, a ampliação do seu grau de autonomia e a coerência com os objetivos terapêuticos definidos inicialmente. As autoras dão enfoque para a construção de agenciamentos – elemento fundamental que consiste na criação de novos territórios existenciais, novas redes sociais de apoio, novas formas de produção de subjetividade, novos papéis ocupacionais, novas funções – associada ao processo da alta (FERIGATO; BALLARIN, 2011).

Diante do exposto, dois apontamentos são focalizados. O primeiro deles se refere à observação de que o processo da alta no campo da saúde mental depende de elementos que vão além da condição clínica-psiquiátrica do sujeito e de contextos hospitalares de tratamento. Está, principalmente, relacionado a estratégias territoriais de cuidado, suporte e inserção social, que permitam ao sujeito circular, participar e acessar seus direitos, o que coincide, especialmente no Brasil, com as diretrizes da Atenção Psicossocial que respalda o cuidado em saúde mental no país e que será melhor explorada na próxima seção deste capítulo.

O segundo apontamento trata da aparente inexistência de produções que pautam o tema da alta no contexto da saúde mental de crianças e adolescentes. Ainda que o presente capítulo não tenha o objetivo de apresentar dados advindos de revisões sistematizadas da literatura, foi possível verificar essa lacuna, que se configura como uma demanda concreta pela ampliação do conhecimento a respeito da realidade da atenção psicossocial de crianças e adolescentes, no que se refere ao processo de alta nos serviços em que são acompanhados.

Na próxima seção, apresentam-se algumas reflexões e sinalizações a respeito do processo de alta enquanto um componente da atenção psicossocial de crianças e adolescentes, incluindo a compreensão do termo pelos profissionais de CAPSij.

REFLEXÕES SOBRE O CUIDADO EM SAÚDE MENTAL INFANTOJUVENIL (SMIJ) E SUA RELAÇÃO COM O PROCESSO DE ALTA

No Brasil, preconiza-se que a assistência em saúde mental para crianças e adolescentes ocorra por meio da Rede de Atenção Psicossocial (RAPS), a qual se baseia na lógica da Atenção Psicossocial e prevê que os cuidados sejam ofertados e articulados entre os diversos serviços e equipamentos integrantes dos âmbitos da atenção básica (Unidade Básica de Saúde, Núcleo Ampliado de Saúde da Família e Atenção Básica, consultórios na rua, centros de convivência e cultura), da atenção psicossocial estratégica (Centros de Atenção Psicossocial Infantojuvenis), da atenção de urgência e emergência (serviço de atendimento móvel de urgência, sala de estabilização, unidade de pronto atendimento), da atenção residencial de caráter transitório (unidade de acolhimento) e da atenção hospitalar (enfermaria especializada em hospital geral, leitos de saúde mental no hospital geral) (BRASIL, 2004; 2005, 2014).

Segundo Morato e Lussi (2018), a atenção psicossocial vem se consolidando enquanto atual modelo que norteia o cuidado em saúde mental, sendo que este se apresenta em um conjunto de práticas, saberes e políticas de orientação da assistência na área de cuidado em saúde mental. O equipamento de atenção estratégica na assistência em saúde mental para a população infantojuvenil é o CAPSij, serviço destinado ao atendimento de crianças e adolescentes atravessados pela experiência do sofrimento psíquico intenso, vivenciando impossibilidades de manter ou estabelecer laços sociais, e também por aqueles que fazem uso prejudicial de crack, álcool e outras drogas (BRASIL, 2004; 2011b).

Dessa forma, alinhando-se continuamente aos princípios do SUS (universalidade, equidade, integralidade, acompanhamento longitudinal, descentralização e controle social), à lógica da atenção psicossocial e aos processos de trabalho que procuram considerar a clínica ampliada e o Projeto Terapêutico Singular (PTS), a assistência em saúde mental às crianças e adolescentes no contexto brasileiro segue as diretrizes descritas e caminha na direção do fortalecimento das mudanças de paradigma preconizadas na Reforma Psiquiátrica, relativas à forma de cuidado e atenção às pessoas com transtornos mentais. Isso exige esforços contínuos, reinvenção constante do fazer e mudança nas representações sociais que atravessam o cotidiano (LYKOUROPOULOS; PÈCHY, 2016).

Assim, pontua-se que pensar a alta em saúde mental, e mais especificamente em saúde mental infantojuvenil, na perspectiva da atenção psicossocial, exige o aprofundamento de conceitos, o conhecimento da prática da assistência em CAPSij e o desenvolvimento de um raciocínio crítico construtivo que pretende questionar ações, intervenções e condutas relativas ao cuidado de crianças e adolescentes em sofrimento psíquico, além de suas famílias e demais atores sociais.

Entende-se que o aprofundamento dos estudos sobre o processo de alta na SMIJ, e mais especificamente nos CAPSij, é de fundamental importância, porque a alta da criança e/ou adolescente está intrinsecamente relacionada a todo o seu projeto de cuidado; além de que trata da efetivação das articulações necessárias para o encaminhamento implicado, corresponsável e compartilhado com a rede de saúde e intersetorial – como prevê a atenção psicossocial.

Com o intuito de ampliar tal discussão, segue-se considerando os estudos já citados, agregando, agora, os estudos de Bueno (2013) e Richter (2019),‡ os quais focalizam a população de crianças e adolescentes. Este último se refere à pesquisa de mestrado da primeira autora deste capítulo, que trata especialmente de uma investigação do processo de alta de crianças e adolescentes em CAPSij sob a perspectiva de terapeutas ocupacionais, os quais relataram sua compreensão/conceito de alta, como se desenvolve o processo de alta nesses equipamentos e quais os critérios de indicação para que a criança e/ou adolescente tenham alta do serviço.

Bueno (2013), em seu estudo que trata da identificação de ações desenvolvidas por terapeutas ocupacionais em CAPSij no Estado de São Paulo, sinalizou para a necessidade de estudos sobre a alta em CAPSij diante do questionamento que levantou em suas discussões:

> Estaria o CAPSij se constituindo como um novo tipo de institucionalização? Casos mais graves e severos precisam de outras formas de cuidado e/ou de institucionalização, de que tipo? Quais espaços que promovam a saúde mental desta população podem e devem ser maximizados, utilizados e frequentados?

Além da autora manifestar preocupação com relação ao aspecto da institucionalização, que pode ocorrer no próprio CAPSij, especialmente para crianças e/ou adolescentes com maior agravamento psíquico, o que também é colocado em problematização por todos os autores que abordam a alta em CAPS (GUEDES et al., 2017; KANTORSKI et al., 2019; RICHTER, 2019; SILVA; ALMEIDA; AMATO, 2019), ela identificou em seu estudo que existe um baixo número de altas, o que pode estar relacionado, segundo a autora, à carência de equipamentos e fragilidade da rede de serviços de diversos setores ou à alta complexidade do sofrimento psíquico vivenciado pelos usuários.

A despeito de o CAPSij ser um equipamento substitutivo ao modelo hospitalocêntrico, autores têm colocado em pauta que eles podem operar em cenários e a partir de estratégias de cuidado que favorecem a institucionalização das crianças e/ou adolescentes (FERNANDES et al., 2020; RICHTER, 2019), sendo preciso afirmar, de imediato, que isso não deve ser compreendido de forma generalizada; e que tais práticas, quando ocorrem, não se devem somente

‡ Ambos são resultado de pesquisa de Mestrado, desenvolvidos junto ao Programa de Pós-graduação em Terapia Ocupacional (PPGTO) da Universidade Federal de São Carlos (UFSCar).

às possíveis dificuldades intrínsecas a esse equipamento, mas também – e por vezes principalmente – em razão de rupturas da rede, que dificultam agenciamentos que promovam a circulação da criança e/ou adolescente no território.

De forma prática, essa situação se apresenta quando não há articulação intersetorial, quando não há equipamentos na rede que estejam abertos ao atendimento de todas as crianças e adolescentes, quando não há a busca pelo protagonismo dos familiares no processo de cuidado da criança e/ou adolescente, quando não há apoio em nível escolar, enfim, em diversas situações, de modo que o único espaço de pertencimento que a criança, adolescente e familiares encontram é o CAPSij.

Sobre esta situação, ainda que focalizando o CAPSad, Silva, Almeida e Amato (2019) dizem que:

> Apesar de ser um modelo moderno e inovador de atenção à saúde mental, uma das críticas mais comumente feitas aos CAPS diz respeito a quanto a sua amplitude pode tornar-se encarcerante e, com isso, repetir um dos aspectos do modelo anterior à reforma psiquiátrica, que se refere à institucionalização do sujeito (p.820).

Compreendemos que o questionamento construtivo e contínuo acerca das estratégias e do funcionamento dos CAPSij por suas próprias equipes de trabalho e também demais atores envolvidos no cuidado à saúde mental de crianças e adolescentes deve ser estimulado e valorizado, exatamente para evitar ou até mesmo combater esse tipo de situação, a qual sabe-se que ainda é uma realidade em alguns contextos.

O próprio fato de discutir sobre a possibilidade de alta, de aprofundar os vínculos das crianças/adolescentes com a rede durante o seu acompanhamento e cuidado no CAPSij e de trazer para as reuniões de equipe a discussão de casos de crianças e/ou adolescentes que estão em acompanhamento há mais tempo no serviço são algumas estratégias práticas que buscam evitar institucionalização, "capsização" ou "encapsulamento" (FERNANDES et al., 2020; RICHTER, 2019).

Sobre a percepção de profissionais a respeito da frequência da alta, enquanto Bueno (2013) verificou relatos indicando baixo número de altas nos CAPSij, as falas dos participantes do estudo de Richter (2019) consideram que a ocorrência de processos de alta é pouco ou "mais ou menos" frequente, porém, as altas por abandono são recorrentes. Já Kantorski et al. (2019), que estudaram a alta na população adulta de um CAPS da região Sul do Brasil ao longo de 11 anos, contrapõem esse dado ao identificarem que a alta clínica foi a mais prevalente no equipamento estudado e que o tempo médio de permanência dos usuários no CAPS foi relativamente baixo. Mesmo assim a alta por abandono também apareceu nesse estudo – o que demonstra que mesmo em situações que aparentam maior facilidade na lida com a alta ainda existem desafios para o efetivo e contínuo cuidado em saúde mental.

Não se pretende, aqui, defender que a frequência de altas de um CAPS signifique sua qualidade e pertinência aos pressupostos da RAPS, visto que tal tema é complexo, multifatorial e ainda exige a investigação de muitos elementos que possam agregar e contribuir para a maior compreensão desse processo. Um desses elementos que certamente contribui com o conhecimento sobre o processo de alta é a possibilidade de aproximação com a compreensão que profissionais, usuários e familiares têm tido acerca do termo "alta".

Vale a pena retomar que alguns dos estudos já apresentados na seção anterior deste capítulo discutem que apesar dessa palavra (alta) ser associada histórica e culturalmente às situações de remissão de sintomas e de cura de doenças, observa-se na prática que ela tem sido amplamente utilizada e pronunciada na dinâmica de trabalho dos CAPS tanto por profissionais de saúde quanto pelas famílias e usuários (RICHTER, 2019; GUEDES et al., 2017; FERIGATO E BALLARIN, 2011).

Silva, Almeida e Amato (2019) destacam que a terminologia alta, no contexto da saúde, está relacionada muito proximamente às intervenções médicas; e Guedes et al. (2017) reafirmam que a definição da palavra alta "está fortemente atrelada ao modelo hospitalar e ao seu ideal de cura" (p. 1), e que a alta em saúde mental deve ultrapassar a compreensão de cura, pois o cuidado nesse campo exige longitudinalidade, trabalho em rede e articulações com serviços para além dos estratégicos.

Corroborando com tais colocações e objetivando o avanço da compreensão acerca do conceito que os profissionais têm desse termo, Richter (2019) identificou nos relatos de terapeutas ocupacionais que as equipes dos CAPSij vêm compreendendo a alta como um processo:

- Coletivo que envolve profissionais do CAPSij e da rede intersetorial.
- Que deve estar relacionado aos objetivos do CAPSij e à continuidade do cuidado na rede intra e intersetorial.
- Que gera dúvidas e incertezas na equipe diante da resistência das famílias e das demandas dos usuários.
- Que deve levar em consideração a melhora do sofrimento psíquico, bem como uma maior participação da criança e/ou adolescente nas atividades cotidianas.

Esses resultados encontram ressonância nas reflexões de Ferigato e Ballarin (2011), que falam da existência de dois tipos de "alta terapêutica", uma que normalmente é mais centrada na redução dos sintomas e melhora da doença, chamada pelas autoras de "alta", e outra que está relacionada à possibilidade de o próprio sujeito adquirir a capacidade de desprender-se do processo de cuidado, por entender já ter adquirido autonomia suficiente para lidar com a continuidade da vida, chamada por elas de "auta".

Diante dessas colocações, questiona-se sobre a adequação desse termo (alta) no contexto da saúde mental sob a perspectiva da atenção psicossocial, já que este é um campo que tem buscado avançar na elaboração dos conceitos de saúde-doença evitando associar a situação de cura na assistência aos usuários com sofrimento psíquico, nas discussões sobre oferta e dinâmica de cuidado, na busca pela corresponsabilização do cuidado em rede intra e intersetorial, e na garantia de políticas públicas que atendam crianças, adolescentes e adultos que vivenciam o sofrimento psíquico (FERNANDES et al., 2020; GUEDES et al., 2017; RICHTER, 2019).

No entanto, além do que o termo "alta" em si significa para o campo da saúde de forma geral, observa-se que ele tem sido utilizado no cotidiano do trabalho em saúde mental, inclusive de saúde mental infantojuvenil, sendo compreendido, em tais contextos, para além da possível cura ou remissão de sintomas, correspondendo, então, à lógica da atenção psicossocial – defendida aqui neste capítulo –, validando fatores como: possibilidades de produção de vida do sujeito, promoção de espaços de pertencimento e participação social além do CAPSij; consideração da participação da criança e/ou adolescente nas diversas atividades cotidianas e possibilidade de criação/manutenção de vínculos sociais; cuidado e fortalecimento das famílias.

Os critérios para o desenvolvimento do processo de alta também foram explorados pelos estudos de Silva, Almeida e Amato (2019) e de Richter (2019), e ambos encontraram a inexistência de critérios consolidados ou consensuados pelas equipes.

Silva, Almeida e Amato (2019), que focalizaram o CAPSad, relacionam tais resultados às divergências que os profissionais têm entre si no que tange aos aspectos morais, seu referencial teórico, bem como discordâncias sobre estratégias terapêuticas. Richter (2019), por sua vez, pontua que a dificuldade no estabelecimento de critérios para alta pode estar relacionada à complexidade envolvida na atenção psicossocial de crianças e adolescentes, que parece interferir não só na proposição da alta, mas também na admissão dessa população no CAPSij. Nessa direção, a autora pontua que um dos caminhos possíveis para apoiar as equipes na avaliação das possibilidades de alta é a (re)consideração dos critérios de inclusão de crianças e adolescentes nos CAPSij, questão que também ainda se encontra incipiente na literatura.

Segundo Lykouropoulos e Pechy (2016), as equipes de CAPSij, ao decidirem pela inserção ou não de crianças e adolescentes, devem se apoiar em critérios que sejam fundamentados no papel que o serviço desempenha na rede de cuidado do território do qual ele faz parte e que permitam uma classificação de risco. As autoras apresentam alguns exemplos de tais critérios, a saber: o tempo de ocorrência das queixas e comprometimentos da criança e/ou adolescente, os contextos da vida prejudicados pela problemática apresentada, os níveis desse prejuízo no processo de crescimento e desenvolvimento da criança ou adolescente e a rede de suporte e proteção com a qual a criança e/ou adolescente pode contar em seu território.

De acordo com Richter (2019), tais fatores também podem ser o ponto de partida desses profissionais com relação à alta, na medida em que reafirmam o CAPSij enquanto um serviço que desenvolve suas ações de cuidado em composição com a rede, visando amenizar as condições de sofrimento psíquico intenso e a produção de saúde mental (Lykouropoulos e Pechy, 2016). De qualquer maneira, tanto o estudo de Silva, Almeida e Amato (2019) quanto o de Richter (2019) ressaltam que as decisões acerca dos critérios e tomada de decisões sobre a alta dos usuários são feitas de forma conjunta, em equipe e considerando cada caso.

Por fim, e considerando todas as reflexões até o momento, cabe falar sobre a natureza processual da alta na atenção psicossocial infantojuvenil, que demanda planejamento e tempo para que as crianças, adolescentes e familiares se apropriem de outros espaços e de outros fazeres, e possam realizar o movimento de desterritorialização do CAPSij e reterritorialização nesses outros locais ou outros fazeres existenciais (RICHTER, 2019; FERIGATO; BALLARIN, 2011; FERIGATO; SILVA, 2016).

Algumas ações práticas relativas ao planejamento da alta são destacadas a seguir com o intuito de colaborar com possibilidades de estratégias que facilitem e promovam o processo de alta com maior segurança e qualidade:

- Além da importância de se garantir um tempo necessário para a elaboração dos usuários do CAPSij, incluindo crianças e/ou adolescentes e seus familiares, acerca da alta, é preciso também tempo para que os profissionais de saúde mental e equipes façam as articulações necessárias para essa alta acontecer, o que demanda organização do tempo e da dinâmica de trabalho nas unidades de saúde mental infantojuvenil (RICHTER, 2019).
- Fomento e busca pela efetivação da prática intra e intersetorial no processo de cuidado no CAPSij, e não somente no momento em que a alta despon-

ta como uma possibilidade (RICHTER, 2019). Taño e Matsukura (2019) apontam para a demanda urgente de que existam políticas públicas em SMIJ que garantam tais articulações e apoiem sua efetividade prática.

- Nas situações que envolvem a alta do CAPSij associada à manutenção de tratamento medicamentoso do usuário, o estabelecimento de diretrizes práticas para que o apoio matricial em SMIJ na Atenção Básica seja garantido é uma prerrogativa para que ela ocorra com segurança e diminua a chance de readmissões unicamente por esse motivo (RICHTER, 2019).
- Considerar e falar sobre o processo de alta na elaboração e (re)avaliação do PTS da criança e/ou adolescente juntamente com usuários e familiares. Destaca-se que falar sobre o processo de alta desde o início do acompanhamento com as famílias pode ser uma ação importante que facilitará a compreensão que elas terão do próprio processo do cuidado produzido no contexto da atenção psicossocial, podendo, inclusive, fomentar o fortalecimento da responsabilização delas quanto ao PTS da criança e/ou adolescente (RICHTER, 2019). Para isso, é imprescindível que as famílias tenham espaço para a efetiva participação de maneira ativa na construção do cuidado, para além de ações que as coloquem apenas no lugar de receptoras de orientação (TAÑO; MATSUKURA, 2017).

CONSIDERAÇÕES FINAIS

Espera-se que as reflexões apresentadas neste capítulo possam contribuir para a ampliação das discussões sobre a alta na saúde mental e, mais especificamente, na SMIJ; além de fornecer elementos que apoiem a prática de profissionais trabalhadores desse campo de cuidado e auxiliar na condução de processos de alta por meio do estímulo do seu planejamento, elaboração e articulação intra e intersetorial constante.

Dessa maneira, a partir do desenvolvimento de projetos de cuidado que considerem a complexidade e amplitude da temática da alta de crianças e adolescentes na saúde mental, promove-se e potencializa-se o cuidado preconizado nas diretrizes da Atenção Psicossocial, da Reforma Psiquiátrica, do Sistema Único de Saúde e das políticas públicas que abrangem a população em questão.

Por fim, compreende-se que essa é uma discussão que se inicia no campo e que existe uma grande demanda pelo desenvolvimento de novas pesquisas e estudos que considerem o processo de alta das crianças e adolescentes que vivenciam o sofrimento psíquico; que investiguem especialmente as perspectivas das crianças, adolescentes e famílias envolvidas no processo de cuidado dos CAPSij; e também que abarquem as visões de outros profissionais integrantes das equipes de CAPSij, e de profissionais da rede intra e intersetorial.

REFERÊNCIAS

1. ADNANES, M. et al. Discharge planning, self-management, and community support: Strategies to avoid psychiatric rehospitalisation from a service user perspective. **Patient Education Counseling,** p. 1033-1040. Disponível em: https://doi.org/10.1016/j.pec.2019.12.002 Acesso em: 10 ago 2020.
2. BIRKEN, M.; HENDERSON, C.; SLADE, M. The development of an occupational therapy intervention for adults with a diagnosed psychotic disorder following discharge from hospital. **Pilot and Feasibility Studies**, v. 4, n. 81, p. 1-12, 2018. Disponível em: https://doi.org/10.1186/s40814-018-0267-7. Acesso em: 1 out 2018.
3. BRASIL. Ministério da Saúde. **Atenção psicossocial a crianças e adolescentes no SUS:** tecendo redes para garantir direitos. Ministério da Saúde, Conselho Nacional do Ministério Público. Brasília: Ministério da Saúde, 2014. 62 p.
4. BRASIL. Ministério da Saúde. **Saúde mental no SUS:** os centros de atenção psicossocial. Ministério da Saúde, Secretaria de Atenção à Saúde, Departamento de Ações Programáticas Estratégicas. Brasília: Ministério da Saúde, 2004. 86 p.
5. BRASIL. Ministério da Saúde. Secretaria de Atenção à Saúde. Departamento de Ações Programáticas Estratégicas. **Caminhos para uma política de saúde mental infantojuvenil.** Ministério da Saúde, Secretaria de Atenção à Saúde, Departamento de Ações Programáticas Estratégicas. Brasília: Ministério da Saúde, Série B. Textos Básicos em Saúde, 2005. 76 p.
6. BRASIL. Ministério da Saúde. Secretaria de Atenção à Saúde. Núcleo Técnico da Política Nacional de Humanização. **Humaniza SUS:** Documento base para gestores e trabalhadores do SUS. Ministério da Saúde, Secretaria de Atenção à Saúde, Núcleo Técnico da Política Nacional de Humanização. 4ª ed. Brasília: Editora do Ministério da Saúde, 2010, 72 p.
7. BRASIL. **Portaria n. 3.088**, de 23 de dezembro de 2011. Institui a Rede de Atenção Psicossocial para pessoas com sofrimento ou transtorno mental e com necessidades decorrentes do uso de crack, álcool e outras drogas, no âmbito do Sistema Único de Saúde. **Ministério da Saúde.** Gabinete do ministro, 2011b. 12p.
8. BUENO, A. R. **Terapia ocupacional no campo da saúde mental infanto-juvenil: revelando as ações junto aos Centros de Atenção Psicossocial Infanto-Juvenil (CAPSi).** 2013. 145 f. Dissertação (Mestrado em Terapia Ocupacional). Centro de Ciências Biológicas e da Saúde. Universidade Federal de São Carlos, São Carlos, 2013.
9. CONSELHO REGIONAL DE ENFERMAGEM DE SÃO PAULO – COREN-SP. **Parecer COREN-SP CAT n. 023/2010:** Alta hospitalar. Disponível em: <http://portal.corensp.gov.br/sites/default/files/parecer_coren_sp_2010_23.pdf>. Acesso em: 21 abr. 2017. 6 p.
10. FERIGATO, S.; BALLARIN, M. L. G. S. A Alta em Terapia Ocupacional: reflexões sobre o fim do processo terapêutico e o salto para a vida. **Cad. Ter. Ocup. UFSCAR**, São Carlos: v. 19, n. 3, p. 361-368, 2011.
11. FERIGATO, S.; SILVA, M. C. Saúde mental e terapia ocupacional: a construção de um projeto terapêutico singular. **Cad. Ter. Ocup. UFSCar,** São Carlos, v. 24, n. 2, p. 379-386, 2016. Disponível em: http://dx.doi.org/10.4322/0104-4931.ctoRE0611. Acesso em: 19 jan. 2019.
12. FERNANDES, A. D. S. A. et al. Reflexões sobre a atenção psicossocial no campo da saúde mental infantojuvenil. **Cad. Bras. Ter Ocup.** v. 28, n. 2, p. 725-740, 2020. Disponível em: <http://www.scielo.br/scielo.php?script=sci_arttext&pid=S2526-89102020000200725&lng=en&nrm=iso>. Acesso em: 10 ago. 2020.
13. GOES, F. G. B.; CABRAL, I. E. Discursos sobre cuidados na alta de crianças com necessidades especiais de saúde. **Rev. Bras. Enferm.** Brasília, v. 70, n. 1, p. 163-171, 2017. Disponível em: http://dx.doi.org/10.1590/0034-7167-2016-0248. Acesso em: 25 abr. 2017.

14. GUEDES, A. C. et al. Transferência de cuidados: processo de alta dos usuários de um centro de atenção psicossocial. **Rev. Eletr. Enf.**, v. 19, n. a42. p. 1-9, 2017. Disponível em: http://dx.doi.org/10.5216/ree.v19.43794. Acesso em: 11 jan. 2019.
15. KISELY, S. et al. Motivational aftercare planning to better care: Applying the principles of advanced directives and motivational interviewing to discharge planning for people with mental illness. **International Journal of Mental Health Nursing**, v. 26, p.41-48, 2017. Disponível em: <https://onlinelibrarywiley.ez31.periodicos.capes.gov.br/doi/full/10.1111/inm.12261>. Acesso em: 30 set 2018.
16. KANTORSKI, L. P. et al. A alta dos usuários no centro de atenção psicossocial. **J. Nurs. Health**, v. 9, n. 3, p.1-10, 2019. Disponível em: https://periodicos.ufpel.edu.br/ojs2/index.php/enfermagem/article/view/15845. Acesso em: 30 jul 2020.
17. LYKOUROPOULOS, C. B.; PÈCHY, S. H. S. O que é um CAPSi? In: RIBEIRO, E.; LYKOUROPOULOS, C. B. (org.). **O Capsi e o desafio da gestão em rede**. 1ª edição. São Paulo: Hucitec, 2016. p. 87-99.
18. MARAFIGA, C. V.; FALCKE, D.; TEODORO, M. L. M. Pedofilia: história de vida e o retorno para a família por meio de alta progressiva. **Revista da SPAGESP**, v. 18, n.1, p.48-62, 2017. Disponível em: http://pepsic.bvsalud.org/scielo.php?script=sci_arttext&pid=S1677-29702017000100005&lng=pt&nrm=iso. Acesso em: 10 jul 2020.
19. MARIOTTI, M. C. et al. Estágio Supervisionado em terapia ocupacional em um centro de atenção psicossocial CAPS II: Desafios para a assistência e para o processo de ensinoaprendizagem. **Cad. Ter. Ocup. UFSCAR**, São Carlos, v.22, n.2, 2014. p.409-418. Disponível em: <http://dx.doi.org/10.4322/cto.2014.062>. Acesso em: 26 set. 2018.
20. MATTHEWS, M. M.; JABRI, J. L. Documentação dos Serviços de Terapia Ocupacional (Cap. 10). In: PEDRETTI, L. W.; EARLY, M. B. (org.). **Terapia ocupacional**: capacidades práticas para as disfunções físicas 5ª ed. 2005. p. 103.
21. MENDES, V. C. et al. Percepção sobre a alta hospitalar de pessoas internadas em unidade de atenção psicossocial. **Rev.Bras. Promoç Saúde**, v. 32, 2019. Disponível em: https://periodicos.unifor.br/RBPS/article/view/9394 Acesso em: 10 jul. 2020.
22. MODAS, D. A. S.; NUNES, E. M. G. T.; CHAREPE, Z. B. Causas de atraso na alta hospitalar no cliente adulto: scoping review. **Rev. Gaúcha Enferm**, v.40, 2019. Disponível em: https://doi.org/10.1590/1983-1447.2019.20180130. Acesso em: 10 jul. 2020.
23. MORATO, G. G.; LUSSI, I. A. O. Contribuições da perspectiva de Reabilitação Psicossocial para a terapia ocupacional no campo da saúde mental. **Cad. Bras. Ter. Ocup.**, São Carlos, v. 26, n. 4, p. 943-951, dez. 2018. Disponível em: <http://dx.doi.org/10.4322/2526-8910.ctoarf1608>. Acesso em: 07 abr. 2019.
24. NAKANISHI, M. et al. Association between length of hospital stay and implementation of discharge planning in acute psychiatric inpatients in Japan. **International Journal of Mental Health Systems**, v. 9, n. 23, p. 1-8, 2015. Disponível em: <https://www-ncbi-nlm-nihgov.ez31.periodicos.capes.gov.br/pmc/articles/PMC4449576/>. Acesso em: 30 set. 2018.
25. PEDRETTI, L. W.; EARLY, M. B. Plano de Tratamento. In: PEDRETTI, L. W.; EARLY, M. B. (org.). **Terapia ocupacional:** capacidades práticas para as disfunções físicas. 5ª ed. São Paulo: ROCA, 2004. p.49-62.
26. RICHTER, R. H. M. **O processo de alta de crianças e adolescentes em CAPSij na perspectiva de terapeutas ocupacionais.** Dissertação (Mestrado em Terapia Ocupacional). Universidade Federal de São Carlos - UFSCAR, São Carlos, 2019.
27. SAMES, K. M. Documentação na Prática (Cap. 39). In: WILLARD & SPACKMAN. **Terapia Ocupacional**. 11ª Ed. Rio de Janeiro: Guanabara Koogan. 2011. p. 409-416.
28. SILVA, F. V. R. et al. Preparo dos pais de recém-nascido pré-termo para alta hospitalar: proposta de um protocolo. **Rev Fun Care Online**, v. 12, p.386-392, 2020. Disponível em: http://dx.doi.org/10.9789/2175-5361.rpcfo.v12.8264. Acesso em: 10 ago. 2020.

29. SILVA, L. L. P.; ALMEIDA, A. B. A.; AMATO, T. C. A perspectiva dos profissionais sobre o processo de alta de pacientes do CAPS-AD: critérios e dificuldades. **Saúde Debate,** v. 43, n. 122, p.819-835, 2019. Disponível em: http://www.scielo.br/scielo.php?script=sci_arttext&pid=S0103-11042019000300819&lng=en&nrm=iso. Acesso em: 10 jul. 2020.
30. SILVEIRA, M. P. R. et al. Autonomia e reinserção social: percepção de familiares e profissionais que trabalham com redução de danos. **Ciência, Cuidado e Saúde,** v. 16, n.3, p.1-7, 2017. Disponível em: https://doi.org/10.4025/cienccuidsaude.v16i3.34299. Acesso em: 10 jul. 2020.
31. TAÑO, B. L.; MATSUKURA, T. S. A construção ampliada do cuidado: atenção às famílias nos Centros de Atenção Psicossocial Infantojuvenis. **Cad. Bras. Saúde Mental,** Florianópolis, v. 9, n. 23, p.51-66, 2017.
32. TAÑO, B. L.; MATSUKURA, T. S. Saúde mental infantojuvenil e desafios do campo: Reflexões a partir do percurso histórico. **Cad. Ter. Ocup. UFSCAR,** São Carlos, v. 23, n. 2, p. 439-447, 2015. Disponível em: <http://dx.doi.org/10.4322/0104-931.ctoAR0479 >. Acesso em: 30 set. 2018.
33. TAÑO, B. L.; MATSUKURA, T. S. Intersetorialidade e cuidado em saúde mental: experiências dos CAPSij da região Sudeste do Brasil. **Physis,** v.29, n.1, p.1-27, 2019. Disponível em: https://doi.org/10.1590/s0103-73312019290108. Acesso em: 10 jul 2020.
34. TICKLE-DEGNEN L. **Prática baseada em evidência (Cap. 30).** In: WILLARD & SPACKMAN. Terapia Ocupacional. 11ª ed. Rio de Janeiro: Guanabara Koogan. 2011. p. 295-306.
35. TOMÁS, M. A. R.; REBELO, M. T. S. Políticas e cuidados de saúde mental pós-alta da hospitalização psiquiátrica. **Rev. Enferm UFPE on line,** v. 13, p.1-10, 2019. Disponível em: https://periodicos.ufpe.br/revistas/revistaenfermagem/article/view/243037. Acesso em: 10 jul. 2020.
36. WEBER, L. A. F. et al. Transição do cuidado do hospital para o domicílio: revisão integrativa. **Cogitare Enferm,** v. 22, n. 3, p.1-11, 2017. Disponível em: http://fi-admin.bvsalud.org/document/view/mugyx. Acesso em: 10 jul. 2020.
37. WORLD HEALTH ORGANIZATION (WHO). **A glossary of terms for community health care and services for older persons**. WHO/WKC/Tech.Ser./04.2. 2004. Disponível em: <http://apps.who.int/iris/handle/10665/68896>. Acesso em: 21 abr. 2018. 111 p.

PARTE III

Territórios, articulações e outros desafios para o cuidado em saúde mental de crianças e adolescentes

14

O cuidado em saúde mental infantojuvenil na atenção básica à saúde: singularidades territoriais

Amanda Dourado Souza Akahosi Fernandes
Bruna Lidia Taño
Thelma Simões Matsukura

PALAVRAS-CHAVE

- Saúde mental infantojuvenil; atenção básica à saúde; território.

APRESENTAÇÃO

Neste capítulo, pretende-se refletir sobre os entraves na constituição do cuidado à saúde mental da criança, do adolescente e do jovem no Brasil, especialmente no âmbito da Atenção Básica à Saúde (ABS). Sabe-se que as políticas públicas voltadas às crianças e adolescentes em sofrimento psíquico percorreram um caminho relegado em relação às políticas para os adultos, de forma que apenas a partir dos anos 2000 é que se tem observado um investimento específico nesse campo. Cabe ressaltar que, ainda que proposições venham sendo discutidas e amparadas por meio de documentos ministeriais, e que avanços significativos sejam verificados, o que se observa na prática são fragilidades para a efetivação do cuidado a essa população, principalmente no que tange a ABS, para além e juntamente aos atuais e graves desinvestimentos governamentais nas políticas públicas.

Parte-se do princípio de que é necessário debruçar-se sobre a constituição do sistema de saúde brasileiro para além da reforma psiquiátrica, uma vez que o cuidado aos usuários em sofrimento psíquico foi estruturado a partir dos modelos de atenção à saúde vigentes. Segundo Desviat (2015), são as características sociopolíticas dos países e do sistema sanitário que conduziram e conduzem os movimentos pela reforma psiquiátrica. O autor aponta que tanto o modelo de organização dos sistemas de saúde como a sua cobertura condicionam todo o modelo de assistência à saúde, incluindo os serviços de saúde mental.

Visando uma melhor compreensão dessa realidade, apresenta-se, neste capítulo, uma contextualização histórica de dois movimentos que se organizaram a partir da década de 1960 – as reformas sanitária e psiquiátrica – e que estão implicados no cuidado às crianças e adolescentes em sofrimento psíquico. As reflexões apresentadas giram em torno do entendimento de que, seja na formulação das políticas de saúde, na sua execução em programas e projetos, bem como nas ações de cuidado em ambientes micro, concorrem sempre duas ou mais compreensões e paradigmas sobre o próprio sistema de saúde e o ato de cuidado.

Para tanto, no decorrer do capítulo serão apresentados alguns extratos dos resultados da pesquisa de doutorado da primeira autora. Espera-se que a partir desse dimensionamento seja possível ampliar a compreensão dos desafios e fragilidades ainda existentes, como a presença marcante da perspectiva médico-centrada, o cuidado pautado apenas nos encaminhamentos e nas especialidades e o distanciamento das ações de promoção à saúde, ampliando, assim, os debates, reflexões e ações relativas a esse campo, evidenciando diferentes concepções sobre o cuidado em saúde e, mais especificamente, em saúde mental, coabitando as lógicas dos serviços de saúde e as práticas profissionais.

AS REFORMAS SANITÁRIA E PSIQUIÁTRICA NO BRASIL: DO ASSISTENCIALISMO ÀS POLÍTICAS PÚBLICAS

O processo da reforma sanitária

A assistência à saúde no Brasil cursou uma trajetória majoritariamente localizada no campo da filantropia e das ações não sistematizadas do governo, até a conquista efetiva do direito à saúde com a Constituição de 1988. Ressalta-se que a filantropia foi tida como única possibilidade de acesso da população à saúde durante décadas (MALFITANO, 2007).

Os modelos de atenção à saúde no Brasil passaram por transformações ao longo do tempo traduzidas a partir de modelos de construção das ações e do cuidado. Primeiramente, houve o predomínio do modelo sanitarista campanhista (início do século XX), voltado essencialmente ao controle das endemias e, portanto, na organização e higienização dos espaços humanos. Nas décadas seguintes, tem-se o modelo médico, o qual reduzia o processo saúde-doença à sua dimensão anatomofisiológica, excluindo as dimensões histórico-sociais, de forma a focalizar as estratégias de intervenção no corpo doente. Posteriormente, o modelo assistencial previdenciário, sob a influência da medicina liberal, tinha o objetivo de oferecer assistência médico-hospitalar a trabalhadores urbanos e industriais, na forma de seguro-saúde/previdência (década de 1950). E, por fim, o modelo médico privatista com ênfase na assistência médico-hospitalar e nos serviços de apoio diagnóstico e terapêutico (décadas de 1960 e 1970). Somente no final dos anos 1970 que se ampliou o debate em torno da necessidade de mudanças dos modelos de assistência à saúde praticados no Brasil, enfatizadas nas conferências nacionais e internacionais de saúde (MELO, 2013; MALFITANO, 2007).

No cenário internacional, o modelo de assistência predominante durante a maior parte do século XX foi o hospitalocêntrico, apresentando resultados bastante negativos, com altos índices de mortalidade, morbidade e custos elevados. Assim, em resposta a essa realidade, em 1978, representantes de diferentes nações se reuniram em uma conferência, denominada Alma-Ata, para discutir sobre a forma de se fazer saúde, baseada principalmente na atenção primária à saúde (APS)* (MACHADO; FONSECA; BORGES, 2014).

Essa conferência, organizada pelo Fundo das Nações Unidas para Infância (UNICEF) e pela Organização Mundial da Saúde (OMS), recomendava cuidados essenciais aos sujeitos e a garantia de saúde para todos (MENDES, 2004). O resultado desse encontro foi a adoção de uma declaração que reafirmou o significado da saúde como direito humano fundamental e como uma das mais importantes metas sociais mundiais (MENDES, 2004). A declaração de Alma-Ata foi considerada um passo político importante para a transformação da assistência à saúde adotada na época, influenciando nas próximas décadas a proposta constitucional do Brasil (MACHADO; FONSECA; BORGES, 2014).

A partir desse momento, atividades de educação, vacinação, alimentação e nutrição, saneamento e organização sociocomunitária passaram a ser adotadas no Brasil com a integração concomitante de outras atividades, como procedimentos odontológicos e cuidados específicos em enfermagem, visando responder às necessidades do cenário nacional (CARNUT, 2017). Observa-se que juntamente com essa nova proposição, a organização da atenção em saúde se dividia em duas vertentes: de um lado as experiências centradas no papel dos médicos generalistas, no trabalho em equipe, nas patologias delegadas aos enfermeiros e auxiliares e nas ações de prevenção das doenças; e de outro, um incentivo à incorporação das especialidades médicas básicas nas Unidades de Saúde (GIL, 2006).

* A Política Nacional de Atenção Básica considera os termos Atenção Básica à Saúde e Atenção Primária à Saúde, nas atuais concepções, como termos equivalentes. Associa a ambos os termos: os princípios e as diretrizes definidos nesse documento (Portaria n. 2.488, de 21 de outubro de 2011).

Com a Constituição de 1988, se dá a proposição do Sistema Único de Saúde (SUS), regulamentado pela Lei n. 8.080 em 1990. O SUS adentra a proposta de seguridade social conjuntamente com a previdência e a assistência social na defesa e com os princípios norteadores para uma sociedade solidária, democrática e igualitária, sem discriminação ou privilégios (PAIM, 2009). Além da proposta de gratuidade por meio de um modelo redistributivo, o SUS assume dupla função. A primeira refere-se ao combate à pobreza e à desigualdade social, e a segunda visa à superação do limite de cobertura do seguro-saúde e do modelo privatista do regime militar no setor saúde (OCKÉ-REIS, 2012).

Quanto à sua organização, esta se dá por meio de uma rede regionalizada e hierarquizada em níveis assistenciais, descentralizada em suas ações e centralizada em termos de diretrizes político-normativas, tendo como pressuposto e orientação a integralidade do cuidado, a participação social e democratização dos serviços, com a proposição do cuidado a partir do eixo orientador da ABS (CECILIO; REIS, 2018; MACHADO; FONSECA; BORGES, 2014; BRASIL, 2011). Entretanto, mesmo forjada sob tais pressupostos e ideais, tanto a Constituição como a Lei n. 8.080/90 e as Normas Operacionais Básicas (NOB 91 e 92) não fizeram qualquer referência a um modelo de gestão da política e dos recursos do SUS para apoiar os municípios na estruturação dos seus sistemas de saúde e do papel dos Estados nesse processo, ainda que parte considerável de seu financiamento, por exemplo, fosse oriunda dessas instâncias (CECILIO; REIS, 2018).

Importa ressaltar que, naquele momento, apesar do interesse na construção da ABS como reorientadora da atenção à saúde no Brasil, de caráter assumidamente técnico-político, em certa dimensão, esse modelo de atenção à saúde sofreu os impactos de organizações internacionais provenientes do Fundo Monetário Internacional (FMI) e do Banco Mundial, que tratavam sobre os gastos excessivos no âmbito da saúde. Para essas organizações, o enfoque principal da ABS deveria ser em populações específicas, sobretudo as mais vulneráveis (GIOVANELLA et al., 2009).

Nessa direção, considera-se que a execução do SUS e principalmente da ABS é exercida a partir de duas vertentes, uma ideológica e universalizante e uma que segue lógica próxima ao neoliberalismo, a qual enxerga que políticas públicas devem ser voltadas apenas a populações mais vulneráveis. A constante disputa e coexistência das duas forças acaba por limitar a possibilidade de uma construção ampla e de qualidade para a população em geral, focalizando uma população marginalizada e trazendo consequências como subinvestimentos e exclusão.

Em resposta à demanda de maior alcance da ABS, foi implantado em 1994 o Programa Saúde da Família (PSF), movido também pela experiência do Programa de Agentes Comunitários de Saúde (PACS), em 1991, nas regiões Norte e Nordeste (RIZZOTTO, 2000; PAIM, et al., 2011). Aponta-se que o PSF foi considerado a principal estratégia de transformação do modelo de atenção à saúde brasileiro, caracterizado como programa seletivo, visando intervir nos principais fatores que colocam a saúde em risco, e em áreas de maior vulnerabilidade social. As equipes eram formadas, *a priori*, por médicos generalistas, enfermeiros, auxiliares de enfermagem e agentes comunitários de saúde (ACS) (BRASIL, 2006a).

Essa nova organização visou avançar na regionalização da rede de serviços, preconizando ações de promoção e prevenção, territoriais e intersetoriais (BRASIL, 2006a; MACHADO; FONSECA; BORGES, 2014). Compreende-se, no entanto, que essa resposta acabou por direcionar a política de saúde para a precarização, uma vez que na tentativa de direcionamento e alcance aos grupos sociais mais vulneráveis resultou em estratégias restritas e seletivas, de baixa qualidade, dirigidas apenas às camadas mais pobres da população, não respondendo à proposta inicial.

Somente dez anos depois, em 2006, foi criada a Política Nacional de Atenção Básica (PNAB), a qual apresenta as diretrizes e normas gerais de seu funcionamento e reforça a importância da ABS como coordenadora do sistema de saúde (BRASIL, 2012a; MACHADO; FONSECA; BORGES, 2014). Já em 2008, visando uma ABS que fosse mais abrangente e que apoiasse a Estratégia Saúde da Família (ESF), foi criado o Núcleo de Apoio à Saúde da Família (NASF) pela Portaria n. 154 (BRASIL, 2008), sendo atualmente nomeado Núcleo Ampliado de Saúde da Família e Atenção Básica (Nasf-AB), após a publicação da Portaria n. 2.436, de 21 de setembro de 2017 (BRASIL, 2017a).

Em 2010, o SUS passou a ser estruturado a partir das Redes de Atenção à Saúde (RAS), compreendidas enquanto arranjos organizativos de ações e serviços de saúde, de diferentes densidades tecnológicas que buscam garantir a integralidade do cuidado, na qual a ABS é assumida como instância ordenadora da RAS e gestora do cuidado em saúde (BRASIL, 2010). Na sequência, em 2012, tem-se a reformulação da PNAB, por meio da Portaria MS/GM n. 2.488 (BRASIL, 2012a), a qual aprova a PNAB e a revisão de diretrizes e normas para a organização da Atenção Básica, para a Estratégia Saúde da Família (ESF) e o Programa de Agentes Comunitários de Saúde (PACS). Cinco anos depois, em 2017, foi lançada a Portaria n. 2.436, que estabeleceu uma nova revisão da PNAB, com importantes transformações desde sua primeira constituição em 2006 (BRASIL, 2017b).

Apesar da ideia inicial da Portaria n. 2.436 ser reafirmar a ESF, ela traz mudanças que ferem o direito à saúde garantido pelo Estado, conforme estabelece a Constituição Federal de 1988, uma vez que rompe com a centralidade da Saúde da Família na organização do SUS ao instituir financiamento específico para quaisquer outros modelos na atenção básica que não contemplam a composição de equipes multiprofissionais com a presença de agentes comunitários de saúde, por exemplo (ABRASCO, 2017). No entanto, aponta-se que embora a proposição inicial da ABS fosse modificar o modelo de atenção no sistema de saúde brasileiro pelas premissas da longitudinalidade do cuidado, da promoção à saúde e da prevenção às doenças, isso não foi plenamente possível em razão de diferentes fatores, dentre eles a composição mínima da equipe, resultando em ações ainda mais seletivas (CONILL, 2008). Além disso, segundo Giovanella et al. (2009), existem outros limites que fragilizam essa operacionalização, uma vez que o modelo de proteção social e os elementos que se opõem e violam a universalidade (serviços e estratégias destinadas apenas para a parcela mais pobre da população) têm comprometido a ideia de integralidade.

Já para Cecílio e Reis (2018), a dificuldade de execução de uma ABS resolutiva, com capacidade e tecnologia para operar o ordenamento e a regulação da rede de saúde a partir de uma transformação nas ações, localiza-se entre outras situações, na dificuldade de execução de uma política que se dá de modo centralizado em relação a um país tão diverso e de proporções continentais. Os desafios para a sua devida atividade resultam também do já conhecido subfinanciamento, assim como de certa posição periférica que a AB assume em relação aos outros níveis de complexidade em saúde, somado à dificuldade de formação de profissionais que possam responder gerencial e organizativamente a essas dificuldades. Nesse sentido, segundo os autores, a ideia de uma cobertura de ABS que não venha acompanhada de mecanismos que a sustentem no compromisso de regulação da rede de saúde como um todo afirma o caráter precário, territorial e tecnologicamente periférico, bem como destinado às camadas mais pobres da população, que certamente não terão acesso a outros serviços em saúde.

Assim, o que se coloca é um certo encapsulamento da ABS e o engessamento de suas atividades a partir de propostas predefinidas de intervenção, submetidas ao financiamento de acordo com a adesão a programas predeterminados, o que denota em sua dificuldade material e simbólica para assumir devidamente o seu compromisso com a gestão do cuidado (CECILIO; REIS, 2018).

O processo da reforma psiquiátrica

Concomitantemente ao processo da reforma sanitária, tem-se o da reforma psiquiátrica, que vem se (re)configurando desde o final da década de 1970 no país. O percurso da reforma psiquiátrica no contexto brasileiro foi marcado por importantes eventos que impulsionaram a transformação do modelo de assistência. Dentre eles, o Movimento dos Trabalhadores em Saúde Mental

(MTSM), ocorrido em 1978, o qual, tomando como bandeira a humanização da assistência, denunciou a precariedade dos atendimentos, custos elevados e condições de trabalho nos hospitais psiquiátricos. Ao mesmo tempo, a partir da década de 1980, surgiram relevantes experiências no campo, como a implantação do primeiro Centro de Atenção Psicossocial (CAPS) Luiz da Rocha Cerqueira, a intervenção na Casa de Saúde Anchieta, a I e II Conferência Nacional de Saúde Mental, a Declaração de Caracas, bem como a criação do SUS e a apresentação do Projeto de Lei Paulo Delgado em 1989, sendo aprovado apenas em 2001 pela Lei n. 10.216 (AMARANTE, 1995; SCHUCHTMAN; ALVES, 2014).

No cenário de transformação do sistema de saúde no Brasil, o movimento da reforma psiquiátrica culminou na construção de um novo paradigma de atenção em saúde mental, baseado nas premissas e nas práticas psicossociais (FERNANDES, 2014). Segundo Costa-Rosa, Luzio e Yasui (2003), a atenção psicossocial vinculada ao movimento da reforma psiquiátrica sustenta um conjunto de ações teórico-práticas, político-ideológicas e éticas de caráter inovador, com intuito de substituir o modelo asilar por um modelo de cuidado forjado na perspectiva da dignidade humana, com ações realizadas nos territórios de vida dos sujeitos.

Nas últimas décadas, o cenário da assistência à saúde mental no Brasil veio se reconfigurando significativamente, sendo implantados e ampliados diferentes dispositivos como os CAPS, Residências Terapêuticas, Ambulatórios, Hospitais Gerais e Centros de Convivência, a fim de atender às demandas dos indivíduos em sofrimento psíquico. Essa mudança tem preconizado a necessidade do convívio com a família e comunidade, no lugar de viver no isolamento, por meio de ações voltadas para a inclusão social, cidadania e autonomia das pessoas a partir dos seus territórios e comunidades (CORREIA; BARROS; COLVERO, 2011; LANCETTI; AMARANTE, 2006). Nessa direção, Soalheiro e Martins (2017) afirmam que é possível construir um diálogo entre os princípios da Estratégia de Saúde da Família (ESF) e o projeto contemporâneo da saúde mental no SUS, enfatizado, segundo Hirdes (2009), pelas práticas territoriais. Desse modo, compreende-se que uma relação sustentável entre as ações de saúde mental e a ABS tem sido essencial para o avanço nas propostas da reforma sanitária e da reforma psiquiátrica no Brasil na perspectiva da atenção psicossocial, uma vez que a AB se coloca como ponto de chegada para a atenção compartilhada e ampliada. Tal relação favorável alude, ainda, aos princípios norteadores que respaldam ambas as políticas (SOUZA, 2015).

Assim, especificamente sobre as crianças e adolescentes em sofrimento psíquico, observa-se que por muitos anos elas foram tratadas de forma semelhante aos modos voltados aos adultos, sem nenhuma consideração da família ou

Estado pelos aspectos relacionados ao crescimento e desenvolvimento infantil (ARAUJO, 2014). Por outro lado, reconhece-se que os caminhos trilhados pelos movimentos que deram origem ao processo da reforma psiquiátrica não foram os únicos a contribuir para o atual estado da arte da atenção em saúde mental infantojuvenil.

A assistência à saúde infantojuvenil de modo geral se pautou em três fases, até o recente reconhecimento dessa população como sujeitos de direitos garantido pelo ECA em 1990: Caritativa (1500-1800), Filantrópica (1800-1920) e Estado do Bem-Estar Social (1930-1980) (ARAUJO, 2014; TAÑO; MATSUKURA, 2015).

Identificam-se novas formas de entender a criança e o cuidado ofertado a ela a partir do século XX, porém ainda em uma perspectiva da normatização. As propostas existentes em escolas especiais, hospitais psiquiátricos e abrigos eram autoritárias, opressoras e se voltavam para o controle de seus corpos, visando torná-los adultos subordinados e passivos (DIAS; PASSOS, 2017). Destinava-os ao controle do Estado e a um modelo de assistência centrada na institucionalização e em terapêuticas que tinham caráter pedagógico-adaptativo, em que o sofrimento psíquico era lido sob a chave da deficiência (TAÑO; MATSUKURA, 2015).

Outras ações de cuidado em saúde a crianças e adolescentes se deram nas décadas seguintes, de modo a justificar, entre outros, o uso de mão de obra infantil nas fábricas e indústrias (SILVA, 2006). A partir dessa concepção, um conjunto de medidas higienistas e eugenistas de inspiração normativo-jurídica foi adotado na compreensão hegemônica da criança como o futuro cidadão da sociedade (PEREIRA, 2003).

Entre 1930 e 1940, iniciaram-se os programas de proteção à maternidade, à infância e à adolescência, todos submetidos às propostas do Departamento Nacional da Criança (DNCr). Foram instituídas ações de vigilância e educativas, envolvendo a atenção à saúde da mulher em todo o ciclo gravídico-puerperal. Não obstante, as ações instituídas à saúde da criança apresentaram apenas o caráter curativo e perinatal. Desse mesmo modo, nas décadas seguintes, a saúde da criança se manteve interligada à saúde materna pela Política de Atenção à Saúde Materno-Infantil, com ações centradas no desenvolvimento de atividades dirigidas à infância, à maternidade e à adolescência, com o objetivo de normatizar o atendimento à dupla mãe-filho e combater a mortalidade infantil (ARAÚJO, 2014).

Cabe apontar também o Código de Menores de 1979, o qual justificava e legalizava as internações na Fundação para o Bem-Estar do Menor (Febem) respaldadas na perspectiva de uma suposta proteção aos riscos e perigos vividos pela população infantojuvenil. Ressalta-se que, na maior parte dos casos, as internações eram destinadas aos grupos populacionais em maior vulnerabilidade social, resultando em graves consequências no desenvolvimento e vida dessa população, inclusive em sua saúde mental (REIS et al., 2010).

Em 1990, com a implantação do ECA, as crianças e adolescentes passaram a ter a garantia dos direitos de proteção de integridade física e psicológica, lazer e bem-estar, devendo ser amparados pela família, comunidade e Estado, sendo implementadas e reforçadas diferentes políticas de proteção a esse seguimento (BRASIL, 1990; RIZZINI; NAIFF; BAPTISTA, 2006).

No âmbito da assistência à saúde, o Ministério da Saúde vem elaborando desde então políticas públicas e documentos norteadores que respaldam as ações, programas e estratégias de cuidado a essa população ainda articuladas às Redes de Atenção Materno-Infantil em todo o país, visando reduzir as taxas de mortalidade como, por exemplo, "Rede Cegonha" (2011), "Saúde da criança: crescimento e desenvolvimento" (2012), "Proteger e cuidar da saúde de adolescentes na atenção básica" (2017) (BRASIL, 2012b).

O que se verifica é que, ainda que seja urgente e de extrema relevância a execução desses programas, há um centramento das propostas apenas para determinados grupos de risco, de forma que outras demandas e necessidades de saúde acabam por não serem priorizadas, condução semelhante à adotada para as outras políticas anteriormente citadas. Especificamente em relação à assistência à saúde mental infantojuvenil, esta também foi se modificando, ainda que tardiamente, na medida em que movimentos surgiram em prol dos direitos da população como, por exemplo, a constituição de 1988, a Reforma Sanitária, a Reforma Psiquiátrica e o Estatuto da Criança e do Adolescente (ECA) (REIS, et al., 2010; AMSTALDEN et al., 2010). Aponta-se para a contribuição do ECA para a saúde mental da criança e do adolescente ao afirmar e resguardar o direito à vida e propor a desinstitucionalização como método de favorecimento do desenvolvimento pessoal e social dessa população (COUTO; DELGADO, 2015).

Além disso, assim como para a atenção em saúde mental voltada aos adultos, outros fatores contribuíram para a transformação do modelo assistencial às crianças e adolescentes. A partir do ano 2000, surgiram os primeiros CAPSij e, em 2004, o Ministério da Saúde (MS) instituiu o Fórum de Saúde Mental Infantojuvenil, criado com a finalidade de construir as bases, princípios e diretrizes de uma política pública de saúde mental dirigida a esse seguimento (TENÓRIO, 2002). Em 2011, foi instituída a Rede de Atenção Psicossocial (RAPS), e, em consonância com as diretrizes da RAPS, em 2014 o Ministério da Saúde lançou o documento intitulado a "Atenção Psicossocial para crianças e adolescentes no SUS: tecendo redes para garantir o cuidado". Esse documento aponta para a construção do cuidado em saúde mental infantojuvenil fundamentado em algumas diretrizes como, por exemplo, o cuidado em rede e intersetorial e o acolhimento. Além disso, ressalta uma série de apontamentos específicos a essa população como a garantia à saúde como direito fundamental, a constituição da RAPS, o papel da educação, entre outros, tratando também sobre a centralidade da ABS para a efetivação de um cuidado ampliado na perspectiva da integralidade (BRASIL, 2014).

A despeito dessas mudanças nas políticas de cuidado em saúde, que vinham afirmando a dignidade humana, o cuidado em liberdade, os direitos humanos e o exercício da cidadania para as pessoas em situação de sofrimento psíquico, outros movimentos e interesses que em certa medida atuavam a partir de paradigmas e modelos organicistas, biomédicos e curativistas estiveram na disputa nesse campo, traduzidos no subfinanciamento, na defesa do modelo de atenção hospitalocêntrica, na formação dos trabalhadores, bem como nas dificuldades de articulação da rede (CORREIA; BARROS; COLVERO, 2011). Especialmente nos últimos anos, o que se observa a partir das novas diretrizes para o cuidado em saúde e direitos humanos é que tais modelos de base mais reducionista atacam e comprometem o que se vinha conquistando em termos do direito das pessoas em sofrimento psíquico, adultos, crianças e adolescentes, e ao reconhecimento da saúde mental enquanto importante dimensão da experiência humana. Verifica-se atualmente um descaso em nível nacional com as políticas de saúde mental, que adotam perspectivas normatizadoras, e um abandono ao fomento ao cuidado às crianças e adolescentes.

REFLEXÕES ACERCA DOS DESAFIOS E POTÊNCIAS NA CONSTITUIÇÃO DO CUIDADO À SAÚDE MENTAL INFANTOJUVENIL NA ABS NO BRASIL

No campo da saúde mental infantojuvenil, ainda que incipientes, estudos têm sido realizados com enfoque na assistência e ABS, visando fornecer aparatos para a compreensão da realidade existente, assim como garantir e contribuir para novas propostas políticas (TANAKA; RIBEIRO, 2009; GOMES et al, 2015; TEIXEIRA; COUTO; DELADO, 2017; FERNANDES, 2019; FERNANDES et al., 2020). Outros, por sua vez, sinalizam para a falta de reconhecimento e/ou valorização da saúde mental infantojuvenil pelos profissionais da ABS, desconhecimento sobre o modo de cuidado, dificuldades na organização dos sistemas regionais e trabalho em rede intersetorial e dificuldade de acesso dessa população a esse nível de atenção à saúde (TANAKA; RIBEIRO, 2009; TEIXEIRA; COUTO; DELADO, 2017; SILVA; CID; MATSUKURA, 2018; FERNANDES, 2019).

A título de exemplo, o estudo de Fernandes (2019), realizado em 53 Unidades de Saúde do Estado de SP, apontou que a concepção da maior parte dos profissionais da ABS sobre saúde mental infantojuvenil é próxima dos preceitos presentes na atenção psicossocial. No entanto, tal compreensão não encontra relação com o reconhecimento de crianças e adolescentes em sofrimento psíquico, com as ações de cuidado propostas pelos serviços e, tampouco, em práticas que envolvam a promoção à saúde, o cuidado em rede e intersetorial, sendo este pautado a partir da especialidade e dos encaminhamentos. Assim, se a ABS não responde a essas situações, corre-se o risco de cada vez mais institucionalizar as crianças e adolescentes em serviços especializados.

Quando questionado aos participantes sobre as estratégias de cuidado à saúde infantojuvenil de modo geral e especificamente também ao cuidado em saúde mental que as Unidades de Saúde desenvolvem, 37% dos participantes (17) relataram que as estratégias oferecidas se fundamentam na perspectiva das especialidades e do modelo médico-centrado, conforme identifica-se nos relatos:

> "Acompanhamento com TO, CAPSi, realizamos consultas em conjunto para fechar diagnóstico e tratamento".

> "Nosso cardápio para saúde mental é só a consulta né? E os encaminhamentos que a gente faz...".

Quando se trata especificamente dos adolescentes, os resultados sinalizam para a invisibilidade deles, uma vez que a única forma de acessarem o serviço é por meio das estratégias pautadas na prevenção da gravidez. Ou seja, elas entram para "tomar a injeção (sic)" e saem sem sequer haver um diálogo com a equipe, mesmo em situações em que há evidência de sofrimento psíquico.

Questiona-se, nessa direção, as implicações do processo histórico de transformação do modelo sanitário e psiquiátrico adotado no Brasil e os impactos no cuidado à saúde mental, especificamente, na saúde mental infantojuvenil. Ainda que as proposições políticas tenham caminhado na direção de uma transformação do modelo de cuidado à saúde mental a partir de uma lógica territorial, integral, em diferentes equipamentos como na ABS, os estudos apontam para muitas dificuldades em operacionalizar o que tem sido proposto.

Compreende-se que uma das implicações entre o processo histórico e a realidade é que ainda hoje há preceitos enraizados de uma clínica moderna/tradicional, pautada na medicalização do cuidado, médico-centrada, situada a partir de um paradigma reducionista, tal como duramente criticado nos primeiros movimentos de reformas psiquiátrica e sanitária. O que se verifica é que nesse campo de disputa são geradas fragilidades cotidianas, que não correspondem às demandas sociais e necessidades de saúde dessa população em sofrimento psíquico, ainda mais em se tratando da infância e adolescência, e tampouco se respaldam ou respondem aos preceitos firmados pela atenção psicossocial e os princípios de uma ABS nos moldes da ESF.

Apesar dos programas e estratégias existentes indiretamente perpassarem pela assistência à infância, os estudos têm evidenciado que eles não têm respondido às demandas e especificidades dessa população, principalmente no que tange às ações de promoção à saúde e prevenção do sofrimento psíquico, colocando-os à margem da assistência. Assim, busca-se intervir em problemas específicos de forma isolada e paralela, desconsiderando a complexidade das demandas, como nos casos de saúde mental infantojuvenil (GIOVANELLA et al., 2012).

Compreende-se que muitos dos desafios se colocam a partir da forma como se tem estruturado a ABS, ainda fortemente pautada no modelo médico, de vigilância à saúde, voltada prioritariamente a grupos de risco e populações vulneráveis, de forma que o cuidado se opera pela lógica da seletividade e ações programáticas. Porém, cabe ressaltar que em um cenário de escassez de recursos (desde a proposição do SUS), e atual desmonte, no qual há falta de estrutura e recursos humanos, certamente a oferta de cuidados ficará comprometida, resultado na priorização de ações, o que se contradiz com a proposta de um cuidado universal e integral às populações, tal como sugerido nas diretrizes.

Para a infância e adolescência, há uma gama de programas e estratégias, majoritariamente destinados à diminuição da mortalidade infantil e, consequentemente, estratégias que estão focalizadas na gestante, aleitamento materno, como é o caso da "Rede Cegonha", "Amamenta e alimenta Brasil". Ainda que sejam fundamentais, identifica-se uma ausência de estratégias e/ou invisibilidade nas propostas pensadas para uma população que também se encontra em vulnerabilidade social, uma vez que estão fora da escola e excluídas socialmente. Essa população apresenta condições que tendem a ser agravadas, limitando suas perspectivas futuras, como é o caso de crianças e adolescentes em sofrimento psíquico. Há muito que se avançar no que se refere ao cuidado a crianças e adolescentes em sofrimento psíquico na ABS, de forma que as ações e estratégias de cuidado tenham como fundamento a promoção da saúde e a integralidade do cuidado, sendo pautadas nas necessidades de saúde. O que se tem observado é que as unidades de saúde incorporam os conceitos da epidemiologia e da vigilância em saúde para organizar o rol de estratégias de cuidado que serão ofertadas à população do território, porém, apenas com o intuito de responder aos principais problemas de saúde. Pautada nos problemas, e não nas necessidades de saúde, essa resposta geralmente restrita e seletiva se materializa sob a forma de uma consulta médica, de enfermagem ou odontológica, fazendo com que a necessidade de saúde do sujeito esteja apenas associada ao consumo de um serviço – consultas e procedimentos (SCHRAIBER; MENDES-GONÇALVES, 1996).

Esse limite tende a conduzir a uma dupla insatisfação, pois o serviço oferta as ações de cuidado somente como resposta às demandas do usuário e este, por sua vez, somente busca por ela, fazendo com que outras necessidades e estratégias sejam secundarizadas ou anuladas, como é o caso da saúde mental. Para que essa lógica seja superada, são necessárias modificações no processo de trabalho da ABS, promovendo a mudança no olhar e nos modos de fazer, enfatizando as necessidades de saúde, ao invés de privilegiar os problemas ou doenças (NERY, 2006).

Sobre esse aspecto, Cecilio e Reis (2018) debatem que as diretrizes centralizadoras existentes na maior parte das políticas de saúde impedem que as singularidades territoriais tomem a cena e que, a partir disso, de fato sejam criadas ações de cuidado. Entre outros motivos, a adesão maciça das unidades às ações programáticas é o que possibilita o repasse de verbas federais para os municípios. O que se evidencia é que ainda que se tente plural e territorial, o modo com que as políticas se organizam, em especial a AB, impede arranjos que respondam às demandas comunitárias. Para responder a esse desafio, os autores propõem, então, a flexibilização de parte das políticas, a criação de comitês locorregionais de regulação e acompanhamento das políticas no que denominam "projetos singulares de gestão". Compreende-se, portanto, que esses fatores macropolíticos reforçam e em certa medida justificam ações de caráter prescrito, médico-centrado, reducionista.

Nesse sentido, é necessário que as unidades de saúde possam compreender o cuidado territorial a partir das necessidades de saúde da população, a qual certamente abrigará os determinantes sociais, como condições de moradia, desemprego e pobreza, ampliando o cuidado em uma perspectiva de promoção da saúde. Tendo em vista essa transformação, haveria um deslocamento das ações puramente clínicas, biomédicas, medicalizantes e seletivas, conforme têm sido enfocadas nos principais programas ministeriais e adotadas como objeto de intervenção na Unidade de Saúde.

No campo da saúde mental, compreende-se que o reconhecimento dos determinantes sociais e econômicos é fundamental, na medida em que podem e devem ser integrados na formulação de políticas em uma perspectiva de Saúde Pública, contribuindo, desse modo, para melhorar a saúde mental das populações (ALVES; RODRIGUES, 2010). Ao identificar e reconhecer a importância e a influência desses determinantes sociais, espera-se que as ações de cuidado sejam transformadas e ressignificadas, efetivando o que é proposto pelas políticas públicas, mas principalmente tendo alcance e resolutividade nas condições de saúde da população. Porém, na prática, identifica-se que essa realidade ainda é distante e nem sempre os profissionais parecem compreender e reconhecer a importância desses aspectos (FERNANDES, 2019).

Verifica-se que há ainda um descompasso entre as proposições mais integrais do cuidado e aquelas que podem ser efetivamente realizadas pelos profissionais dos serviços, seja da AB, ou da atenção estratégica. No caminho de apoio para a construção de estratégias mais complexas, e as possibilidades de cuidado integral às crianças, pautadas nas necessidades de saúde, em contraposição ao enfoque seletivo e programático, tem-se a Caderneta de Saúde da Criança (CSC), a qual visa acompanhar o desenvolvimento na ABS até os nove anos de idade. Esta poderia ser mais amplamente utilizada e explorada na direção da identificação de necessidades de saúde e do cuidado integral em contraposição ao frequente uso dela apenas para registro de situação de vacinas e medidas antropométricas.

Ressalta-se que mesmo as ações de vigilância do desenvolvimento se relacionam com a saúde mental. Porém, esse reconhecimento não é compartilhado e, tampouco, explorado pelos profissionais da ABS. Ainda que haja algumas iniciativas e ferramentas que evidenciam essa necessidade de aproximação e interlocução entre os campos como, por exemplo, na utilização da CSC e da Caderneta de Saúde do Adolescente (CSA), as quais contemplam diferentes aspectos relativos à criança, ao adolescente e ao desenvolvimento e cuidado prestado, estas têm sido subutilizadas pela ABS e negligenciadas pelo atual governo.

Agravando o cenário existente, observa-se que apesar do investimento do Ministério da Saúde ao propor uma expansão dessa lógica de cuidado a esse público, o atual Presidente da República tem disseminado uma defesa pela retirada dessa ferramenta de cuidado (BRASIL, 2017). A crítica do atual Presidente faz referência ao item relacionado à sexualidade, no qual imagens apresentam aspectos sobre a prevenção das infecções sexualmente transmissíveis (IST) e gravidez na adolescência. Pesquisadores do campo da saúde pública e saúde coletiva já têm se posicionado publicamente alegando que esse material é importante e seguro, baseado em evidências científicas, sendo essa decisão do Presidente mais um retrocesso para as políticas públicas de saúde. Esse novo direcionamento só tende a agravar o cenário da assistência aos adolescentes, cenário este que, pela complexidade, já se encontrava fragilizado e com muitos desafios a serem superados (GALHARDI; MATSUKURA, 2018; VIEIRA; MATSUKURA, 2017, SILVA; CID; MATSUKURA, 2018).

Por fim, considera-se que no que se refere ao cuidado à saúde mental de crianças e adolescentes, os desafios são evidentes, sendo urgente a necessidade de se pensar no cuidado e assistência prestada a essa população, já que a visibilidade a esse campo se deu tardiamente e tem se dado a partir diferentes fragilidades, não enfatizando as especificidades necessárias.

CONSIDERAÇÕES FINAIS

Considera-se que neste capítulo foi possível refletir sobre os entraves na constituição do cuidado à saúde mental da criança e do adolescente no Brasil, conforme proposto inicialmente. Ainda que com todos os desafios evidenciados ao longo da contextualização histórica e contemporânea, avanços significativos foram verificados.

Reconhecendo o fundamental lugar da ABS para o desenvolvimento do cuidado em saúde mental infantojuvenil, especialmente ao que se refere à viabilização de ações em saúde mental na vida cotidiana no território, para além de abordar os limites na assistência a esse público nos equipamentos da ABS, este estudo apresentou considerações e proposições que podem contribuir para o aprimoramento e expansão do olhar e das ações que possam reconhecer e legitimar as necessidades de saúde e de vida de crianças e adolescentes.

Vale também apontar que a elaboração deste texto ocorreu no período pré-pandemia e que aqui se reconhece a enormidade de desafios que foram colocados à rotina das unidades de saúde. No entanto, acreditamos totalmente na possibilidade de manutenção/aprimoramento de uma ABS que esteja consoante com as singularidades territoriais e comunitárias, a partir do que se colocará como realidade durante e pós-pandemia, ocupando o lugar de referência e centralidade que lhe cabe. Para tanto, governos, gestores, trabalhadores e comunidade precisam estar engajados e atentos a essa tarefa.

REFERÊNCIAS

1. ABRASCO. **Contra a reformulação da PNAB:** nota sobre a revisão da Política Nacional de Atenção Básica. Disponível em: <https://www.abrasco.org.br/site/outrasnoticias/notas-oficiais-abrasco/contra-reformulacao-da-pnab-nota-sobre-revisao-dapolitica-nacional-de-atencao-basica/29798/>. Acesso em: 21 de dezembro de 2017.
2. ALVES, A.A.M.; RODRIGUES, N.F.R. Determinantes sociais e económicos da Saúde Mental. **Rev. Port. Sau. Pub.**, Lisboa, v. 28, n. 2, p. 127-131, dez. 2010
3. AMARANTE, P. Novos sujeitos, novos direitos: O debate em torno da reforma psiquiátrica. **Cadernos de Saúde Pública**, Rio de Janeiro, v. 11, n. 3, p. 491-494, jul./set. 1995.
4. AMSTALDEN, A. L. F. et al. **A política de saúde mental infanto-juvenil:** seus percursos e desafios. In: RIBEIRO, E. L.; TANAKA, O.Y. Atenção em saúde mental para crianças e adolescentes no SUS. São Paulo: HUCITEC, 2010. p. 33-45.
5. ARAUJO, J. P. et al. História da saúde da criança: conquistas, políticas e perspectivas. **Rev Bras Enferm,** n.67, v.6, p.1000-7, 2014.

6. BRASIL. **Lei n. 8.069**, de 13 de julho de 1990. Dispõe sobre o Estatuto da Criança e do Adolescente e dá outras providências, 1990.
7. BRASIL. Ministério da Saúde. Secretaria de Atenção à Saúde. Departamento de Atenção Básica. **Política nacional de atenção básica**/Ministério da Saúde, Secretaria de Atenção à Saúde, Departamento de Atenção à Saúde. – Brasília: Ministério da Saúde, 2006a.
8. BRASIL. **Portaria n. 154,** de 24 de janeiro de 2008. Cria os Núcleos de Apoio à Saúde da Família – NASF. Ministério da Saúde Gabinete do Ministro, 2008.
9. BRASIL. **Portaria n. 3.088**, de 23 de dezembro de 2011. Institui a Rede de Atenção Psicossocial para pessoas com sofrimento ou transtorno mental e com necessidades decorrentes do uso de crack, álcool e outras drogas, no âmbito do Sistema Único de Saúde (SUS). Ministério da Saúde. Gabinete do Ministro, 2011.
10. BRASIL. Ministério da Saúde. Secretaria de Atenção à Saúde. Departamento de Atenção Básica. **Política Nacional de Atenção Básica**/Ministério da Saúde. Secretaria de Atenção à Saúde. Departamento de Atenção Básica. – Brasília: Ministério da Saúde, 2012a.
11. BRASIL. Ministério da Saúde. Secretaria de Atenção à Saúde. Departamento de Atenção Básica. **Saúde da criança**: crescimento e desenvolvimento / Ministério da Saúde. Secretaria de Atenção à Saúde. Departamento de Atenção Básica. – Brasília: Ministério da Saúde, 2012b
12. BRASIL. Ministério da Saúde. **Atenção psicossocial a crianças e adolescentes no SUS:** tecendo redes para garantir direitos / Ministério da Saúde, Conselho Nacional do Ministério Público. – Brasília: Ministério da Saúde, 2014.
13. BRASIL. Ministério da Saúde. **Saúde Mental veta ampliação de leitos psiquiátricos em hospitais especializados e amplia rede de atenção.** Disponível em:http://portalms.saude.gov.br/noticias/agencia-saude/42176-saude-mental-vetaampliacao-de-leitos-psiquiatricos-em-hospitais-especializados-e-amplia-rede-deassistencia. Acesso em 20 de dezembro de 2017a.
14. BRASIL. Portal da Saúde. **Quais as mudanças na atualização da PNAB?** Disponível em: http://dab.saude.gov.br/portaldab/noticias.php?conteudo=_&cod=2433. Acesso em: 20 de dezembro de 2017b.
15. CARNUT, L. Cuidado, integralidade e atenção primária: articulação essencial para refletir sobre o setor saúde no Brasil. **Saúde Debate,** Rio de Janeiro, v. 41, n. 115, p. 1177-1186, Dec. 2017.
16. CECILIO, L. C. O.; REIS, A. A. C. Apontamentos sobre os desafios (ainda) atuais da atenção básica à saúde. **Cad. Saúde Pública**, Rio de Janeiro, v. 34, n. 8, e00056917, 2018.
17. CONILL, E. M. Ensaio histórico-conceitual sobre a Atenção Primária à Saúde: desafios para a organização de serviços básicos e da Estratégia Saúde da Família em centros urbanos no Brasil. **Cad. Saúde Pública**, Rio de Janeiro, v. 24, Suplemento 1, p. 7-27, 2008.
18. CORREIA, V.R.; BARROS, S.; COLVERO, L de A. Saúde mental na atenção básica: prática da equipe de saúde da família. **Rev. Esc. Enferm. USP,** São Paulo, v. 45, n. 6, p. 1501-1506, Dec. 2011.
19. COSTA-ROSA, A.; LUZIO, C. A.; YASUI, S. **Atenção Psicossocial** – rumo a um novo paradigma na Saúde Mental Coletiva. In: Amarante P. (coord.), **Archivos de Saúde Mental e Atenção Psicossocial**. Rio de Janeiro: Nau, p. 13-44, 2003.
20. COUTO, M.C.V; DELGADO, P.G.G. Crianças e adolescentes na agenda política da saúde mental brasileira: inclusão tardia, desafios atuais. **Psicol. Clin.,** Rio de Janeiro, v. 27, n. 1, p. 17-40, jul. 2015.
21. DESVIAT, M. **A reforma psiquiátrica.** Rio de janeiro: Fiocruz, 2015.
22. DIAS, F.W.; PASSOS, I.C.F. **Transformações históricas da política de assistência à saúde mental de crianças e adolescentes no brasil e em minas gerais**. In: PASSOS, I.C.F; PENIDO, C.M.F. Atenção psicossocial para crianças e adolescentes. Zagodini, 2017.
23. FERNANDES, A.D.S.A. **Cotidiano de adolescentes vinculados a um Centro de Atenção Psicossocial Infantojuvenil (CAPSi):** realidade e perspectivas. Dissertação (Mestrado em Terapia Ocupacional) – Programa de Pós-graduação em Terapia ocupacional da UFSCar, São Carlos, 2014.
24. FERNANDES, A.D.S.A. **Cuidado em saúde mental infantojuvenil na atenção básica à saúde:** práticas, desafios e perspectivas. Tese (Doutorado em Terapia Ocupacional) – Programa de Pós--graduação em Terapia ocupacional da UFSCar, São Carlos, 2019.

25. FERNANDES, A. D. S. A. et al. Reflexões sobre a atenção psicossocial no campo da saúde mental infantojuvenil. **Cad. Bras. Ter. Ocup.**, São Carlos, v. 28, n. 2, p. 725-740, jun. 2020.
26. GIL, C.R.R. **Práticas profissionais em Saúde da Família**: expressões de um cotidiano em construção. 2006. [Tese de Doutorado] Rio de Janeiro: Escola Nacional de Saúde Pública, Fundação Oswaldo Cruz, 2006.
27. GIOVANELLA, L. et al. Saúde da família: limites e possibilidades para uma abordagem integral de atenção primária à saúde no Brasil. **Revista Ciênc. Saúde Coletiva**, Rio de Janeiro, v. 14, n. 3, p. 783-794, 2009.
28. GIOVANELLA, L.; LOBATO, L.V.C.; NORONHA, J.C.; CARVALHO, A.I. **Políticas e sistema de saúde no Brasil.** 2ª edição revista e ampliada. Rio de Janeiro: Fiocruz; 2012.
29. GOMES, F.M.A. et al. Saúde mental infantil na atenção primária à saúde: discursos de profissionais médicos. **Saude Soc., São Paulo,** v. 24, n. 1, p. 244-258, mar. 2015.
30. GALHARDI, C.C.; MATSUKURA, T.S. O cotidiano de adolescentes em um Centro de Atenção Psicossocial de Álcool e outras Drogas: realidades e desafios. **Cad. Saúde Pública,** Rio de Janeiro, v. 34, n. 3, e00150816, 2018.
31. HIRDES, A. A reforma psiquiátrica no Brasil: uma (re) visão. **Ciência & Saúde Coletiva,** Rio de Janeiro, v. 14, n. 1, p. 297-305, jan./fev. 2009.
32. LANCETTI, A.; AMARANTE, P. **Saúde mental e saúde coletiva.** In: CAMPOS, G.W.S. Tratado de Saúde Coletiva. Rio de Janeiro: Fiocruz, 2006.
33. MALFITANO, A.P.S. **Atrás da porta que se abre:** demandas sociais e o programa de saúde da família. Holambra: Setembro, 2007.
34. MELO, D.T. A **influência dos movimentos sociais na normatização e efetivação das políticas públicas:** a experiência do Movimento Sanitário e do Sistema Único de Saúde. Tese (doutorado em Sociologia e Política) – Programa de Pós-Graduação em Sociologia e Política, Universidade do Estado do Rio de Janeiro, 2013.
35. MENDES, I.A.C. Desenvolvimento e saúde: a declaração de Alma-Ata e movimentos posteriores. **Revista Latino-Americana de Enfermagem,** Ribeirão Preto, v. 12, n. 3, p. 447-448, jun. 2004.
36. MACHADO, C.M. et al. Ambulatório de psiquiatria infantil: prevalência de transtornos mentais em crianças e adolescentes. **Psicol. Teor. Prat.,** São Paulo, v. 16, n. 2, p. 53 237 62, ago. 2014.
37. NERY, A.A. **Necessidades de Saúde na Estratégia Saúde da Família, no município de Jequié – BA:** em busca de uma tradução. 2006. Tese (Doutorado) – Escola de Enfermagem de Ribeirão Preto, Universidade de São Paulo, Ribeirão Preto, 2006.
38. OCKE-REIS, C.O. **O desafio de ser único.** Rio de Janeiro: Fiocruz, 2012
39. PAIM, J.S. O que é o SUS. Rio de Janeiro: Fiocruz, 2009.
40. PAIM, J et al. **O sistema de saúde brasileiro:** história, avanços e desafios. Lancet. (Série Brasil) [Internet]. 2011; 11-31. Disponível em: http://download.thelancet.com/flatcontentassets/pdfs/brazil/brazilpor1.pdf.
41. PEREIRA, N. N. **Novas políticas na área de saúde mental da infância e adolescência:** Práticas e concepções teóricas na reinserção psicossocial. 2003. Dissertação [Mestrado em Saúde Pública], Escola Nacional de Saúde Pública da Fundação Oswaldo Cruz, Rio de Janeiro, 2003.
42. REIS, A. O. A. et al. **Crianças e adolescentes em sofrimento psíquico atendidos nos centros de atenção psicossocial infantojuvenis.** In: RIBEIRO, E. L.; TANAKA, O.Y. Atenção em saúde mental para crianças e adolescentes no SUS. São Paulo: Hucitec, p. 186-210, 2010.
43. RIZZINI, I. et al. **Acolhendo crianças e adolescentes:** experiências de promoção do direito à convivência familiar e comunitária no Brasil. São Paulo: Cortez; 2006.
44. RIZZOTTO, M. L. F. **O Banco Mundial e as políticas de saúde no Brasil nos anos 90**: um projeto de desmonte do SUS. 2000. 267 f. Tese (Doutorado em Ciências médicas). Programa de Pós-Graduação em Ciências Médicas, Universidade Estadual de Campinas, Campinas, 2000.

45. SCHRAIBER, L.B.; MENDES-GONÇALVES, R.B. **Necessidades de saúde e atenção primária.** In: SCHRAIBER, L.B., NEMES, M.I.B., MENDES-GONÇALVES, R.B. (Orgs.). Saúde do Adulto: programas e ações na unidade básica. São Paulo: Hucitec, 1996. p. 29-47.
46. SCHECHTMAN, A.; ALVES, D.S. **A organização da política de saúde mental.** In: JORGE, M.A.S; CARVALHO, M.C.A; SILVA, P.R.F: Políticas e cuidado em saúde mental. Rio de janeiro: Fiocruz, 2014.
47. SILVA, M.A. **Política de saúde para crianças:** apontamentos para a atuação da enfermagem. In: GAÍVA, M.A.M, Saúde da criança e do adolescente: contribuições para o trabalho de enfermeiros(as). Cuiabá: Universidade Federal do Mato Grosso; 2006. p. 9-28.
48. SILVA, J.F.; CID, M.F.B.; MATSUKURA, T.S. Atenção psicossocial de adolescentes: a percepção de profissionais de um CAPSij. **Cad. Bras. Ter. Ocup.**, São Carlos, v. 26, n. 2, p. 329-343, 2018.
49. SOALHEIRO, N.; MARTINS, D. **Atenção psicossocial e a (des) institucionalização como eixo do cuidado.** In: SOALHEIRO, N. Saúde mental para atenção básica. Rio de Janeiro: Fiocruz, 2017.
50. SOUZA, A.C. **Estratégias de inclusão da saúde mental na atenção básica:** um movimento das marés. São Paulo: Hucitec, 2015.
51. TANAKA, O.Y.; RIBEIRO, E.L. Ações de saúde mental na atenção básica: caminho para ampliação da integralidade da atenção. **Ciênc. Saúde Coletiva,** Rio de Janeiro, v. 14, n. 2, p. 477-486, abr. 2009.
52. TAÑO, B.L.; MATSUKURA, T.S. Saúde mental infantojuvenil e os desafios do campo: reflexões a partir do percurso histórico. **Cadernos de Terapia Ocupacional da UFSCar**, São Carlos, 23, n.2, 2015.
53. TEIXEIRA, M.R.; COUTO, M.C.V.; DELGADO, P.G.G. Atenção básica e cuidado colaborativo na atenção psicossocial de crianças e adolescentes: facilitadores e barreiras. **Ciênc. Saúde Coletiva**, Rio de Janeiro, v. 22, n. 6, p. 1933-1942, jun. 2017.
54. TENÓRIO, F. A reforma psiquiátrica brasileira, da década de 1980 aos dias atuais: história e conceitos. Hist. **Cienc. Saúde-Manguinhos,** Rio de Janeiro , v. 9, n. 1, abr. 2002.
55. VIEIRA, P.M.; MATSUKURA, T.S. Modelos de educação sexual na escola: concepções e práticas de professores do ensino fundamental da rede pública. **Rev. Bras. Educ.**, Rio de Janeiro, v. 22, n. 69, p. 453-474, jun. 2017.

15

O sofrimento psíquico das famílias e as abordagens territoriais no SUS: uma análise das memórias da práxis dos trabalhadores

Christiane Mery Costa
Adriana Barbosa Pereira
Andrea Carla Atilano Braga
Maria Antonieta Pezo del Pino
Julieta Jerusalinsky

PALAVRAS-CHAVE

- Educação permanente em saúde; saúde mental; infância, adolescência, Rede de Atenção Psicossocial.

É preciso uma aldeia inteira para se educar uma criança.
Provérbio africano

INTRODUÇÃO

Repercutir as experiências que materializam os fundamentos do Sistema Único de Saúde (SUS) enquanto política pública universal, equânime e integral é de fundamental importância para o fortalecimento da saúde pública no Brasil. Ordenar a formação dos profissionais de saúde, como previsto no artigo 200 da Constituição Federal, requer que as ações de formação técnica, acadêmica e complementar em serviço sejam organizadas a partir dos modelos de atenção orientados pelos princípios constituintes do SUS.

A execução da política pública exige constantes reflexões teóricas, técnicas e ético-políticas que devem ser realizadas em espaços de formação para os profissionais que atuam no SUS, objetivando alinhar os paradigmas de cuidado, discutir as estratégias peculiares desenvolvidas nos serviços, debater e atualizar conceitos, organizar o trabalho territorial e a rede de atenção, e sistematizar os saberes dos trabalhadores.

Neste capítulo, descreveremos uma experiência de formação em serviço dos trabalhadores da Rede de Atenção Psicossocial (RAPS) que abordou questões relativas ao atendimento familiar e às principais vulnerabilidades da infância e adolescência no município de São Paulo, tendo como principal eixo fazer o alinhamento conceitual acerca de teorias e práticas desenvolvidas pelos profissionais pelo paradigma da atenção psicossocial como modelo ético de cuidado integral baseado na escuta e no acolhimento.

Adotamos para essa análise as narrativas construídas de forma coletiva por esses profissionais e suas memórias da práxis, que revelam o saber-fazer dos trabalhadores tanto no âmbito da atenção primária quanto no da atenção especializada.

A FORMAÇÃO DOS PROFISSIONAIS DO SUS E A COORDENAÇÃO DO CUIDADO EM REDE

A formação dos trabalhadores em saúde é considerada uma importante estratégia para a implantação dos modelos de atenção e gestão em saúde. Pode estar relacionada às atividades formativas com centralidade em treinamentos segmentados por categorias profissionais, sem que haja necessariamente correlação com as práticas de trabalho ou com as necessidades de saúde das populações atendidas, ou voltar-se para a adequação dos processos de trabalho das equipes às necessidades de saúde da população, incluindo uma perspectiva interdisciplinar e territorial (VIEIRA et al., 2006). Este último modelo de formação profissional é denominado Educação Permanente em Saúde (EPS) e tem raízes no movimento da Reforma Sanitária, que, além das causas biológicas, inclui determinantes históricos, sociais e culturais como fatores preponderantes no processo de saúde-doença.

A partir da década de 1980, a educação permanente passa a ser recomendada pela Organização Panamericana de Saúde (OPAS) como estratégia para o desenvolvimento de processos formativos em saúde, conferindo lugar privilegiado ao trabalho não apenas como lócus de aprendizagem, mas também como produtor de saber. Seus principais eixos são "o processo de trabalho em saúde, as necessidades que emergem do desenvolvimento dos serviços e dos problemas sanitários, o desenvolvimento integral do trabalhador da saúde, o fortalecimento das equipes de trabalho e da autonomia nas tomadas de decisões" (OPAS, 1990 em LAVRAS* – não publicado).

* Lavras, Carmen Cecília de Campos – PROJETO: "Desenvolvimento do Plano Diretor de Educação Permanente em Saúde do Estado de São Paulo" – Produto 2 – Marco de Referência da Educação Permanente em Saúde – UNICAMP/NEPP/FUNCAMP/SES-SP (Não publicado).

Em 2004, a EPS é adotada como política pública pelo Ministério da Saúde, sob a gestão da Secretaria de Gestão do Trabalho e Educação em Saúde (SG-TES/MS). Suas diretrizes propõem estimular a análise e a reflexão crítica das práticas profissionais, ultrapassando questões de natureza técnico-científica e debatendo conteúdos transdisciplinares voltados ao desenvolvimento de habilidades éticas e humanísticas.

> A Educação Permanente é aprendizagem no trabalho, onde o aprender e o ensinar se incorporam ao cotidiano das organizações e ao trabalho. Propõe-se que os processos de capacitação dos trabalhadores da saúde tomem como referência as necessidades de saúde das pessoas e das populações, da gestão setorial e do controle social em saúde, tenham como objetivos a transformação das práticas profissionais e da própria organização do trabalho e sejam estruturados a partir da problematização do processo de trabalho (BRASIL, 2004).

No final de 2010, com o objetivo de fazer enfrentamento à fragmentação do cuidado em saúde, o Ministério da Saúde adota um modelo de coordenação de serviços e ações em Redes de Atenção à Saúde (RAS): "arranjos organizativos de ações e serviços de saúde, de diferentes densidades tecnológicas que, integradas por meio de sistemas de apoio técnico, logístico e de gestão, buscam garantir a integralidade do cuidado". O funcionamento das RAS requer disponibilidade de recursos, melhoria no acesso, estruturação de sistemas de integração, definição de territórios e níveis de atenção.

No entanto, a coordenação de ações e serviços por meio de sistemas não assegura a integralidade do cuidado, visto que ele é operado pelos sujeitos implicados nos atos de saúde. Assim, questões relativas ao cuidado carregam, *a priori*, uma alusão à subjetividade e à relação entre os sujeitos envolvidos na produção de saúde†. Ayres (2003, p. 86) relaciona o cuidado "ao desenvolvimento de atitudes e espaços de genuíno encontro intersubjetivo, de exercício de uma sabedoria prática para a saúde, apoiados na tecnologia, mas sem deixar resumir-se a ela a ação em saúde".

Considerando, então, que a integralidade do cuidado requer a articulação entre diversos serviços de saúde e que essa integração se materializa na práxis

---

† O conceito produção de saúde está relacionado à "produção de subjetividades mais ativas, críticas, envolvidas e solidárias e, simultaneamente, exige a mobilização de recursos políticos, humanos e financeiros que extrapolam o âmbito da saúde. Assim, coloca-se ao setor saúde o desafio de construir a intersetorialidade" (Política de Promoção à saúde – Portaria n. 687, 30 de março de 2006, p. 10).

profissional, é necessário que outro tipo de rede se estabeleça, possibilitando a conexão desses trabalhadores e constituindo espaços de diálogo que facilitem a definição dos fluxos assistenciais e uma dinâmica de permanente negociação entre os atores.

Assim, torna-se fundamental a criação de espaços institucionais que não se restrinjam a problematizar os processos de trabalho dos profissionais dentro das unidades de saúde, mas que também incluam os modos de promover a articulação dos recursos e a organização dos percursos dos usuários pelos pontos de atenção da rede. Os processos formativos devem favorecer a elaboração de arranjos centrados na rede de sustentação real, existente e ativa ou passível de ser ativada, direcionados "à constituição de parcerias formais e informais nos territórios de circulação dos usuários, à composição das alternâncias no *continuum* do cuidado, ao reconhecimento da produção de conhecimento constituída no coletivo" (COSTA, 2019, p. 26).

A CONSTITUIÇÃO DO PARADIGMA PSICOSSOCIAL NAS REDES DE ATENÇÃO: UMA EXPERIÊNCIA DE EDUCAÇÃO PROFISSIONAL E O REGISTRO DA MEMÓRIA DA PRÁXIS DOS TRABALHADORES

A partir da constituição das RAS, o Ministério da Saúde institui a Rede de Atenção Psicossocial (RAPS) como uma rede temática prioritária, cuja finalidade é a criação, ampliação e articulação de pontos de atenção à saúde para pessoas com sofrimento ou transtorno mental e com necessidades decorrentes do uso de *crack*, álcool e outras drogas (BRASIL, 2011). Ancorada na Lei n. 10.216 (BRASIL, 2001), que "dispõe sobre a proteção aos direitos das pessoas portadoras de transtornos mentais e redireciona o modelo assistencial em saúde mental", a RAPS adota como paradigma do cuidado a atenção psicossocial, em contraposição ao modelo manicomial, com seu caráter de isolamento e adoção de práticas autoritárias e punitivas no interior dos hospícios.

Considerar o sujeito em sua experiência singular no mundo e acolher os sentidos dessa experiência é constituinte essencial do paradigma psicossocial, e operar nessa lógica é, antes de tudo, compor estratégias de acolhimento que ampliem as possibilidades de trânsito e de participação social dos sujeitos, mobilizando práticas que transformem os lugares de cuidado.

Vislumbra-se, a partir daí, outro grande desafio para a articulação dos pontos de atenção que pode ser elucidado em processos de Educação Permanente em Saúde:

> É necessário colocar em pauta na rede territorial a discussão acerca dos paradigmas sobre os quais se fundamenta o trabalho em saúde, sob quais modelos de cuidado, quais concepções de sujeito, de território se definem as práticas adotadas pelos trabalhadores. A elaboração coletiva desses pressupostos serve ao alinhamento de uma base de conversação que reconhece o papel integrador do diálogo entre os profissionais. (COSTA, 2019, p. 13)

Com o objetivo de estabelecer um processo de educação permanente em saúde voltado à qualificação dos trabalhadores da RAPS, o Ministério da Saúde e a Prefeitura do município de São Paulo firmaram um convênio no ano de 2013, objetivando desenvolver ações destinadas à integração e à articulação intersetorial dos diversos pontos de atenção à saúde, promovendo a integralidade do cuidado. As ações desenvolvidas integraram o Projeto Rede Sampa – Saúde Mental Paulistana.

Entre os anos de 2014 e 2016, diversos cursos foram desenvolvidos na modalidade semipresencial, direcionados a um público heterogêneo constituído por trabalhadores de distintas categorias profissionais e níveis de escolaridade, e também dos diversos pontos de atenção de uma mesma rede territorial. Dependendo da avaliação regional quanto à pertinência na ativação das redes intersetoriais, também foi possibilitada a participação de profissionais externos à saúde – tais como defensores públicos, conselheiros tutelares, profissionais da assistência social e educação – em uma tentativa de ampliar a problematização da rede de cuidados.

> O objetivo de fortalecimento da RAPS se orientava ao estímulo à constituição de uma rede viva e à produção de conexões que ampliassem para os trabalhadores dos diferentes serviços as oportunidades dos encontros, conversas, construção de arranjos coletivos, estabelecimento de novos compromissos e validação de novas práticas. (COSTA, 2019, p. 59)

O processo de definição de conteúdo dos cursos obedeceu a uma lógica descentralizada, ascendente e transdisciplinar, como proposto por Ceccim e Feuerwerker (2004). Os temas abordados emergiram de processos de escuta dos trabalhadores, por meio de levantamento das necessidades de capacitação e discussões em rodas de conversa sobre singularidades territoriais, determinantes regionais do processo de saúde-doença e modos de organização dos serviços. O território de trabalho, lugar de vida dos usuários dos diversos serviços, foi o ponto para onde convergiam os olhares dos participantes do curso.

Visto como espaço de transformação humana, palco de construção e produção da história social, o conceito de território foi incorporado pelas áreas da saúde pública e coletiva como elemento fundamental para a organização das ações de saúde voltadas para o indivíduo e para as coletividades: campo de identificação das necessidades de saúde de uma determinada população e, ao mesmo tempo, local onde se desenvolve o cuidado.

> Para o cuidado em saúde, os profissionais devem conhecer as características políticas, econômicas, ambientais, sanitárias e culturais das populações dos territórios, entre outras, dado que influenciam diretamente a história de vida das pessoas e determinam formas de perceber, experimentar e vivenciar a saúde, a doença e o cuidado (MONKEN; GONDIM, 2016, p. 112).

O modelo de atenção psicossocial se desenvolve por meio da ampliação da capacidade contratual dos sujeitos nas suas relações familiares e comunitárias, estando implicado acesso viável à moradia, à rede social e ao trabalho. O território é também espaço fundamental para a reconstrução da sociabilidade e inclusão das pessoas com sofrimento mental.

> Pensar no território e numa rede para fora dos serviços é criar meios para desinstitucionalizar o cuidado às pessoas, reconhecendo suas singularidades e complexidades, pois, nesse contexto, está inserida a existência das diversidades e heterogeneidades dos sujeitos. Cada sujeito possui um território, carregado de história, relações de poder, relações sociais, formas de organização e economia. O território é autônomo e possui movimento, marcado por transformações advindas dessa organização histórica e social das populações (SILVA; PINHO, 2015, p. 423).

A construção das temáticas dos cursos foi processual, possibilitando que questões advindas das práticas de trabalho, que emergiam durante as aulas, fossem inseridas, permitindo a singularização do processo formativo. Isto lançou luz sobre a caracterização das principais vulnerabilidades e determinações sociais dos quadros de sofrimento psíquico, o reconhecimento dos recursos formais e informais disponíveis para a organização do cuidado e estratégias e intervenções inovadoras capazes de potencializar o trabalho em rede.

A elaboração de um texto coletivo foi o processo que orientou a construção e explicitação de um saber comum ao grupo, incentivando os profissionais que participaram do projeto a fazerem o registro da mediação dialógica entre os referenciais teóricos, o território de trabalho e as práticas de cuidado, bem como apresentarem as intervenções construídas pelos trabalhadores e pelas comunidades. A este trabalho nomeou-se *Narrativas Coletivas*. A ideia de narrativa envolve tempo, espaço, personagens e conflitos, constituindo-se em um instrumento que singulariza as histórias do cuidado.

> Esse constructo literário confere contorno e materialidade ao conhecimento comum àquele grupo, produz avaliação e reflexão sobre a práxis instituída e se apresenta como facilitador de novas abordagens constituídas pelo saber do grupo em novos modos de pensar o cuidado (COSTA, 2019, p. 62).

Juntamente com os debates presenciais nas salas de aula, as Narrativas Coletivas escritas geraram uma espécie de testemunho dos sofrimentos silenciados, mas também da força de resistência de quem vive na megalópole paulistana, dando visão às conquistas e desafios da saúde mental na saúde coletiva.

Essas narrativas se constituíram enquanto formação e pesquisa, sendo verdadeiras memórias da práxis desses trabalhadores em sua rede territorial. A partir delas, vamos analisar os registros dos cursos desenvolvidos nos anos iniciais do projeto: "Atendimento Familiar" e "Vulnerabilidades da Infância e Adolescência", que integraram a área temática da "Saúde Mental da Infância e Adolescência".

O ato de produzir o cuidado, que acontece nos encontros entre os trabalhadores e os usuários do SUS, traz sujeitos imersos em diferentes redes que os sustentam e onde constroem suas histórias, seus afetos, suas parcerias, seus lugares sociais. Desses encontros surgem as histórias singulares, delineadas pelos contornos sócio-históricos-culturais dos territórios de trabalho.

Algumas das considerações dos trabalhadores ilustram esse artigo e estão exemplificadas a seguir. Com o intuito de diferenciá-las das citações diretas a autores aos quais nos referenciamos, faremos a grafia dessas considerações em fonte itálica.

Segundo a coordenadora dos cursos da área da Saúde Mental da Infância e Adolescência, as ações de formação do Projeto Rede Sampa partiram da escuta e do respeito aos saberes dos profissionais pelo estímulo ao sentido de composição e colaboração requerido pela organização do trabalho em rede "para a reintegração dos diversos 'pedaços' daquele que sofre, trazendo de volta o colorido de suas nuances histórico-sociais, mapeando suas relações e, dessa forma, se aproximando da complexidade que o define em nossa sociedade" (RABELLO, 2013, p. 120).

A necessidade de manter espaços facilitadores de atividades, cujo objetivo fosse realizar um alinhamento conceitual entre os profissionais que atuam em distintos pontos de atenção acerca do cuidado aberto e comunitário preconizado pela atenção psicossocial, delineou os conteúdos trabalhados na formação a partir da ideia de que o cuidado em saúde mental deve ser acolhido em todos os pontos da rede.

> As dificuldades em relação à ampliação das estratégias de cuidado para as famílias foram levantadas. Ressaltaram-se as diferenças na missão de cada serviço: as unidades especializadas em Saúde Mental já possuem uma cultura desenvolvida nesse tipo de atendimento (grupo, assembleias, oficinas), devido ao seu histórico e arcabouço teórico/prático. Os atendimentos são parte do tratamento e, portanto, mais valorizados, estruturados e sistematizados. Já a Atenção Básica, mesmo com sua missão de saúde baseada na promoção, prevenção e tratamento de doenças, talvez tenha ficado mais submetida aos diferentes modelos ideológicos das diferentes gestões, em esfera municipal e federal. Portanto, o manejo do atendimento às famílias depende da proposta e visão de saúde que é desenvolvida em cada unidade. As dificuldades residem em processos de trabalhos muito diferentes entre si. (Trecho de uma Narrativa Coletiva)

Para isto, procurou-se compreender as peculiaridades do sofrimento familiar a partir da experiência dos trabalhadores, considerando suas contingências sócio-históricas e transgeracionais, entendendo que os laços familiares são uma potência estratégica de apoio ao sofrimento psíquico.

A análise do enfraquecimento dos laços afetivos no mundo contemporâneo, do desamparo familiar nos movimentos migratórios, da ausência de traços identificatórios e de valorização cultural foi o pano de fundo para trabalhar a desconstrução de um ideal familiar e compreender as contingências da violência familiar, apresentando algumas estratégias de intervenção em rede.

AS VULNERABILIDADES SOCIAIS E A REDE FAMILIAR – ENTRE DESASSOSSEGOS E SUSTENTAÇÕES PARA O SOFRIMENTO PSÍQUICO DE CRIANÇAS E ADOLESCENTES

A definição de família utilizada no percurso formativo, a mesma adotada pelo Ministério da Saúde, apresenta como elemento não os laços consanguíneos, mas sim a ligação entre os sujeitos, o vínculo afetivo, e como fatores de transmissão cultural, a tendência ao compartilhamento de hábitos, ritos, valores, significações, festas, linguagem, mitos.

> A família pode ser pensada como um sistema aberto e interconectado com outras estruturas sociais que compõem a sociedade, constituído por um grupo de pessoas que compartilham uma relação de cuidado (proteção, alimentação, socialização), estabelecem vínculos afetivos, de convivência, de parentescos con-

> sanguíneos ou não, condicionados pelos valores socioeconômicos e culturais predominantes em um dado contexto geográfico, histórico e cultural. (Ministério da Saúde, 2013, p. 63)

Ainda segundo o Ministério da Saúde, é esperado que as equipes dos diferentes pontos de atenção da rede sejam capazes de conceituar a família considerando sua complexidade, sua história anterior, sua situação atual e seus projetos para o futuro. O trabalho em saúde deve ser direcionado a todos os membros da família, não apenas aos considerados doentes. Já que estão interconectados por fortes laços, a condição de um dos integrantes afeta os demais, sendo importante que as equipes não considerem o estado dc adoecimento como uma estrutura estática, propondo intervenções que ajudem na construção de apoio e solidariedade entre os membros da família e sua rede. Para isso é imprescindível a análise do contexto sociocultural da família e sua relação com a comunidade.

Observa-se que o território tem grande relevância enquanto produto e produtor dos sujeitos que nele vivem – espaço que pulsa histórias e culturas em constante movimento impulsionado pelo transcorrer do tempo.

> A importância de operar a partir da noção de território está em compreender as questões de saúde, políticas e econômicas sempre atreladas às relações sociais, de poder e de inclusão e exclusão na produção e transformação das vidas. A exclusão nos remete a um modo de vida inferiorizado, degradante, explorado e, por vezes, sem acesso a direitos humanos básicos, conforme a própria lógica de reprodução do sistema capitalista. Ela comparece como fator agravante e gerador de sofrimento psíquico (Trecho de uma Narrativa Coletiva).

O fenômeno da exclusão social compõe a realidade de muitas famílias atendidas pelos SUS nas unidades de assistência da Rede de Atenção Psicossocial. Grande parte dos serviços está nas periferias do centro urbano. Habitações simples, muitas vezes sem saneamento básico, delineiam as paisagens das bordas das cidades, evidenciando as necessidades de êxodo (rurais ou urbanos) a que foram submetidas as famílias, levando seus integrantes a ocuparem territórios sem história e sem laços afetivos que signifiquem seu percurso existencial e nomeiem seus costumes. A precariedade de vínculos trabalhistas (ou muitas vezes a informalidade) cunha nesses sujeitos abordagens repletas de desvalor e invisibilidade social.

> Identificamos nas famílias atendidas sofrimentos provocados pela desigualdade social e falta de oportunidades; pessoas vivendo em condições precárias de mo-

radia; famílias numerosas em comunidades sem infraestrutura adequada; sofrimentos decorrentes do crescimento do tráfico de drogas e do crime organizado; da discriminação de gênero, raça e etnia; da violência intrafamiliar envolvendo agressões físicas e psicológicas; da negligência de várias ordens; e do abuso e exploração sexual. (Trecho de uma Narrativa Coletiva)

A família é a estrutura fundamental que promove a mediação e a articulação dos indivíduos com diversas instituições nas quais está imersa, entre elas a rede de saúde. Trata-se de uma relação de corresponsabilidade ética na transmissão de funções subjetivantes e de cuidado em saúde em um sentido amplo entre o grupo familiar e outras instituições sociais. Nesse contexto, os trabalhadores identificam inúmeros sofrimentos nas famílias que traduzem vários traumas sociais, fragilizando os vínculos e a transmissão de ideias, regras e limites.

O que está em jogo é a transmissão cultural das funções simbólicas para crianças e jovens, que também conta potencialmente com o apoio de outros adultos e instituições sociais, além da família. Isso exige a inclusão da vertente social em toda a análise do sofrimento e do sintoma psíquico e pode fazer frente à tendência de responsabilizar apenas as famílias pelas transmissões psíquicas e culturais; responsabilidade essa que ora recai na herança orgânica ou genética, ora na herança moral individual.

O interesse genuíno pelos modos de viver de um grupo familiar requer do profissional de saúde a ausência de moralismos e preconceitos que representem uma ordem normatizante, promotora de exclusões. É necessário que haja a legitimação, por exemplo, do desejo e da reivindicação de reconhecimento como família colocados por casais homoafetivos e seus filhos.

Essa é uma posição ética empática que, segundo Lévinas (2005), reconhece a radicalidade da alteridade e não a submete a um julgamento que dissolve a diferença do outro em posições normativas, sentido fundamental para a escuta em saúde mental.

Uma particularidade do SUS que colabora no sentido de produzir essa identificação é o fato de que muitos profissionais, em especial os Agentes Comunitários de Saúde, moram na mesma área de abrangência das unidades de saúde, tendo perfil muito próximo ao da população atendida. O resgate da história subjetiva e familiar dos trabalhadores reconstrói suas memórias afetivas e permite que reconheçam as dificuldades que enfrentaram, mas também indiquem saídas de cura ligadas à vida cultural, social e festiva de uma comunidade, o que os coloca empaticamente próximos dos usuários. Alguns relatos mostram bem a diversidade de heranças entrelaçadas da cidade de São Paulo.

> Minha família, tanto paterna quanto materna, veio do interior de São Paulo. Eram lavradores, trabalhavam em plantação de café, e após o declínio desta atividade, os sítios e as fazendas foram vendidos, sendo que os cafezais deram lugar à plantação de cana de açúcar. Meus pais se mudaram para tentar a vida nesta capital, no ramo do comércio varejista. Conheci meu esposo, filho de pai nordestino que fugiu da seca, e mãe mineira. Com tantas migrações, temos tantos saberes, tantas experiências a serem compartilhadas: o mesclar das culturas, das raças, das vitórias e das "sofrências". Herança que nos leva ao tema desse curso, o Atendimento Familiar. (Trecho retirado de uma Narrativa Coletiva)

Os trabalhadores demonstram reconhecer neles mesmos e nas populações com as quais trabalham o risco da desvalorização da cultura de origem, com sobrevalorização de um modo de vida individualista no qual se constrói uma relação com o tempo pautada pela lógica da produtividade. Isso cria individualidades que não se reconhecem no coletivo, mesmo quando se tratam de demandas subjetivas vindas da maioria dos membros do grupo com o qual convivem no cotidiano. Podemos pensar que se estabelece uma espécie de objetificação e materialização da vida na construção de fortes defesas contra os próprios sofrimentos comunitários.

Constatam que um número significativo de famílias tem a ponta do compasso do círculo familiar centrado nas mulheres, seja por sua importância no sustento e estrutura econômica familiar por meio do trabalho remunerado, seja no seu papel no cuidado direto ou indireto da casa, filhos, pais ou outros familiares doentes e acamados, acarretando inúmeras vezes em adoecimentos físicos e/ou psíquicos delas.

As longas jornadas às quais elas estão expostas, aliadas ao grande tempo gasto no trajeto entre a casa e o local de trabalho, levam a um distanciamento nos cuidados com os filhos. Isso pode dificultar os processos de subjetivação das crianças na transmissão transgeracional de significações e valores culturais e favorecer a desautorização da percepção e dos afetos, provocando impactos no processamento da articulação e comunicação entre realidade interna e externa e nas relações intersubjetivas e sociais.

> Observamos crianças e adolescentes com os direitos violados, numa busca incessante por algum tipo de acompanhamento, ou acometidos pelo excesso de encaminhamentos, devido à dificuldade de articulação da Rede. Percebemos ainda que as várias obrigações assumidas pelas mulheres para prover o sustento da família e ainda corresponder às expectativas de papéis sociais resultam em dificuldades na relação com os filhos, contribuindo para a angústia, o sofrimento e a fragilização dos vínculos. [...] A exclusão social se fortalece a partir da cul-

> pa, da violência, do enfraquecimento dos vínculos por processos migratórios, das dificuldades de inserção e participação escolar das crianças, das barreiras de acesso a tratamento adequado (Trecho de uma Narrativa Coletiva).

É necessário reconhecer a transmissão transgeracional de traumas sociais ligados à imigração, migração, escravidão, falta de garantias sociais básicas, moradia, saneamento, educação, saúde, alimentação, desenraizamento, apropriação de terras, machismo, homofobia, entre tantos outros e como eles afetam os agrupamentos sociais.

Seguindo a descrição sobre os efeitos do trauma, Penna (2014), pesquisador de campo que envolve psicanálise e política internacional em zonas de guerra e conflito étnico-racial de vários países da Europa, observa as falhas nas transmissões culturais em grupos traumatizados. Há o risco de fragilização da transmissão do desejo, das interdições, dos valores e das normas na cultura. Ainda que não sejam idênticos, os traumas em jogo têm estrutura equiparável. A violência (explícita e cronificada) em que vivem os moradores das periferias das grandes cidades no Brasil torna-se inegável quando observamos, por exemplo, o grande número de mortes por causas externas – que incluem homicídios, suicídios e acidentes de trânsito – semelhantes às de países em guerra, com violência física e repressão autorizada pelo Estado contra a sociedade civil (Mapa da violência, 2016).

Os profissionais da RAPS também estão atentos à importância de não patologizar o sofrimento com diagnósticos apressados que podem calar as histórias individuais.

> Entendemos que a família deve ser olhada de forma global, onde fatores internos e externos aos sujeitos sejam considerados e não pré-julgados. Só assim é possível olharmos para os sofrimentos que nos são apresentados e também para as possibilidades de transformação dessa realidade [...] A responsabilidade, a ética no trabalho, a isenção de opiniões e interesses pessoais, são condição para que as Redes sejam sólidas, embora não rígidas. As Redes de Atenção Psicossocial são propostas virtuais que só se realizam e só ganham vida quando nos responsabilizamos e as fazemos acontecer (Trecho de uma Narrativa Coletiva).

A noção de trauma transgeracional, tal como é pensada por Abraham e Torok (1995), descreve o defeito na transmissão de conteúdos não elaborados e negativados ao longo das gerações. A herança cultural que se passa entre as gerações não está livre da transmissão dos traumas dos mais pessoais aos mais coletivos; conclusão evidente a partir da escuta de pessoas que passaram pela guerra, pelo holocausto, pela tortura, pela ditadura.

Na realidade histórica brasileira, alguns traumas resistem a encontrar seu lugar na memória (MORENO, 2009) e na cadeia do pensamento e merecem ter seu reconhecimento constantemente renovado. São traumas cumulativos transmitidos de geração em geração que podem gerar fraturas na simbolização, representação, construção de sentido e de ideias, lutos patológicos, violência e impedimentos no pacto social. São acontecimentos do passado reatualizados e amalgamados na vida contemporânea, que, para muitos, não têm um lugar dinâmico na memória, lugar simbólico de origem e de transmissão, com grande influência na produção do cuidado familiar de crianças e adolescentes.

Muitas famílias traduzem os traumas sociais em quadros psicopatológicos dentro da rede de saúde, produzindo uma teia de diagnósticos e medicalizações. Esses processos são, muitas vezes, práticas resultantes da redução e silenciamento do mal-estar social por meio do silenciamento e culpabilização dos sujeitos.

> A culpa é temática frequente nos processos que envolvem o cuidado ao sofrimento psíquico dos familiares. [...] A prematuridade e/ou a instalação de determinadas patologias nos bebês relacionadas ao uso de substâncias psicoativas por parte dos pais também evidencia outro nível de sofrimento dessas famílias. Não é incomum culparem-se por questões que a criança apresenta, o que em nada contribui para seu desenvolvimento. Diante de casos mais complexos que exigem investigação diagnóstica e tratamento, a espera por exames e/ou consultas e o trânsito de um local para outro em função da quantidade de encaminhamentos só agravam ainda mais o mal-estar, gerando angústia e, em alguns casos, desistência, cansaço ou desânimo no meio do percurso (Trecho de uma Narrativa Coletiva).

As funções de cuidados com os membros da família, em especial dos bebês e das crianças, outrora eram cumpridas pela proximidade com uma família extensa, uma comunidade ou grupo social. A falha nas funções de sustentação social (do grupo familiar, comunitário e das funções do Estado) se faz cada vez mais profunda. São falhas no corpo social, que Kaës (1996) denomina falhas nas garantias psicossociais.

Nesse contexto, encontram-se crianças que vivem e acumulam diversas vivências traumáticas. Crianças migrantes de territórios desolados pela seca ou desemprego, advindas de outros países, refugiadas, submetidas ao trabalho infantil em indústrias têxteis ou como ambulantes ou pedintes na perambulação entre carros nas grandes avenidas, submetidas à violência física, sexual, ao tráfico de drogas e ao crime, convivendo cotidianamente com a naturalização da violência. Nesse contexto, observa-se uma grande dificuldade no acompanhamento das atividades escolares e no engajamento em projetos de vida que alterem o futuro desses jovens. A violência social irrompe nos vínculos, provocando uma labilidade vincular no núcleo familiar, afetando liames e projetos.

> São frequentes nos atendimentos de crianças e adolescentes queixas das famílias com relação a dificuldades de inserção e participação de seus filhos na escola. Impedimento que tem o poder de marcar o futuro dos filhos, desdobrando em entraves para inserção no trabalho. Vale lembrar que, nestes casos, não se trata apenas de preocupação de inserção na lógica produtiva (escola, trabalho), mas de produção de subjetividade. A exclusão escolar também parece provocar sentimentos de solidão e medo em relação às perspectivas de vida, gerando muita apreensão da parte dos pais (Trecho de uma Narrativa Coletiva).

A questão vivida nas megalópoles se complexifica em uma lógica pela qual o nível de benefícios sociais decresce do centro para a periferia, enquanto, de forma inversamente proporcional, aumentam os índices de vulnerabilidade. Daí a importância da descentralização do sistema de saúde para se aproximar das necessidades dos sujeitos e de seus grupos, considerando a relevância de suas histórias de vida e também suas referências afetivas e de cuidado nos contextos atuais em que vivem.

O termo vulnerabilidade é associado ao termo latino *vulnerabilis*, que significa: "pode ser ferido ou sofrer alguma lesão física ou moral". Desde o século XIX, ele foi associado a condições de adversidade, pobreza, trauma, risco e suscetibilidade ao sofrimento (PEZO, 2016). Na atualidade, observamos que esse é um conceito ainda em construção, estando intimamente ligado ao campo social e à garantia do Estado em promover um ordenamento social justo e equânime, sendo resultante de uma multiplicidade de fatores.

> O olhar para a integralidade dos sujeitos em situação de vulnerabilidade nada mais faz do que se alinhar à constatação de que estes sujeitos possuem demandas e necessidades de diversas ordens, possuem capacidades e se encontram em um estado de suscetibilidade a um risco devido à vivência em contextos de desigualdade e injustiça social. Assim, justiça e equidade na distribuição de riquezas, poder decisório e na estrutura de oportunidades são o horizonte para se romper com a ordem capitalista e buscar uma nova ordem societária, livre de discriminações e subalternizações. (CARMO E GUIZARDI, 2018, p. 9)

As populações vulneráveis vivem imersas em lógicas de invalidação e de depreciação que reduzem sua contratualidade social e necessitam encontrar lugares de escuta, espaços de compartilhamento de sentimentos. O acolhimento realizado pelas equipes dos pontos de atenção da RAPS foi o fio de novelo apresentado no processo formativo pelo qual se costura o cuidado familiar.

> O Acolhimento foi muito discutido [no processo formativo] enquanto postura profissional e estratégia institucional. Do lado da postura profissional, os profissionais têm se mostrado cada vez mais sensibilizados e empáticos ao sofrimento, apontando a escuta qualificada como instrumento essencial: olhar, ouvir, se relacionar, identificar necessidades e desejos. Essa é uma posição fundamentalmente ética. [...] Como estratégia institucional, tem sido pauta das reuniões de equipes que remete ao modo como cada serviço se organiza para receber e intervir junto às questões trazidas pelos usuários: a partir de classificação de risco, da complexidade de cada caso, da realização de encontros intersetoriais (Trecho de uma Narrativa Coletiva).

Problematizar os princípios éticos com os profissionais possibilita sensibilizá-los a perceber a singularidade e reconhecer o mal-estar coletivo como estruturas fundamentais para não reduzir os processos de saúde-doença psíquica a determinações exclusivamente orgânicas e individuais. Isso fará uma exigência de pensar o mal-estar, o sofrimento psíquico e as psicopatologias em uma rede de cuidado simultaneamente singular e social.

> Nossa tarefa é exercer esforço contínuo para estabelecermos e aprimorarmos nossas relações de trabalho, a fim de contribuirmos para que cada paciente que solicita ajuda possa também rever e implementar relações com seu meio. Numa sociedade de desigualdades como a nossa, pensar os fenômenos com os quais trabalhamos no dia a dia, não como coisas, mas como produtos de relações muitas vezes adoecidas, permeadas por violência, invisibilidades e injustiças, é o que permite algum avanço. Não é possível facilitar qualquer transformação de dinâmicas familiares partindo de hierarquizações de valores, categorizações ou crenças em imutabilidade humana (Trecho de uma Narrativa Coletiva).

Os profissionais das redes de saúde identificam que algumas famílias têm dificuldades no manejo de seus integrantes quando em situação de sofrimento psíquico e entendem ser de fundamental importância propiciar intervenções e ações no território que favoreçam as famílias da região, trabalhando questões como vínculo, afeto, historicidade‡ e valorização da cultura.

---

‡ A historicidade é compreendida como o conjunto dos fatores que constituem a história de uma pessoa e que condicionam seu comportamento em uma dada situação.

Perante subjetividades não sustentadas pelo entorno, é fundamental estabelecer um trabalho com enquadres que impliquem encontros com os membros do conjunto familiar e as redes de apoio comunitário (escola, serviços assistenciais, unidades de abrigamento) por meio de abordagens grupais, familiares, reuniões de rede. É importante que os trabalhadores da saúde possam reconhecer o valor subjetivo e de cidadania dos sujeitos atendidos, assim como o impacto das injustiças sociais que vêm sofrendo, por vezes, transgeracionalmente.

Os traumas transgeracionais tendem a ser silenciados. Sua forma de manifestação mais recorrente é a repetição da experiência traumática que foi vivenciada passivamente (AGUIAR E VINITSKY, 2008). Esse mecanismo está na base de muitas situações de violência vividas em família, como, por exemplo, nas situações em que o pai ou mãe, que agem de forma violenta com seu filho ou filha, tenham vivenciado violências de seus pais na infância. Ou seja, experiências de difícil elaboração podem se repetir infinitamente se não forem acolhidas, compartilhadas para, quem sabe, assim serem transformadas.

Essas transmissões psíquicas transgeracionais provocam mudanças afetivas e não sustentam exclusivamente a transmissão da violência, mas também experiências amorosas de cuidados primitivos entre o adulto cuidador e a criança pequena, comuns entre mãe e bebê. Ou seja, quando alguém cuida de um bebê revive suas próprias experiências quando bebê. Porém, em contato com o bebê, o adulto também se coloca diante de angústias arcaicas que podem dificultar esse cuidado primordial que faz aparecer graves dificuldades de separação ou, inversamente, graves dificuldades de aproximação com a criança.

O acolhimento a essas experiências familiares de difícil elaboração nos diversos pontos da rede de atenção psicossocial, seja em grupos de escuta familiar, em brinquedotecas, em visitas domiciliares, na articulação necessária da rede entre saúde e educação, na assistência em fóruns ou em reuniões interdisciplinares, possibilita que essas famílias deixem de ser silenciadas, diminuindo o sofrimento psíquico e a cronificação de psicopatologias. A escuta, a rede social, a cultura e a arte são peças fundamentais e podem participar dos projetos de saúde das famílias, contribuindo para minimizar o sofrimento.

> Ao acolher as famílias é importante identificar e reconhecer os diferentes arranjos de vínculos afetivos e de convivência, respeitando os valores e cultura de cada uma delas, para que as ações e intervenções sejam efetivas nos diversos âmbitos institucionais. Nesse trabalho é fundamental a abertura de um espaço para que as famílias sejam acolhidas e possam falar e trabalhar suas expectativas e sonhos (Trecho de uma Narrativa Coletiva).

O trabalho em rede pode e deve sustentar projetos terapêuticos multi e transdisciplinares, voltados a romper com a lógica medicalizante e patologizante do sofrimento psíquico. A construção de acordos pela via de processos de qualificação dos profissionais pode constituir-se em práticas de revisão ou validação das práticas instituídas nos serviços.

> A articulação em Rede de profissionais, comunidade e usuários dos serviços de saúde propicia um modo de trabalhar que permite inventividade e configurações alternativas. Nesta proposta a Rede é concebida como algo instável, que se desfaz e se refaz por interesses e objetivos em comum. O papel que cada um pode desempenhar, assim como seu envolvimento e responsabilidade com os resultados, sustenta e modifica as Redes. Quanto mais diversificados forem os integrantes de uma Rede, mais rica e potente ela será. Desta forma, qualquer Rede que se construa para atender a qualquer novo desafio sempre será nova e única, porque atende a necessidades e pessoas singulares. (Trecho de uma Narrativa Coletiva).

Considerando as diferentes culturas organizacionais que compõem a rede de serviços, o espaço de formação é lócus privilegiado para a validação das práticas de cuidado, reafirmando bases conceituais de modo capilarizado pela rede e garantindo a integração fluida e circunstancial que possibilita o cuidado em rede.

CONSIDERAÇÕES FINAIS

As atividades de formação dos trabalhadores da Rede de Atenção Psicossocial desenvolvidas no Projeto Rede Sampa mobilizaram os profissionais a escutar, acolher e resgatar o valor da história das famílias que chegam aos serviços pela ressignificação dos traumas vividos, das diversas migrações, do preconceito, das condições sociais que roubam a dignidade e o prazer das relações amorosas e de cuidados. Os cursos aqui apresentados sensibilizaram os profissionais que lidam cotidianamente com o impacto do sofrimento familiar a identificar a teia social que é condicionante de seus modos de vida.

A ampliação do debate por toda a rede de atenção utilizou metodologias de ensino que consideraram a diversidade de profissionais e as diferentes naturezas dos serviços. A centralidade na organização territorial possibilitou o reconhecimento dos parceiros e a vinculação a uma rede social plena de sentido, visto que se constituíam de trabalhadores que tinham em comum o enfrentamento das mesmas vulnerabilidades, a disponibilização dos mesmos recursos e que compartilhavam a responsabilidade sobre o mesmo grupo populacional.

As Narrativas Coletivas, que ilustram neste texto as falas dos trabalhadores, constituem-se no registro da interface entre a teoria e a prática e apresentam o saber advindo e sua memória da práxis.

REFERÊNCIAS

1. ABRAHAM, N. E TOROK, M. **A casca e o núcleo**. São Paulo, Escuta, 1995.
2. AGUIAR, E. E VINITSKY, M. **De la vulnerabilidad social a la labilidad vincular.** Grupo de parejas y familiares de personas afectadas por la desocupación, dis-ocupación, sub-ocupación o inestabilidad laboral. Apresentação Livre no Congresso AAPPG, 2008.
3. AYRES, J. R. C. M. Cuidado e reconstrução das práticas de Saúde. In: **Interface - Comunicação, Saúde, Educação**, v.8, n.14, p.73-92, 2003-2004. Disponível em: http://www.scielo.br/scielo.php?pid=s1414-32832004000100005&script=sci_abstract&tlng=pt. Acesso em: 14 jan. 2020.
4. BRASIL, Lei n. 10.216, de 06 de abril de 2001. **Dispõe sobre a proteção e os direitos das pessoas portadoras de transtornos mentais e redireciona o modelo assistencial em saúde mental.** Brasília: Casa Civil, 2001.
5. _____. **Política de educação e desenvolvimento para o SUS**: caminhos para a educação permanente em saúde: polos de educação permanente em saúde. Brasília: Ministério da Saúde, 2004.
6. _____. **Política Nacional de Educação Permanente**. Série B. Textos Básicos de Saúde. Série Pactos pela Saúde, 2006, v. 9. Brasília: Ministério da Saúde. 2009.
7. _____. Portaria n. 4.279, de 30 de dezembro de 2010. **Diretrizes para a organização das Redes de Atenção à Saúde no âmbito do SUS**. Brasília: Ministério da Saúde, 2010.
8. _____. Portaria n. 3.088, de 23 de dezembro de 2011. **Rede de Atenção Psicossocial.** Brasília: Ministério da Saúde, 2011.
9. _____. Cadernos da Atenção Básica, n. 34. **Saúde Mental**. Brasília: Ministério da Saúde, 2013. Disponível em: http://bvsms.saude.gov.br/bvs/publicacoes/cadernos_atencao_basica_34_saude_mental.pdf.
10. CARMO, M.E; GUIZARDI, F.L. O conceito de vulnerabilidade e seus sentidos para as políticas públicas de saúde e assistência social. **Cadernos de Saúde Pública.** Rio de Janeiro, p. 1 – 14, 2018. Disponível em: http://cadernos.ensp.fiocruz.br/csp/public_site/arquivo/1678-4464-csp-34-03-e00101417.pdf. Acesso em: 01 mar. 2020
11. CECCIM, R. B.; FEUERWERKER, L. C. M. O Quadrilátero da Formação para a Área da Saúde: Ensino, Gestão, Atenção e Controle Social. **Revista de Saúde Coletiva**. Rio de Janeiro: 14(1):41 – 65, 2004. Disponível em: <http://www.scielo.br/scielo.php?pid=S0103-73312004000100004&script=sci_abstract&tlng=pt>. Acesso em: 25 mar. 2018.
12. COSTA, C. M. **Os sentidos da educação permanente para o trabalho em rede: Análise de uma experiência na Rede de Atenção Psicossocial do Município de São Paulo.** Dissertação (Mestrado Profissional em Educação Profissional em Saúde) – Escola Politécnica de Saúde Joaquim Venâncio/ FIOCRUZ, Rio de Janeiro, 2019.
13. KAËS, R. El grupo y el trabajo del preconsciente en un mundo en crisis. Psicoanálisis de las configuraciones vinculares **Revista de la Asociación Argentina de Psicología y Psicoterapia de Grupo Buenos Aires**, agosto de 1996, p.77-102.
14. LÈVINAS, E. **Entre Nós. Ensaios sobre a alteridade**. Trad. Pergentino Stefano Pivatto (Coord.), 2ª ed., Petrópolis: Vozes, 2005.
15. MONKEN, M.; GONDIM, G.M.M. Território: o lugar onde a vida acontece. In: **Curso de Aperfeiçoamento em Educação Popular em Saúde: textos de apoio**. Bornstein V.J. et al. Org. Rio de Janeiro: EPSJV, 2016.
16. MORENO, M.M.A.; COELHO JR., N. E. Trauma: o avesso da memória. Ágora. Rio de Janeiro, v. XV n. 1 jan/jun. 2012, p. 47-61. Disponível em: http://www.scielo.br/pdf/agora/v15n1/v15n1a04.pdf. Acesso em: 02 fev. 2020.

17. PENNA, C. **O inconsciente social**. Casa do Psicólogo, São Paulo, 2014.
18. PEZO, M. A. **Las situaciones de vulnerabilidad psicosocial en la infancia y adolescencia:** Intervenciones terapéuticas. Conferencia proferida em 21 de julho de 2016 na Faculdade de Psicologia da Universidad de la Republica del Uruguay. http://www.psico.edu.uy/eventos/conferencia-139.
19. RABELLO, S. O sofrimento psíquico e o Sistema Único de Saúde. **A peste**, São Paulo, v. 5, n. 2, p. 113-125, jul./dez. 2013. Disponível em: https://doi.org/10.5546/peste.v5i2.27937. Acesso em: 04 abr. 2019.
20. SILVA, A. B.; PINHO, L. B. Território e saúde mental: contribuições conceituais da geografia para o campo psicossocial. **Revista de Enfermagem** – UERJ, Rio de Janeiro, 2015 mai/jun; 23(3):420-4 p. 420 – 424. Disponível em: http://dx.doi.org/10.12957/reuerj.2015.10091. Acesso em: 03 fev. 2020.
21. VIEIRA, M. et al. **Análise da política de educação permanente em saúde**: um estudo exploratório dos projetos aprovados pelo Ministério da Saúde. Relatório final. Rio de Janeiro: EPSJV/Fiocruz, 2006. Disponível em: http://www.observarh.org.br/observarh/repertorio/Repertorio_ObservaRH/EPSJV-FIOCRUZ/Analise_politica_edu_permanente.pdf. Acesso em: 27 out. 2017.
22. WAISELFISZ, J. J. **Mapa da violência, 2016**: homicídios por armas de fogo no Brasil. FLACSO, 2016.

16

A rede de cuidados a crianças e adolescentes que fazem uso problemático de álcool e outras drogas na Cracolândia – SP

Camila Camargo Santarosa
Maria Fernanda Barboza Cid
Bruna Lidia Taño
Isabela Aparecida de Oliveira Lussi

PALAVRAS-CHAVE

- Criança, adolescente, redes de cuidado, intersetorialidade, uso problemático de álcool e outras drogas.

INTRODUÇÃO

Quem trabalha na área de saúde mental no Brasil, especialmente nos Centros de Atenção Psicossocial (CAPS), provavelmente já se deparou com discussões a respeito do espaço mais adequado ao cuidado de crianças e adolescentes com problemas relacionados ao uso de drogas, sejam elas lícitas ou ilícitas. Essas discussões são frequentes entre trabalhadores de CAPS, tanto na modalidade infantojuvenil (CAPSij) quanto na modalidade voltada para usuários de álcool e outras drogas (CAPSad).

Os desafios colocados para a construção da atenção que se destina às crianças e aos adolescentes em percursos de uso de drogas não são tema recente. Ainda no século XX, Kaminer (1994) destacava especificidades dessa questão, em especial a própria identificação/diagnóstico do abuso ou dependência para esse grupo populacional, bem como a necessidade de uma perspectiva que considerasse esta como uma problemática para além do campo da saúde. Debates nessa direção estão também colocados no âmbito político e social da questão do universo das drogas junto à população infantojuvenil e, logo, figuram como temáticas de estudos recentes (GALHARDI; MATSUKURA, 2018; MOURA, et al., 2015; VICENTIM; GRAMKOW, 2010).

Somado a isso, sabe-se que a infância e, especialmente, a adolescência, ao longo da história deste país, têm sofrido intenso processo de criminalização e de medicalização e psiquiatrização, que remetem também ao campo das decisões políticas e às concepções sociais das quais são produtoras e produto. Em relação às crianças e adolescentes em situação de extrema vulnerabilidade e/ou em situação de rua que têm chegado aos serviços de saúde, essa situação se intensifica a partir da tendência de, nas palavras de Vicentin e Gramkow (2010), "encobrir como doença mental determinados processos sociais que discriminam a pobreza e o desinvestimento da sociedade em relação a esses jovens" (p. 342).

Portanto, os impasses atuais que se verificam na atenção em saúde mental para crianças e adolescentes, em que se inclui também o cuidado às situações de uso de álcool e outras drogas, se afirmam como resultados de processos históricos de negligência e reclusão/institucionalização dessas pessoas, revelados sobretudo a partir de propostas políticas e concepções sociais (TAÑO; MATSUKURA, 2015).

No que se refere ao atendimento em saúde mental de crianças e adolescentes, a Rede de Atenção Psicossocial (RAPS) prevê uma articulação em rede, entendida pelo Ministério da Saúde (BRASIL, 2011) como um conjunto de ações e serviços de saúde, organizados em níveis de complexidade crescente, com a finalidade de garantir a integralidade da assistência. Tal articulação em rede é uma das principais apostas para que o cuidado seja exercido na perspectiva da atenção psicossocial e para que os diferentes agentes sociais estejam corresponsáveis em relação ao que se pode produzir de transformação concreta nos singulares territórios de vida e de (re)produção social das pessoas e comunidades (TAÑO; MATSUKURA, 2019).

Riscos produzidos pelo contexto social e por desigualdades resultantes de processos históricos de exclusão e discriminação (pobreza, falta de acesso à educação, exploração pelo trabalho, exposição às diversas formas de violência etc.) podem influenciar o exercício dos direitos e as oportunidades de vida a que adolescentes e jovens brasileiros teriam enquanto realidade. No reconhecimento de que somente o sistema de saúde não é capaz de garantir o exercício da cidadania é que se coloca como relevante a interlocução e as ações intersetoriais como formas de enfrentamento das desigualdades sociais (BRASIL, 2014). Nessa perspectiva, evidenciando a necessidade de articulação em rede, em 2004, o Ministério da Saúde instituiu o Fórum de Saúde Mental Infantojuvenil, criado com a finalidade de construir, coletiva e intersetorialmente, as bases, princípios e diretrizes de uma política pública de saúde mental pensada para essa população (BRASIL, 2012).

Para tanto, a atenção básica e os CAPS se tornaram equipamentos essenciais na articulação entre distintos setores e redes informais das comunidades, famílias e pessoas. Todavia, é reconhecido que, nesse momento de ampliação da rede de cuidados e de efetivação da política de saúde mental, os CAPS, em relação à Atenção Básica, são serviços estratégicos e encarregados de agenciar e ampliar as ações na área da saúde mental na perspectiva intersetorial, bem como de cuidar das situações que envolvem o uso prejudicial de álcool e outras drogas. Condição esta que se afirma na competência estratégica e nos saberes que circulam entre profissionais e dispositivos de cuidado e de gestão que os CAPS têm competência para realizar.

Especificamente para o acompanhamento e cuidado de crianças e adolescentes com demandas decorrentes do uso de álcool e outras drogas, têm-se os CAPSij e os CAPSad. Nesse contexto, destaca-se que, segundo a Portaria MS/GM n. 3.089, de 23 de dezembro de 2011, a qual estabelece a RAPS para pessoas com sofrimento ou transtorno mental e com necessidades decorrentes do uso de drogas, qualquer modalidade de CAPS pode acolher e acompanhar pessoas que vivenciam a experiência do uso prejudicial de drogas, incluindo crianças e adolescentes, a depender da disponibilidade dos serviços no município (GALHARDI; MATSUKURA, 2018; BRASIL, 2014; BRASIL, 2011).

Infelizmente, a partir de 2017 e, mais drasticamente, do final de 2018 e início de 2019 em diante, esses serviços começaram a sofrer um importante desinvestimento em termos de financiamento e de objetivo/enfoque da proposição do trabalho. As recentes Portarias e Resoluções direcionam para um retrocesso das políticas de saúde mental, investindo nas internações psiquiátricas e enfraquecendo os serviços territoriais (LUSSI et. al, 2019; BRASIL, 2019), assim como questionando a estratégia da redução de danos como balizadora dos processos de cuidado. A título de exemplo, são citadas a Nota Técnica n. 11/2019 do Ministério da Saúde, que determina um fluxo da atenção que passa a contemplar, de forma central, as internações, as comunidades terapêuticas e a abstinência (LUSSI et. al, 2019), e a aprovação em 6 de julho de 2020 pelo Conselho Nacional sobre Drogas (CONAD) da regulamentação sobre o acolhimento de jovens entre 12 e 18 anos incompletos em comunidades terapêuticas.

Tal sistema restritivo de tratamento, muitas vezes com embasamentos religiosos e, por vezes, contando com tratamentos punitivos, é contrário aos princípios da reabilitação psicossocial. Diante disso, faz-se necessário pensar e discutir sobre os princípios que são e serão adotados e sustentados para orientação aos trabalhadores na tarefa de tecer redes aos usuários dos serviços comprometidos com a atenção psicossocial e a autonomia e autogoverno das pessoas acompanhadas.

Reafirmando a perspectiva centrada no território e na atenção psicossocial, estudos e textos oficiais referentes à política pública direcionada a crianças e adolescentes têm sinalizado que o cuidado a essa população somente é possível a partir de uma visão integral e ampliada do sujeito, no sentido de criar possibilidades reais de vida às crianças e adolescentes atravessados pelo sofrimento psíquico, incluindo aqueles que fazem o uso prejudicial de drogas (BRASIL, 2014; FRANCO; ZURBA, 2014). Assim, uma das formas de se pensar o cuidado é por meio de uma rede abrangente e articulada.

Pode-se entender as redes como um conjunto de atores (instituições, profissionais, usuários de serviços, grupos comunitários etc.) que se comunicam, agem articuladamente e funcionam em sinergia para desenvolver alguns objetivos e responder a determinadas necessidades (FRANCO; ZURBA, 2014), para ressignificar vidas, vias, códigos e atitudes, provocando outras composições de redes e conexões entre pessoas e serviços (LOPES, 2003).

As redes possuem muitos centros, muitos nós que as compõem e as tornam complexas e resistentes. O fundamental é que não se perca a dimensão de que seu eixo organizador são as pessoas, sua existência, seu sofrimento. Para constituir essa rede, são necessários todos os recursos afetivos (relações pessoais, familiares, amigos etc.), sanitários (serviços de saúde), sociais (moradia, trabalho, escola, esporte etc.), econômicos (dinheiro, previdência etc.), culturais, religiosos e de lazer (BRASIL, 2004). A multiplicação de relações das personagens envolvidas na rede deixa de ser exclusivamente de cuidado em saúde e promove a abertura de possibilidades de vida, que produzem novos sentidos (FRANCO; ZURBA, 2014).

A partir do exposto, com o intuito de somar a essa discussão, este capítulo apresentará resultados de um estudo que objetivou identificar a percepção de profissionais terapeutas ocupacionais e gestores de serviços de atenção a crianças e adolescentes que vivenciam o uso prejudicial de álcool e outras drogas a respeito da rede de cuidado disponível a essa população na região Centro da cidade de São Paulo, conhecida como Cracolândia.

Observa-se que o recorte apresentado aqui integra um estudo maior, de mestrado, desenvolvido pela primeira autora no Programa de Pós-graduação em Terapia Ocupacional da Universidade Federal de São Carlos, com o objetivo de compreender a atuação de terapeutas ocupacionais na rede de atenção e cuidado com crianças e adolescentes que apresentam demandas relacionadas ao uso de drogas na cidade de São Paulo.

Esse estudo ancorou-se em metodologia qualitativa e teve como foco a região Centro da cidade de São Paulo, conhecida como "Cracolândia". Observa-

-se que a escolha do local se deu em razão das características desse contexto, no qual fica situado um importante ponto de venda de drogas, especialmente *crack*, e grande concentração de usuários de álcool, *crack* e outras drogas, incluindo crianças e adolescentes advindos de situações de extrema vulnerabilidade e que, por conta disso, vem sendo espaço, também, de ações de diferentes equipamentos da assistência, bem como de projetos sociais.

O CONTEXTO DA CRACOLÂNDIA E O DESENVOLVIMENTO DA PESQUISA

Carvalho (2012) refere que a expressão "Cracolândia" surgiu nos anos 1990, em designação a uma parte da região central de São Paulo na qual o consumo e comércio do *crack* aconteciam, e ainda hoje acontecem, a céu aberto. Segundo Mingardi (1999), o surgimento do termo foi decorrente de uma onda de publicações jornalísticas que divulgavam e discutiam os problemas relacionados às drogas que vinham ocorrendo na região. Desde a entrada do *crack* no centro de São Paulo, diversas ações foram realizadas na região, muitas delas envolvendo repressão policial. A Cracolândia se tornou um espaço de consumo intensivo que chegou a ter três mil frequentadores diários (ALVES, PEREIRA, PERES, 2020).

É importante assinalar também que esse espaço é marcado por uma disputa de interesses geradora de conflitos que supostamente justificam a intervenção, por diversas vezes bastante violenta, por parte do governo do estado. O interesse na especulação imobiliária, assumida por projetos de revitalização do centro da cidade de São Paulo, se torna então pano de fundo de uma disputa territorial complexa e geradora de ações diferentes daquelas que se observa em outros locais de aglomeração e circulação dos contextos de uso e comércio de drogas (RUI, 2014).

A "Cracolândia" pode ser pensada, então, como um espaço marcado pela sociabilidade direta de pessoas que se identificam com o território (uma localidade, mas também um território simbólico e existencial) e, também, pela variada e multifacetada interação dos frequentadores com diferentes agentes institucionais, apontando para modos de gestão do estado pelas margens (ADORNO et al., 2013).

Para a realização da pesquisa aqui focalizada, obteve-se a aprovação do Comitê de Ética em Pesquisa (CEP) da Universidade Federal de São Carlos e da Secretaria Municipal de Saúde de São Paulo. Os dados foram produzidos por meio de entrevistas semiestruturadas (com questões referentes às redes de cuidado a crianças e adolescentes que apresentam demanda relacionada ao uso de álcool e outras drogas na "Cracolândia") realizadas com onze terapeutas ocupacionais e quatro gestores de equipamentos que apresentaram como característica a oferta de alguma forma de atenção e cuidado para crianças e adolescentes da região Centro da cidade de São Paulo que vivenciam o uso prejudicial de drogas*.

Considerando que tanto os CAPSij quanto os CAPSad são os dispositivos estratégicos para a articulação do cuidado a crianças e adolescentes com vivência de uso prejudicial de álcool e outras drogas, optamos por iniciar o contato com os/as gestores/as desses serviços localizados na região Centro da Cidade de São Paulo e solicitar que estes indicassem outros equipamentos do território que compartilham o cuidado com essa população.

Assim, os equipamentos participantes foram três Centros de Atenção Psicossocial (CAPS), sendo suas modalidades Infantojuvenil (CAPSij) e Álcool e Outras Drogas (CAPSad). O quarto equipamento é o Espaço de Convivência para Crianças e Adolescentes (ECCA), projeto realizado por uma Organização da Sociedade Civil para Interesse Público (OSCIP), em parceria com a Secretaria Municipal de Assistência e Desenvolvimento Social (SMADS).

Para a análise das entrevistas utilizamos a técnica de Análise Temática (BARDIN, 2008).

A COMPOSIÇÃO DAS REDES DE CUIDADO A CRIANÇAS E ADOLESCENTES NA CRACOLÂNDIA

Os relatos dos participantes evidenciaram a composição e as características da rede de atenção e cuidado para crianças e adolescentes que vivenciam demandas advindas do uso de drogas da região Centro da cidade de São Paulo.

Vale apontar que os gestores foram numerados de 1 a 4, referidos como G1 a G4 nos excertos das entrevistas, e os terapeutas ocupacionais, como TO1, TO2 e assim por diante.

Em relação à rede de cuidados à criança e ao adolescente, apresentam-se no Quadro 1 os equipamentos identificados pelos gestores participantes enquanto agentes dessa articulação.

Os terapeutas ocupacionais entrevistados também indicaram equipamentos que consideram parte da rede. A Figura 1 ilustra os principais equipamentos elencados durante as entrevistas, sendo as UBS, CAPSij e Projeto Quixote

* Essa pesquisa é parte de um estudo de mestrado que focalizou as ações de profissionais terapeutas ocupacionais na composição da rede de atenção e cuidado a crianças e adolescentes usuários de substâncias psicoativas no contexto da Cracolândia. No entanto, vale ressaltar que a pesquisa aborda, reconhece e defende a perspectiva da atuação em rede interdisciplinar e intersetorial.

Quadro 1 Rede identificada pelos gestores

Equipamento	Saúde	Lazer/cultura	Educação	Justiça	Assistência social	Outros
Equipamento 1	CAPSij Sé				Abrigo	
Equipamento 2	CAPSij Sé, UA,		Escolas	PPCAM, Vara da Infância, Vara Especial	Conselho Tutelar, abrigos, Projeto Quixote, Fundação Travessia	PIVALE, PILUZ, CMDCA, CEDECA
Equipamento 3	UBS, CRATOD, Consultório de Rua	Parque da Aclimação, Parque D. Pedro, Centro Cultural, SESC	Clube Escola	Fundação Casa, Defensoria Pública, DEIJ	Projeto Quixote, CCA, abrigo	Catavento, PIVALE, PILUZ, Projeto Guri, Dom Bosco
Equipamento 4	AMA, Consultório de Rua, CAPSij Sé	Parque da Luz			SEAS	

CAPSij: Centro de Atenção Psicossocial Infantojuvenil; UA: Unidade de Acolhimento; UBS: Unidade Básica de Saúde; CRATOD: Centro de Referência de Álcool, Tabaco e Outras Drogas; AMA: Assistência Médica Ambulatorial; SESC: Serviço Social do Comércio; PPCAM: Programa de proteção a crianças e adolescentes ameaçados de morte; DEIJ: Departamento de Execuções da Infância e da Juventude; CCA: Centro para Crianças e Adolescentes; SEAS: Serviço especializado de abordagem social; PIVALE: Projetos Integrados do Vale do Anhangabaú; PILUZ: Projetos Integrados da Luz.

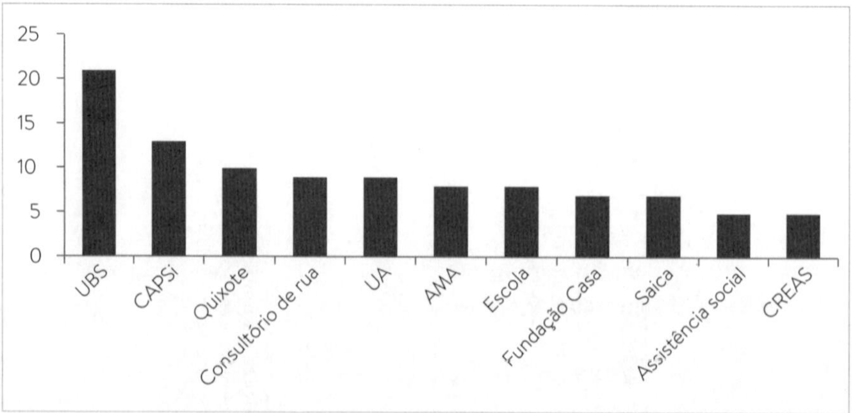

Figura 1 Número de citações dos equipamentos da rede de atenção e cuidado às crianças usuárias de álcool e outras drogas nas entrevistas com os profissionais. UBS: Unidade Básica de Saúde

CAPSij: Centro de Atenção Psicossocial Infantojuvenil; Quixote: Projeto Social; UA: Unidade de Acolhimento; AMA: Assistência Médica Ambulatorial; SAICA: Serviço de Acolhimento Institucional para Crianças e Adolescentes; CREAS: Centro de Referência Especializada em Assistência Social.

os mais citados quando se referem à rede de atenção e cuidado a crianças e adolescentes usuários de substância psicoativa (SPA).

Observa-se que o CAPSij mostra-se como central no cuidado dessa população no que diz respeito aos aspectos da saúde mental, citado tanto por gestores quanto pelos profissionais. O Projeto Quixote foi o equipamento mais citado nas questões de lazer, cultura e inserção social. Nesse contexto, o CAPS III (CAPS saúde mental adulto modalidade 24 horas) mostrou-se próximo e atuante nessa rede quando da necessidade de retaguarda em seus leitos de hospitalidade. As Unidades de Acolhimento (UA) também compõem essa rede, em situações de extrema vulnerabilidade e risco.

As Unidades Básicas de Saúde (UBS) não ficaram de fora dessa teia, assumindo os cuidados clínicos e compartilhando os casos nas reuniões de matriciamento. Porém, foram mais citadas pelos profissionais do que pelos gestores. Essa diferença pode estar relacionada com os diferentes papéis que exercem em seus cotidianos de trabalho e a necessidade de estar mais em contato com um ou outro serviço. Por exemplo, as reuniões de matriciamento em sua maioria são conduzidas por profissionais que discutem diferentes casos, enquanto o papel do gestor seria o de promover parcerias e facilitar o contato entre trabalhadores de diferentes equipamentos, além de negociar e organizar o fluxo de atendimento e encaminhamentos.

De qualquer forma, foi possível identificar que os gestores e os terapeutas ocupacionais dos equipamentos participantes identificaram uma diversificada rede de atenção e cuidado para crianças e adolescentes com demandas decorrentes do uso de drogas. Diferentes setores como lazer, cultura, educação, justiça, assistência social, entre outros citados revelam uma compreensão de rede ampliada e intersetorial por parte dos gestores e profissionais. Havendo esse reconhecimento da rede, pode-se compreender que no Centro de São Paulo a intersetorialidade, prevista por lei (BRASIL, 2011), parece ser colocada em prática pela ação dos trabalhadores dos equipamentos citados.

Além da identificação, a mobilização da rede também foi relatada pelos profissionais participantes, pela qual trabalhadores buscam partilhar casos e possibilidades de intervenção, conforme ilustrado nos trechos de fala a seguir:

> A gente não funciona sem rede, porque a gente não é autossuficiente em nada, a gente é um pedaço (TO5).

> Como é dividido por território, tem UBSs que estão envolvidas nesse território, então se aproximam com as questões de matriciamento junto com essas UBSs, com Saúde da Família, com NASF (Núcleo de Apoio à Saúde da Família), com APD (Programa Acompanhante da Pessoa com Deficiência), então a gente tenta articular com todos esses instrumentos que estão envolvidos nesse processo de cuidado com o indivíduo (TO1).

> ...construir, com a rede, processos de cuidado, processos de autonomia, [...] então eles passam a construir a rede deles, fortalecer a rede deles entre eles, com outras pessoas com outras questões, eu acho que a maior potencialidade é essa mistura mesmo, é a troca mesmo... (TO4)

> ...fazer a rede com os outros equipamentos [...] porque fazer parceria com os outros equipamentos foi a melhor coisa que a gente fez [...] Então acho que a ideia é a gente poder produzir para ter mais gente implicada no caso para poder fazer uma rede de sustentação para o usuário e para a gente, porque senão a gente não dá conta. Acho que essa é a principal estratégia (TO10).

Assim, por meio dos resultados apresentados, sinaliza-se que para além da existência de equipamentos em um dado território, as redes de cuidado são desenhadas a partir da comunicação e parceria sistemáticas entre esses equipamentos e profissionais, com destaque para o compromisso e disponibilidade de trabalhadores com o cuidado e, sobretudo, com a infância e adolescência, que emergem como um fator-chave para que a rede de fato seja costurada e cumpra seu papel.

Para Laport e Junqueira (2015), o reflexo dessas mudanças na rede de atenção aos usuários tem muito a contribuir para um atendimento em consonância com a integralidade do cuidado dos que dela necessitam. Essas ações favorecem o diálogo entre diversos atores políticos e sociais e possibilitam o estabelecimento de um objeto de intervenção comum, que não a saúde, a educação, a segurança pública ou a assistência social, mas com foco no sujeito (e não na droga) e ele em sua totalidade, que reflete essa intervenção.

Tal resultado chama a atenção na medida em que não corrobora com alguns achados da literatura da área que, de forma consensual, têm sinalizado que a implementação de um cuidado em rede configura-se como um desafio a ser explorado no campo da saúde mental de crianças e adolescentes. O que se verificou nessa investigação é que as articulações em rede estão constituídas e de certo modo apresentam bom alinhamento, e podem ser resultado do investimento maciço nesse território, tal como será debatido adiante.

Richter (2019), em estudo que objetivou identificar como ocorre o processo de alta em CAPSij do município de São Paulo, verificou, junto a profissionais terapeutas ocupacionais, que um dos fatores que determinam a possibilidade do planejamento da alta de crianças e adolescentes usuários desses serviços se refere à existência de uma rede articulada no âmbito da saúde e intersetorial, o que foi apresentado como um dos desafios que muitas vezes entravam as possibilidades de alta vislumbradas pelo CAPSij.

Com o objetivo de identificar como tem ocorrido a atenção psicossocial de adolescentes em sofrimento psíquico sob a ótica de profissionais da Atenção Básica em Saúde, Silva et al. (2019) identificaram a prática de encaminhamentos não implicados a serviços especializados e o reconhecimento dos participantes sobre a pontualidade ou até mesmo a inexistência das ações em rede setorial/intersetorial.

Assim, os resultados deste estudo remetem à reflexão de que a Cracolândia, por se configurar como um cenário no qual circulam pessoas que estão em situação de vulnerabilidade social em uma medida que não possibilita o reconhecimento de efetividade em ações isoladas/solitárias e focalizadas no indivíduo, demanda uma variedade de iniciativas articuladas que ofereçam suporte para que a criança ou o adolescente alvo tenham acesso ao cuidado de forma integral, levando-se em conta desde a garantia de acesso às necessidades básicas ao cuidado estratégico relacionado ao uso prejudicial de drogas.

Outro elemento que também pode explicar o reconhecimento e o "uso" dessa rede se refere aos próprios profissionais que, frente às necessidades cotidianas que o trabalho junto a essa população apresenta, muitas delas graves, para além do uso de drogas, envolvendo vários tipos de violências e que escancaram a ausência do Estado na garantia de acesso aos direitos básicos de crianças e adolescentes, encontram, no contato com outros profissionais e com a realidade de outros serviços, apoio e alimento para continuarem, juntos, exercendo seu papel. Essa perspectiva pode sinalizar para a intersetorialidade enquanto uma ferramenta de cuidado também do profissional. Mais estudos seriam interessantes para melhor compreender os impactos do trabalho em rede intersetorial para os profissionais da saúde mental de crianças e adolescentes.

Por outro lado, reconhece-se também que a localização geográfica da Cracolândia, situada no centro da maior cidade da América do Sul, e o interesse social nessa região produzem visibilidade em níveis nacionais para sua situação, implicando na contínua pressão sobre gestores e serviços para o andamento das ações assistenciais. Isso se reflete, entre outros fatores, nas diferentes medidas tomadas pelas últimas gestões municipais na construção e fomento de lógicas assistenciais diametralmente opostas, como foram os casos do Programa "De Abraços Abertos" e do Programa "Redenção"†.

Por outro lado, percepções discordantes sobre a efetivação da rede de cuidado que tratam da fragilidade na sua constituição também foram destacadas pelos participantes, como se verifica nos relatos dos profissionais e dos gestores:

> a rede intersetorial ela é uma proposta muito bonita, mas ainda um pouco enfraquecida, ela é fragilizada [...] a gente precisa e a gente fortalece, gosta de ouvir a participação desses outros setores (TO1).

> a gente não consegue contar com esse equipamento, não consegue contar com esse outro, não consegue contar com a educação pública que não funciona, não consegue contar com a Assistência, [...]e a Saúde também funciona de um jeito um pouco "capenga", [...] porque eles denunciam também uma necessidade de [...] serviços e equipamentos mais consistentes. [...] Eu acho que é uma grande

† O Programa "De Braços Abertos" esteve em vigência durante a gestão municipal de Fernando Haddad (PT) (2014-2017). Já o programa "Redenção" foi lançado na gestão de João Dória (PSDB) e seguiu em sequência na gestão de Bruno Covas (PSDB). Enquanto o primeiro tinha como objetivo a diminuição da situação de vulnerabilidade das pessoas e a apropriação política e até militante destes sustentado pela estratégia da redução de danos (ALVES; PEREIRA; PERES, 2020), o segundo tem como enfoques principais a dissolução da Cracolândia e a constituição de ações assistências sob viés da abstinência como condição de vida.

dificuldade a questão social, as desigualdades, [...] As maiores dificuldades são essas, não é o atendimento com o menino (TO8).

E à medida que esses serviços foram fechando (Escritório de Inclusão Social e Centros de Convivência) eu acho que os meninos em situação de rua foram se posicionando com o território de uma maneira mais violenta, mais dura, mais reativa mesmo. Eles tinham antes uma cultura da família de rua e hoje em dia a gente vai percebendo que isso também foi se perdendo, foi se esgarçando, né? Então eu acho que isso casa muito com o fechamento desses serviços que potencializava isso, todos eles juntos, em alguns lugares, tomavam banho, trocavam uma ideia, lia um livro, brincava ou não fazia nada e só dormia, enfim foi uma perda muito grande (G3).

Este último relato evidencia uma forte relação entre rede, território e as pessoas que nele circulam. As mudanças ocorridas na rede, de acordo com o gestor, tiveram reflexo no comportamento dos habitantes de seu território, evidenciando a importância do cuidado com a comunidade e da construção e fortalecimento das redes de atenção e cuidado. Termo este aqui utilizado de maneira ampliada, incluindo equipamentos de diferentes setores e recursos da comunidade, família e pessoal.

Os relatos tratam, também, de questões políticas que permeiam o trabalho dos profissionais. Mesmo quando há diretrizes ou iniciativas políticas pensadas para essa população, muitas vezes elas acontecem de maneira segmentada, dificultando as relações entre os equipamentos e/ou secretarias, como ilustrado nos relatos a seguir.

eu acho que as maiores dificuldades [..]são as dificuldades políticas [...] e tem sempre um atravessamento político na composição da rede [...] se de fato a gente começa a conseguir o protagonismo dos usuários isso incomoda politicamente, então os usuários têm que ser protagonistas, mas não podem ser tanto assim... [...]pouca verba pro transporte nosso aqui para os profissionais e também para os usuários[...], tem dificuldade de estrutura, de materiais que não são suficientes, mas acho que as principais dificuldades passam por essa coisa política mesmo, de tudo ser atravessado (TO4).

Eu acho que o serviço é permeado por muitas coisas né? Existe uma Portaria X, que na verdade não diz como a pessoa tem que trabalhar, como o serviço tem que trabalhar, então eu acho que o que diferencia um serviço de outro são os profissionais que o constitui, quem administra, a região onde está (TO2).

Como evidenciado nesse estudo, a região da Cracolândia conta com uma rede intersetorial voltada aos cuidados de crianças e adolescentes que vivenciam o uso prejudicial de drogas, porém, mudanças recentes na rede têm colocado em risco esse cuidado. Um dos reflexos do desmantelamento da rede foi o fechamento do Programa "De Braços Abertos" (DBA). O programa funcionava ao lado do chamado "fluxo", rua onde o comércio de drogas, especialmente *crack*, acontece e integrou ações intersetoriais das áreas de assistência social, direitos humanos, saúde e trabalho, sob a lógica da redução de danos (ALVES et al., 2020). A Rede de Atenção Psicossocial em torno do DBA, que funcionou entre 2014 e 2017, contava com dois CAPSad III, um CAPS adulto, um CAPSij e o Centro de Referência para Álcool, Tabaco e Outras Drogas (CRATOD). Segundo Alves (2020), a integração dos serviços municipais (CAPS) com o estadual (CRATOD) foi resultado de um processo de entendimento entre os profissionais da ponta que estavam voltados à construção da RAPS naquele território e também em outros.

Assim, ao tratarem do fechamento dos serviços, os profissionais referem-se ao desmonte de um projeto de cuidado e de assistência a essas populações, evidenciando a fragilidade e o caráter efêmero de ações que estão à mercê de intervenções políticas. Tal situação acaba por negligenciar os diferentes grupos inseridos nas práticas: populações que necessitam dos serviços, trabalhadores e gestores locais.

Discutindo-se especificamente o processo de cuidado de crianças e adolescentes que usam drogas, dado o complexo contexto vivenciado por essa população, uma rede formada exclusivamente por equipamentos da saúde não seria suficiente para suprir as demandas exigidas para esses casos, sendo então a formação/utilização de uma rede intersetorial a melhor alternativa encontrada pelos trabalhadores (LAPORT; JUNQUEIRA, 2015; FERNANDES, et. al, 2019; TAÑO; MATSUKURA, 2019).

Dessa forma, a intersetorialidade se coloca como uma alternativa de se fazer política pública, uma forma de governar de acordo com uma abordagem integral um objeto em comum de intervenção, em uma modalidade de integração do trabalho que só pode se exercer a partir de territórios definidos, oportunizando a criação de redes, contrapondo-se à lógica do trabalho setorial. Para tanto, além da fundamental articulação da rede, carece que os projetos e programas tenham continuidade, não oscilando conforme interesses políticos distintos.

CONSIDERAÇÕES FINAIS

Os resultados deste estudo apontaram a existência de uma rede de atenção e cuidado para crianças e adolescentes usuários de substâncias psicoativas articulada e integrada no território estudado, sendo evidenciada pelas ações realizadas em conjunto, unindo profissionais de diferentes setores, e identificada pelos gestores e profissionais. A rede se fortalece também pelas reuniões e intervenções realizadas conjuntamente, sobretudo com a Atenção Básica, visando a integralidade no cuidado.

Apesar do reconhecimento de tal integração, os profissionais identificaram dificuldades e entraves. Um desafio colocado foi a articulação nos níveis políticos e de gestão. Se as articulações são possíveis entre profissionais, na base, dividindo o mesmo território, no nível da gestão isso não é percebido como uma realidade, o que desconfigura propostas de cuidado e acaba por desorientar as ações locais.

No entanto, sinalizam-se as limitações do presente estudo que se referem especialmente ao fato de terem sido ouvidos principalmente profissionais de saúde mental, vinculados à dimensão estratégica do cuidado em saúde. Apenas um único equipamento de outro setor participou, ou seja, faz-se necessário o fomento de outras possibilidades de pesquisa, nessa mesma região, que se proponham a ouvir não só outros profissionais ligados aos diferentes setores de assistência, mas também outros atores, tais como familiares e as próprias crianças e adolescentes, no sentido de ampliar a compreensão da realidade vivenciada e, também, do conceito de rede de cuidado.

De qualquer forma, este estudo trouxe resultados importantes que, esperamos, possam subsidiar reflexões para a prática de profissionais que enfrentam o desafio de tecer redes todos os dias. Novos estudos podem contribuir para maior conhecimento das ações em rede e novas estratégias de articulação visando a integralidade do cuidado e a resolutividade nas ações, principalmente de populações de contextos vulneráveis, como crianças e adolescentes usuários de SPA.

REFERÊNCIAS

1. ADORNO, R. C. F. et al. Etnografia da Cracolândia: notas sobre uma pesquisa em território urbano. **Revista Saúde &Transformação Social**, Florianópolis, v.4, n.2, p.04-13, 2013.
2. ALVES, Y. D. D.; PEREIRA, P. P. G.; PERES, P. S. Nascimento, Vida e Morte de uma Política Pública: uma etnografia do programa De Braços Abertos. **Cadernos de Saúde Pública**, v.36, n.3, 2020.
3. BARDIN, L. **Análise de conteúdo.** 5ª ed. Lisboa: Edições 70, 2008.
4. BRASIL. Ministério da Saúde. Secretaria de Atenção à Saúde. Departamento de Ações Programáticas Estratégicas. **Saúde mental no SUS**: os centros de atenção psicossocial. Brasília: Ministério da Saúde, 2004.
5. BRASIL. Ministério da Saúde. **Portaria 3.089,** de 23 de dezembro de 2011, dispõe, no âmbito da Rede de Atenção Psicossocial, sobre o financiamento dos Centros de Atenção Psicossocial (CAPS). Brasília: Ministério da Saúde, 2011.
6. BRASIL. Ministério da Saúde. **Portaria n. 854**, de 22 de agosto de 2012. Altera a Tabela de Procedimentos, Medicamentos, Órteses, Próteses e Materiais Especiais do Sistema Único de Saúde. Brasília: Ministério da Saúde, 2012.

7. BRASIL. Ministério da Saúde. **Atenção psicossocial a crianças e adolescentes no SUS**: tecendo redes para garantir direitos. Brasília: Ministério da Saúde, 2014.
8. BRASIL. Grupo de Trabalho – Crianças e Adolescentes em situação de rua do CONANDA. **Campanha Nacional Criança Não É de Rua.** Brasília, 2017.
9. BRASIL. Ministério da Saúde. Secretaria de Atenção à Saúde. Departamento de Ações Programáticas Estratégicas. Coordenação Geral de Saúde Mental, Álcool e Outras Drogas. **Nota Técnica n. 11/2019**-CGMAD/DAPES/SAS/MS. Esclarecimentos sobre as mudanças na Política Nacional de Saúde Mental e nas Diretrizes da Política Nacional sobre Drogas. Brasília: Ministério da Saúde, 2019.
10. CARVALHO, M. R. M. **Organizações e o fenômeno da "Cracolândia" no bairro da Luz:** um estudo empírico. Relatório de Pesquisa. Fundação Getúlio Vargas, Escola de Administração de Empresas. São Paulo: CNPq/GV Pesquisa, 2012.
11. FERNANDES, A. D. S. A, et al. A intersetorialidade no campo da saúde mental infantojuvenil proposta de atuação da Terapia Ocupacional no contexto escolar. **Cadernos Brasileiros de Terapia Ocupacional**, São Carlos, v.17, n.2, p.454-461, 2019.
12. FRANCO, T. B.; ZURBA, M. C. (orgs.). **Atenção psicossocial e cuidado. Universidade Federal de Santa Catarina. Centro de Ciências da Saúde.** Curso de Atualização em Álcool e Outras Drogas, da Coerção à Coesão. Florianópolis: Departamento de Saúde Pública/UFSC, 2014.
13. GALHARDI, C. C.; MATSUKURA, T. S. O cotidiano de adolescentes em um Centro de Atenção Psicossocial de Álcool e outras Drogas: realidades e desafios. **Cadernos de Saúde Pública**, v. 34. 2018.
14. KAMINER, Y. **Adolescent substance abuse.** New York: Plenum Medical Company, 1994.
15. LAPORT, T. J.; JUNQUEIRA, L. A. P. A intersetorialidade nas políticas públicas sobre drogas. In: RONZANI, T. M. et al. (orgs.). **Redes de atenção aos usuários de drogas: políticas e práticas.** São Paulo: Cortez, 2015, p.67-83.
16. LOPES, I. C. A contribuição paulistana à reforma em saúde mental brasileira. In: VIEIRA, M. C. T. et al. (orgs.) **Tecendo a rede: trajetórias da saúde mental em São Paulo 1989-1996.** Taubaté: Cabral Editora e Livraria Universitária, 2003.
17. LUSSI, I.A.O. et al. Saúde Mental em pauta: afirmação do cuidado em liberdade e resistência aos retrocessos. **Cadernos Brasileiros de Terapia Ocupacional**. Editorial. v.27. n. 1 p 1-3 2019.
18. MINGARDI, G. **Geography of illicit drugs in the city of São Paulo.** Discussion Paper, n° 39, Management of Social Transformations MOST, UNESCO, 1999.
19. MOURA, Y. G. et al. Crianças e adolescentes em situação de rua e dependência de drogas: desafios da construção de redes sociais. In: SILVA, E. A.; ZUGMAN, D. K.; MOURA, Y. G. **Vulnerabilidades, resiliência e redes: uso, abuso e dependência de drogas.** São Paulo: Red Publicações, 2015, p.337-357.
20. RICHTER, R. H. M. **O processo de alta de crianças e adolescentes em CAPSij na perspectiva de terapeutas ocupacionais.** Dissertação (Mestrado em Terapia Ocupacional). Universidade Federal de São Carlos – UFSCAR, São Carlos, 2019.
21. RUI, T. Usos da "Luz" e da "Cracolândia": etnografia de práticas espaciais. **Saúde e Sociedade**, São Paulo, v.23, n.1, p.91-104, 2014.
22. SILVA, J. F. et al. Adolescência e saúde mental: a perspectiva de profissionais da Atenção Básica em Saúde. **Interface (Botucatu)**, v. 23, e18063, 2019.
23. TAÑO, B. L.; MATSUKURA, T. S. Saúde mental infantojuvenil e desafios do campo: reflexões a partir do percurso histórico. **Cad. Ter. Ocup. UFSCar**, São Carlos, v. 23, n. 2, p. 439-447, 2015.
24. TAÑO, B.L.; MATSUKURA, T.S. Intersetorialidade e cuidado em saúde mental: experiências dos CAPSij da Região Sudeste do Brasil. Physis, Rio de Janeiro, v. 29, n. 1, e290108, 2019.
25. VICENTIN, M. C. G.; GRAMKOW, G. Que desafios os adolescentes autores de ato infracional colocam ao SUS? Algumas notas para pensar as relações entre saúde mental, justiça e juventude. In.: LAURIDSEN-RIBEIRO, E. P. P.; TANAKA, O Y. (Org.). **Atenção em saúde mental para crianças e adolescentes no SUS.** São Paulo: HUCITEC, 2010. p. 337-351.

17

Medidas socioeducativas em meio aberto: diálogos possíveis e necessários

Thauana Letícia Felício
Carina Curti Galhardi
Fernanda Carolina Marinelli
Rosana Maria Menzani

PALAVRAS-CHAVE

- Adolescentes; socioeducação; atenção psicossocial.

APRESENTAÇÃO

O presente capítulo busca discorrer e refletir sobre a vivência dos adolescentes autores de ato infracional e de suas famílias, a partir da voz e olhar da equipe técnica do programa de medidas socioeducativas em meio aberto do município de São Carlos – SP.

Para tanto, parte-se de alguns princípios e pressupostos que guiam o trabalho desenvolvido como, por exemplo, a subjetividade do sujeito; o acesso aos direitos; a participação e inclusão social; a emancipação social; a promoção da cidadania; o cuidado no território, em rede e a intersetorialidade. Ressalta-se que esses aspectos são imprescindíveis quanto se trata da atenção à infância e adolescência de modo geral, de forma que permeiam e transitam pelas políticas públicas voltadas a essa população em diferentes cenários.

Quando se trata especificamente dos adolescentes autores de ato infracional, esses aspectos balizadores fundamentam não só a atenção no campo da assistência social, a partir do Sistema Nacional de Atendimento Socioeducativo, mas também a atenção psicossocial*, uma vez que, diante da complexidade

* "...um campo de saberes e práticas atravessado por um ideário ético-político substitutivo ao da psiquiatria hospitalocêntrica e médico centrada, subordinada ideologicamente, mas ainda dominante nas práticas cotidianas" (Costa-Rosa, 2013, p. 9).

envolvida, deve haver uma interface com os pontos de atenção da Rede de Atenção Psicossocial (RAPS) (BRASIL, 2014). Ou seja, ainda que sejam políticas públicas independentes, são complementares, tendo em vista a natureza e as demandas da população assistida.

Assim, neste capítulo, com base nessas duas perspectivas de atenção, pretende-se refletir, a partir do olhar integral para a adolescência†, sobre as potencialidades, dificuldades e desafios da atenção aos adolescentes nesse cenário, considerando os princípios e diretrizes que lhes são comuns.

Conforme aponta Costa (2006), a socioeducação, ao atuar junto ao adolescente em conflito com a lei, deve considerar o sujeito em desenvolvimento, promovendo o acesso dele e de sua família aos direitos essenciais e à cidadania, a partir da integralidade do cuidado e da interdisciplinaridade. Nessa mesma direção, porém, trazendo elementos que dão concretude a essas reflexões, Fernandes et al. (2020) refletem, a partir da atenção psicossocial, sobre como o exercício de direitos de cidadania e a inclusão social podem realmente ser vivenciados pela infância e adolescência. As autoras apontam que estes referem-se, por exemplo, à possibilidade de ingresso e permanência na escola; ao acesso a atividades de lazer e a diferentes espaços de vida do território; à possibilidade de participação social em distintas instâncias, assumindo papéis de representação/ação social com vistas a fomentar a visibilidade dessa população; entre outras.

Espera-se que, a partir desses dimensionamentos, alguns diálogos possíveis e necessários possam ser fomentados de forma a sustentar as reflexões adiante.

OS DIREITOS DA POPULAÇÃO INFANTOJUVENIL: BREVE PANORAMA HISTÓRICO

A concepção de infância e adolescência como população de direitos específicos ainda apresenta caminhos recentes em termos históricos, de forma que até o século XVIII era legalmente inexistente e abandonada ao trato do mundo privado e religioso, majoritariamente caritativo, sendo posteriormente incorporada por um Estado autoritário e monopolizador (PASSONE, 2007).

Dessa forma, no século XVIII, houve o surgimento no Brasil das primeiras instituições consideradas de proteção à infância, denominadas "desvalida", contribuindo para a institucionalização da cultura de caridade frente às crian-

† Nessa perspectiva, considera-se "...a pluralidade de realidades que conformam as distintas adolescências em diferentes contextos socioeconômicos e histórico-culturais", conforme apontam Surjus et al. no capítulo que compõe este livro, intitulado: Adolescentes e drogas: uma visada a partir da redução de danos.

ças marginalizadas, socialmente abandonadas, pobres e em situação de rua (MARCÍLIO, 1998; LOPES; MALFITANO; SILVA, 2006). Ainda nesse mesmo período, foram criadas as instituições totais, nas quais buscava-se o controle das pessoas por meio do asilamento e exclusão, tendo como foco aqueles que se encontravam fora do padrão comportamental estabelecido pela sociedade (RIZZINI, 2014; LOPES; SILVA, 2009).

No decorrer dos séculos XVIII e XIX, foi promulgado o primeiro Código Penal da República, em 1890, marcando o início de um debate entre os defensores da educação em detrimento do predomínio da punição (PASSONE E PEREZ, 2010). Nesse cenário, ainda, foram sendo estabelecidas as bases da psiquiatria brasileira, sendo inaugurado em meados do século XIX o primeiro hospital psiquiátrico do país e, posteriormente, as instituições psiquiátricas.

Nessa direção, observa-se a partir do século XX, impulsionada pela consolidação da medicina, pelo movimento higienista, pela institucionalização do cuidado e contexto internacional, a distinção entre dois grupos que assumiam caminhos, possibilidades e destinos diferentes: crianças da elite e os menores. Ou seja, para a criança da elite a assistência e políticas públicas tinham como intuito prepará-las para dirigir a sociedade. Já para a criança pobre, pertencente às "classes perigosas", restava apenas o estigma de "menor", sendo as ações pautadas no controle, educação elementar e profissionalizante, de forma a adequá-la ao mundo do trabalho (LOPES, MALFITANO E SILVA, 2006; RIBEIRO, 2006; PASSONE E PEREZ, 2010).

Aponta-se, em seguida, um longo caminho na construção de leis e normativas dirigidas à população infantojuvenil, sendo que, em 1923, criou-se o Juizado de Menores e, em 1927, instituiu-se o Código Mello Mattos, também denominado Código de Menores, os quais tinham como objetivo a assistência às crianças e aos adolescentes pobres e delinquentes, por meio de práticas punitivas, institucionalizantes e disciplinares (RIBEIRO, PAULA, 2013).

Na década seguinte, no contexto do movimento de 1930 e da instauração do golpe de 1937, o Brasil organizou suas primeiras políticas sociais, nas quais eram reservadas atenções especiais à família e à infância, sendo criado em 1941 o Serviço de Assistência ao Menor (SAM), que atribuía ao Estado poder para atuar junto aos "menores", reiteradamente qualificados como "desvalidos" e "delinquentes" (PASSONE E PEREZ, 2010).

O ano de 1959 é considerado o marco pelo qual a infância passou a ser valorizada e a criança considerada, internacionalmente, como sujeito de direitos pela Organização das Nações Unidas, em decorrência da Declaração Universal dos Direitos da Criança (COSTA, 2006; PASSONE E PEREZ, 2010). No entanto, somente em 1968, o Fundo das Nações Unidas para a Infância firmou acordo com o governo brasileiro, no qual o país assumiu formalmente os preceitos da Declaração. Na prática, o acordo não encontrou repercussão política na doutrina militar, levando à aprovação de um novo código de menores, ainda mais repressivo – o Código de Menores de 1979 (PASSONE E PEREZ, 2010).

Diante do contexto histórico permeado por abandonos e violências, começaram a surgir no país movimentos de reivindicações de direitos, como o Movimento Sanitário na década de 1970. Com a finalidade de estabelecer um novo conceito de saúde universal, em 1978 surgiu o movimento dos trabalhadores de saúde mental, que reivindicava nova estratégia de cuidado às pessoas com transtornos mentais. Concomitantemente, com o desmonte do regime militar, na década de 1980, surgiu uma série de denúncias sobre injustiças cometidas no atendimento infantojuvenil no país, revelando a distância existente entre as crianças elitizadas e os "menores" (RIZZINI, 2014).

Nesse contexto de mudanças, os movimentos sociais conseguiram mobilizar a criação da Comissão Nacional Criança Constituinte, em 1987. A nova Constituição Brasileira (1988) foi então instituída, redefinindo a representação da criança na sociedade e passando a reconhecê-la como sujeito de direitos e objeto de proteção integral (Artigos 227 e 228). O Estado brasileiro, desde então, tornou-se tutor de direitos e não de pessoas, devendo zelar para que crianças e adolescentes sintam-se e sejam tratados como sujeitos e cidadãos (LOPES, MALFITANO E SILVA, 2006; PASSONE E PEREZ, 2010).

O Estatuto da Criança e do Adolescente (ECA) foi então promulgado em 13 de julho de 1990, estabelecendo novas referências políticas, jurídicas e sociais. Instituiu a "Doutrina da Proteção Integral", na qual a legislação deve dirigir-se ao conjunto da população infantojuvenil, abrangendo todas as crianças e adolescentes, sem exceção alguma, extinguindo dessa maneira a categoria "menor" do arcabouço conceitual e jurídico (BRASIL, 1990; COSTA, 2006). A partir do marco de criação e implantação dessa legislação, foram alcançadas diversas conquistas para a população infantojuvenil, tendo como uma das principais a criação do Conselho Nacional de Direitos da Criança e do Adolescente (CONANDA) em 1991, que foi o marco inicial da participação da sociedade civil no estabelecimento de políticas públicas específicas para essa população (BRASIL, 1990).

Referente aos avanços das legislações da assistência social, destacamos a Lei Orgânica de Assistência Social (LOAS) de 1993, que priorizou o atendimento à criança e ao adolescente previsto nas ações de atendimento às políticas municipais, bem como a elaboração da Política Nacional de Assistência Social (PNAS) em 2004, definindo as diretrizes para o Sistema Único de Assistência Social (SUAS) (Brasil, 2005).

Quanto ao adolescente autor de ato infracional, em 2006, foi elaborada a resolução 113, documento preliminar da Secretaria Especial dos Direitos Humanos e CONANDA, que iniciou a discussão acerca da criação de um Sistema Nacional Socioeducativo. Neste mesmo ano, houve a criação da Fundação Casa, a partir da promulgação da Lei 12.469/2006 que passou a substituir a denominação Fundação Estadual para o Bem-Estar do Menor (FEBEM), que já não atendia a adolescência considerada carente desde o início da década de 1990 (Fundação Casa, 2010).

Em 2011, houve a publicação da Lei n. 12.435, que reorganizou a assistência social e indicou o Centro de Referência Especializado em Assistência Social (CREAS) e as entidades sem fins lucrativos enquanto serviços que incluem o acompanhamento das medidas socioeducativas em meio aberto (BRASIL, 2011). Em 2012, então, houve a promulgação da lei 12.594, que estruturou e regulamentou a execução e o acompanhamento dos adolescentes nas medidas socioeducativas, determinadas no Estatuto da Criança e do Adolescente, e instituiu o Sistema Nacional de Atendimento Socioeducativo (SINASE, 2012).

QUEM SOMOS

As medidas socioeducativas em meio aberto, no município de São Carlos - SP, são executadas pela Organização da Sociedade Civil - Salesianos, por meio de programa específico, em parceria com a Secretaria Municipal de Cidadania e Assistência Social.

O trabalho é desenvolvido por equipe multiprofissional, com profissionais da área da terapia ocupacional, psicologia, educação física, educação artística, entre outros. Os profissionais desenvolvem função de orientadores de referência; orientador de atendimento às famílias; orientador de esporte, saúde e lazer; orientador de arte e cultura; e coordenação/gestão. O atendimento é destinado a adolescentes de 12 a 18 anos, excepcionalmente até os 21, que tenham prática infracional e determinação judicial de acompanhamento, e tem por base as legislações do Estatuto da Criança e do Adolescente e do Sistema Nacional de Atendimento Socioeducativo (Brasil, 2012).

Essa equipe assume o compromisso de oferecer escuta e acolhimento a adolescentes e famílias, em um contexto permeado por respeito mútuo e corresponsabilização, possibilitando a identificação de interesses e construção de projetos de vida, experimentação de fazeres e vivências saudáveis, com reflexões críticas e construtivas diante da realidade social e prática infracional (COSTA, 2006). Atua com a compreensão da incompletude institucional e da importância da articulação da rede de atendimento e garantia de direitos, a fim de estabelecer uma intervenção integral e integrada junto a estes, bem como o pleno acesso aos direitos e promoção do desenvolvimento biopsicossocial (BRASIL, 2016).

A VOZ E A VEZ DOS ADOLESCENTES E FAMÍLIAS

Conforme apresentado anteriormente, este texto está pautado na subjetividade e na vivência dos adolescentes e famílias acompanhados, apresentando-se como porta-voz do discurso de todos os meninos, meninas, pais, responsáveis e familiares acompanhados por este grupo de trabalho. Manifesta, ainda, a voz dos profissionais da equipe técnica que, na rotina diária, vivenciam e experimentam sentimentos e sensações variados frente ao trabalho desenvolvido.

Ao discorrer sobre esses adolescentes e famílias, como será possível observar, dizemos de adolescências invisibilizadas, excluídas e estigmatizadas, pelo Estado e sociedade, seja pelo ato infracional, pela pobreza ou pelo diagnóstico médico que muitos recebem ao longo das experiências de vida. Porém, cabe ressaltar que não se trata de fazer a apologia da infração ou da transgressão, mas sim de tirar o foco do adolescente "marginal", assim como da patologização e das discordâncias políticas às quais eles foram protagonistas (VICENTIN, GRAMKOW, ROSA, 2010).

Nesse sentido, ampliar o olhar e a ação para a complexidade envolvida e que muitas vezes se restringe à trama na qual esses jovens se inserem socialmente é fundamental. Nenhuma instituição isoladamente será capaz de possibilitar alternativas e meios para que eles possam mudar seus "destinos", sem uma articulação coletiva entre diversos atores sociais e instituições. É preciso transcender ao lugar clínico da moral, a partir da dimensão ética, ou seja, distanciando-se do lugar de controle, tutela ou disciplinarização da vida, trazendo à luz as dificuldades da intervenção socioeducativa em rede (VICENTIN, ROSA, 2009).

Para tanto, a reflexão desenvolve-se por meio de excertos dos profissionais extraídos dos registros de reuniões e atendimentos realizados,‡ os quais foram identificados como recorrentes pela equipe técnica da referida unidade institucional, contribuindo, assim, para a visibilidade da experiência socioeducativa e para a discussão de seus demais contextos relatados.

De acordo com a Constituição Federal de 1988 e a legislação do ECA, é dever da família, da comunidade, da sociedade e do Estado zelar pela garantia dos direitos mínimos à população adolescente. Porém, o que se observa no dia a dia dos serviços são relatos de inúmeras dificuldades e fragilidades vivencia-

‡ Os excertos aqui referidos são extraídos de anotações dos profissionais desta equipe relacionados aos atendimentos individuais, grupais e visitas domiciliares, realizados com os adolescentes e famílias, assim como advêm das discussões em equipe em relação ao cotidiano do serviço.

das pelas famílias, somadas à condição atual do adolescente assistido, conforme se observa na fala de um dos profissionais:

"A mãe de um dos meninos relatou as dificuldades já vividas, e o quanto é difícil, depois de tudo que passaram, ter que ver o seu filho nessa situação." (Profissional da equipe).

Além das ações com os próprios adolescentes, a atuação com a família representa uma das bases do trabalho, respeitando que há diferentes configurações familiares, com base não apenas na consanguinidade, mas nas relações de afeto, solidariedade e referência, devendo haver a compreensão de qual relação é considerada positiva pelos adolescentes.

Assim, nas intervenções, além das premissas da escuta, do acolhimento e da figura do orientador de referência, há o trabalho com as famílias, visando poder construir com elas condições de exercer seu papel protetivo. Papel este majoritariamente exercido por figuras femininas, que sobrevivem em condições precárias de trabalho e com baixo suporte social, junto às quais se faz importante a atuação pelo respeito das vivências e transformações que as levaram a ocupar esse lugar em suas vidas e nas vidas dos adolescentes. São essas mesmas figuras femininas que cada vez mais lideram seus lares monoparentais e que buscam o acesso aos serviços de saúde para cuidados de seus familiares (GELINSKI, 2010; VERZA; SATTLER; STREY, 2015).

Compreende-se que, quando há a ausência de intervenções do Estado e de suporte às famílias, sobretudo aquelas que se encontram em situações de risco, vulneráveis e com os vínculos fragilizados e/ou rompidos, desencadeia-se um ciclo de fragilidades e complexidades que se repetem, estendendo-se no decorrer da vida dessas pessoas e tornando-se um mecanismo de difícil intervenção, por conta dos longos períodos de desatenção e ausência de cuidado.

Dessa forma, quando se colocam em pauta as políticas públicas específicas para a população adolescente, compreende-se que estas se fazem na oferta do acesso aos mínimos direitos previstos nas legislações supracitadas, que incluem a vida, alimentação, saúde, esporte, lazer, educação, cultura, convivência familiar e comunitária, profissionalização, dignidade, respeito e liberdade. Direitos estes que são construídos, reivindicados, sancionados e acompanhados por todos os considerados responsáveis, e não apenas pelas famílias (BRASIL, 1988; BRASIL, 1990).

"Ao relatar o dia a dia onde mora, o adolescente diz que não há muitas possibilidades no bairro, que o campinho e a piscina foram fechados, a quadra está deteriorada e que para ir ao centro da cidade há um gasto com ônibus. Desta forma, não há outra alternativa a não ser ficar na rua, soltar pipa, jogar bola na terra e fumar maconha, o que muitas vezes acaba por levar ao crime" (Profissional da equipe).

Observa-se no discurso que a ausência de efetivação de políticas públicas, com serviços e espaços que ofereçam atividades nas diferentes áreas de atendimento, representa fator de risco ao envolvimento infracional e ao sofrimento emocional, dando espaço e lugar físico e simbólico para a vivência de violências e violações, fragilidades e vulnerabilidades.

Estudos da área sinalizam que a participação em atividades interessantes e significativas, em um ambiente organizador da vida, viabiliza a interação social, maiores oportunidades de engajamento e, portanto, ajuda na criação de oportunidades de desenvolvimento pessoal e social (CID et al., 2014; CID, 2011; SAPIENZA, PEDROMÔNICO, 2005; GALHARDI, 2016).

Em meio a esse cenário, o mesmo Estado que não garante o acesso aos direitos é o poder que pune e culpabiliza adolescente e família pelo ato infracional, sofrimento psíquico e uso de substâncias psicoativas, promovendo a repressão, a violência e o ingresso no sistema socioeducativo. Aqui, não se defende que os adolescentes não sejam responsabilizados por seus atos ou sofrimento, mas que possam haver, juntamente ao processo socioeducativo, ações e intervenções que previnam a exposição a situações de riscos, potencializem os fatores de proteção, promovam o desenvolvimento de forma integral e que se pautem na prevenção e promoção à saúde, incluindo as diferentes políticas e setores que atuam com a adolescência, tal como proposto na perspectiva da atenção psicossocial.

"Em um dos atendimentos, o adolescente relata a morte da mãe e os impactos disso em sua vida, de forma que teve que aprender a se virar sozinho, sem apoio de ninguém. Assim, afirma que se perdeu na vida, nas drogas e nas coisas erradas... porém, estar na Liberdade Assistida (L.A) fez com que tivesse outras perspectivas de vida por meio do apoio recebido" (Profissional da equipe).

Avelar (2008) aponta que a ausência de um projeto de vida pode levar à perda da própria história, correndo também o risco de perder a própria identidade, bem como as perspectivas de futuro. E é nesse sentido que a intervenção junto ao adolescente na socioeducação pode ser potência e possibilita que o adolescente tenha vivências respeitosas, em um contexto organizado e estruturado, que permita a valorização de atividades, que envolvam a dimensão do cuidado, do tempo e do desejo, podendo favorecer a elaboração de projetos, além do fortalecimento do senso de identidade[29] (COSTA; ASSIS, 2006).

O principal objetivo das medidas socioeducativas, segundo Granja (2012), é proporcionar que o adolescente descubra a si mesmo, percebendo seu potencial como ponto de sua transformação.

"Em uma das oficinas, um dos adolescentes diz o quanto foi bom ir para o L.A, pois aprende uma variedade de atividades como, por exemplo, pintura, futebol, além de poder conversar. Finaliza dizendo sobre a importância de ter pessoas dispostas a ensiná-los" (Profissional da equipe).

Segundo o SINASE (2012), as medidas socioeducativas objetivam a responsabilização do adolescente pelo ato infracional cometido, com desaprovação da conduta e incentivando sempre que possível sua reparação, a integração social do adolescente e a garantia dos direitos individuais e sociais.

Costa e Assis (2006) sugerem que, no caso dos adolescentes em conflito com a lei, a instituição e o contexto de medida socioeducativa podem funcionar como um fator de proteção, na medida em que o espaço institucional e o contexto de atividades educacionais, de lazer e de formação profissional enriquecem o desenvolvimento de competências para que os adolescentes desenvolvam a capacidade de superar os riscos e para transformar suas respostas frente à sua realidade.

No entanto, compreendendo que as ações desenvolvidas são temporárias e passageiras na vida do adolescente, a maior dificuldade se relaciona na continuidade desse processo e o acesso às mesmas vivências e atividades em demais espaços, serviços e políticas, visando a construção ou reconstrução de projetos de vida.

Além disso, para que seja possível e potente construir um espaço e uma rotina de oferta de atividades e fazeres significativos, defende-se a importância de que estes sejam construídos tendo por base a escuta qualificada para os adolescentes e famílias, desde a chegada deles ao serviço e durante todo o processo de acompanhamento. A escuta é tida como um dos elementos norteadores do acompanhamento dos adolescentes e famílias (BRASIL, 2014; BRASIL, 2016).

Atrelada à escuta, faz-se importante trazer a temática da adesão aos atendimentos e atividades ofertadas, nos diferentes espaços de cuidado e participação, uma vez que os adolescentes e famílias por vezes também são culpabilizados pela não adesão aos atendimentos e atividades ofertadas, quando o que se observa é a ausência da escuta deles na construção desses espaços.

A reflexão aqui proposta é simples: como o indivíduo enquanto profissional sabe o que é melhor para o outro se não escuta o que ele acha que seja? Como exige-se presença a uma atividade em que não há identificação ou interesse?

Em composição com a escuta, destaca-se a importância da figura de referência do orientador, técnico e/ou profissional. Costa (2006) aponta a importância da presença educativa para que as intervenções possam ser efetivas. Infere-se, assim, o estabelecimento, entre adolescente e orientador, do vínculo de respeito, cuidado e consideração, sendo o segundo, a figura adulta de referência, desvinculada de contextos de fragilidade e vinculada ao contexto de proteção do serviço. Para que esse vínculo aconteça, o autor apresenta a proposta da pedagogia da presença, na qual o orientador oferta abertura, reciprocidade e compromisso, em uma relação em que dedica tempo, presença, experiência e exemplo ao atendido.

Além disso, o profissional deve compreender o contexto pessoal e social de origem e convivência do adolescente e família, os fatores de risco e proteção envolvidos na prática infracional e adotar posturas que superem o julgamento e o olhar estigmatizante (BRASIL, 2016).

No entanto, muitas vezes observa-se, no cotidiano dos serviços, uma ausência de disponibilidade no atendimento à população adolescente, aspecto que tem sido apontado na literatura como, por exemplo, no estudo de Galhardi (2016), que aborda a indisponibilidade e/ou ausência de motivação por parte de profissionais para o atendimento aos adolescentes. Avalia-se que há o lugar comum de ser um público-alvo complexo, permeado por dificuldades, aspectos que podem estar atrelados também à ausência de capacitações das equipes, assim como profissionais que se identifiquem com a população atendida.

Se a rede de atendimento e a sociedade em geral têm em sua estrutura o estigma do adolescente enquanto problema, sinônimo de rebeldia e conflito, aquele com quem se é difícil trabalhar (VICENTIN, ROSA, 2009), a voz dos adolescentes demonstra que, contraditoriamente, eles seguem se vinculando aos profissionais que se rebelam contra esse senso comum.

Além das potências, identificam-se dificuldades na corresponsabilização pelo cuidado do adolescente e da família, ainda que o profissional de referência tente articular com os demais setores da rede, visando facilitar o acesso e a garantia dos direitos dessa população, conforme se observa no relato a seguir.

"Em uma conversa com um profissional da rede de educação sobre um dos meninos assistidos no L.A., o mesmo afirmou que não iria matricular o adolescente. Disse que não havia mais espaço para menino da L.A. e que precisaria procurar outro local para ele" (Profissional da equipe).

"O mesmo se repete em espaços de saúde, onde após uma tentativa de inserção de um dos meninos em sofrimento psíquico em um grupo, um dos profissionais da equipe relatou que não havia um grupo de cuidado específico para adolescentes em conflito com a lei e que considera que não seja possível misturá-lo (!!) com os demais adolescentes" (Profissional da equipe).

Encontrar espaços de inserção e pertencimento, respeitando o princípio da incompletude institucional das medidas socioeducativas, apontada no Caderno de Orientações Técnicas para os Serviços de Medidas Socioeducativas (BRASIL, 2016), bem como a compreensão de que o acompanhamento socioeducativo representa período temporário na vida do adolescente, representa um dos maiores desafios da intervenção desse programa e de todos aqueles que se empenham na luta pelos direitos da população adolescente.

CONSIDERAÇÕES FINAIS

A partir das experiências compartilhadas e do que tem sido proposto pelo programa de medidas socioeducativas, ressalta-se que ainda é preciso avançar na concepção da adolescência, principalmente dos que cumprem medidas socioeducativas, de forma a abrir caminhos para uma assistência pautada no respeito a singularidades, vivências pessoais e contextuais, rompendo com todo estigma e preconceito presente. Além disso, considera-se que é fundamental investir em políticas públicas e ações que reconheçam e garantam os direitos dessa população e de suas famílias, ações estas que se pautem no território, na articulação com as diferentes redes de cuidado e setores, visando a corresponsabilização de diferentes atores e o cuidado integral.

Diante disso, retrata-se que para grande parte das populações que se encontram nas periferias, o desamparo em relação às políticas sociais deveria constar como pauta permanente no debate público, desnaturalizando esse ciclo de violência.

REFERÊNCIAS

1. AVELAR, B.R. **Projeto de vida para jovens que querem mais**, 2008.
2. BRASIL. Leis e Decretos. **Estatuto da Criança e do Adolescente**. Lei n. 8.069 de 13 de julho de 1990. Brasília, DF, 1990.
3. BRASIL. Leis e decretos. **Constituição da República Federativa do Brasil**. Brasília, DF, 1988.
4. BRASIL. Leis e Decretos. **Lei n. 10.216,** de 06 de abril 2001. Dispõe sobre a proteção e os direitos das pessoas portadoras de transtornos mentais e redireciona o modelo assistencial em saúde mental. Brasília, DF, 2001.
5. BRASIL. Ministério da Saúde. **Portaria n. 336,** de 19 de fevereiro de 2002. Brasília, DF, 2002.
6. BRASIL. Ministério do Desenvolvimento Social e Combate a fome. Secretaria Nacional de Assistência Social. **Política Nacional da Assistência Social.** PNAS/2004. Brasília, DF, novembro 2005.
7. BRASIL. Leis e decretos. **Lei n. 12.435, de** 6 de julho de 2011. Altera a Lei nº 8.742, de 7 de dezembro de 1993, que dispõe sobre a organização da Assistência Social. Brasília, DF, 2011.
8. BRASIL. Leis e decretos. **Portaria 3.088,** de 23 dezembro de 2011. Institui a Rede de Atenção Psicossocial para pessoas com sofrimento ou transtorno mental e com necessidades decorrentes do uso de crack, álcool e outras drogas, no âmbito do Sistema Único de Saúde (SUS). Brasília, DF, 2011.
9. BRASIL. Leis e decretos. **Lei n. 12.594**, de 18 de janeiro de 2012, Institui o Sistema Nacional de Atendimento Socioeducativo (Sinase) e regulamenta a execução das medidas socioeducativas destinadas a adolescente que pratique ato infracional; Brasília, DF, 2012.
10. BRASIL. Ministério da Saúde. Secretaria de Atenção à Saúde. Departamento de Atenção Especializada e Temática. **Atenção psicossocial a crianças e adolescentes no SUS**: tecendo redes para garantir direitos. Brasília, 2014.
11. BRASIL. MINISTÉRIO DO DESENVOLVIMENTO SOCIAL E AGRÁRIO (MDS). **Caderno de Orientações Técnicas:** serviço de medidas socioeducativas em meio aberto. Brasília/DF: 2016.
12. CID, M.F.B. et al. Saúde mental infantil em contextos de desvantagem socioeconômica: fatores de risco e proteção. **Cad. Ter. Ocup**. UFSCar, v.22, n.2, p.251-262, 2014.

13. CID, M.F.B. **Saúde mental de escolares:** um estudo de prevalência e de fatores de risco e proteção. 2011. Tese (Doutorado em Educação Especial) – Universidade Federal de São Carlos, São Carlos, 2011.
14. COUTO M.C.V.; DELGADO P.G.G. Crianças e adolescentes na agenda política da saúde mental brasileira: inclusão tardia, desafios atuais. **Psic Clin.** v.27, n. 1, p.17-40, 2015.
15. COSTA, A.C.G. **Os regimes de atendimento no estatuto da criança e do adolescente princípios norteadores.** Brasília: Secretaria Especial dos Direitos Humanos, 2006.
16. COSTA, A.C.G. **Por uma política nacional de execução das medidas socioeducativas:** conceitos e princípios norteadores. Brasília :Secretaria Especial dos Direitos Humanos, 2006.
17. COSTA, A.C.G. **Parâmetros para a formação do socioeducador.** Brasília: Secretaria Especial dos Direitos Humanos, 2006.
18. COSTA, C.R.B.S.F.; ASSIS, S.G. Fatores protetivos a adolescentes em conflito com a lei no contexto socioeducativo. **Psicol. Soc.,** v.18, n., p.74-81, 2006.
19. COSTA-ROSA, A.; LUZIO, C. A.; YASUI, S. Atenção Psicossocial: rumo a um novo paradigma na Saúde Mental Coletiva. In: Amarante, P. (Org.). **Archivos de Saúde Mental e Atenção Psicossocial**. Rio de Janeiro: Nau, p.13-44, 2003.
20. FUNDAÇÃO CASA. **A Fundação** – História. Acessado em 30/07/2020. Disponível em: http://www.fundacaocasa.sp.gov.br/View.aspx?title=a-fundacao-historia&d=83.
21. FERNANDES, A.D.S.A. et al. Reflexões sobre a atenção psicossocial no campo da saúde mental infantojuvenil. **Cad. Bras. Ter. Ocup.,** São Carlos, v. 28, n. 2, p. 725-740, June 2020. Disponível em: <http://www.scielo.br/scielo.php?script=sci_arttext&pid=S2526=89102020000200725-&lng=en&nrm-iso>. access on 10 Nov. 2020. Epub June 08, 2020. http://dx.doi.org/10.4322/2526-8910.ctoarf1870.
22. FERNANDES, A. D. S. A.; MATSUKURA, T. S. Adolescentes Inseridos em um CAPSi: alcances e Limites deste Dispositivo na Saúde Mental Infantojuvenil. **Temas em Psicologia,** Ribeirão Preto, v. 24, n. 3, p. 977-990, 2016.
23. GALHARDI, C.C. **Adolescentes usuários de drogas em CAPSad e seus familiares:** trajetórias, cotidianos e desafios. 2016, 181p. Dissertação (Mestrado em Terapia Ocupacional) – Universidade Federal de São Carlos, São Carlos, 2016.
24. GELINSKI, C.R.O.G. **Proteção social em saúde para famílias vulneráveis com monoparentalidade feminina via estratégia saúde da família**. 2010, 272p. Tese (Doutorado em Sociologia Política) – Universidade Federal de Santa Catarina, Florianópolis, 2010.
25. GRANJA, R.J. Apresentação. In: DIAS. A.F.; MARQUES. G.S.M. **Olhares compartilhados uma história sobre as medidas socioeducativas em meio aberto no município de São Carlos**. São Carlos: Riani Costa, p.11-14, 2012.
26. LOPES, R.E.; MALFITANO, A.P.S.; SILVA, C.R.; Adolescência e juventude de grupos populares urbanos no brasil e as políticas públicas: apontamentos históricos, **Revista HISTEDBR On-line**, Campinas, n.23, p. 114-130, set. 2006.
27. LOPES, R.E.; SILVA, C.R.; Adolescência e juventude: entre conceitos e políticas públicas, **Cadernos de Terapia Ocupacional da UFSCar,** São Carlos, jul-dez, v. 17, n.2, p 87-106, 2009.
28. MARCÍLIO, M.L. **História social da criança abandonada**. São Paulo: Hucitec, 1998.
29. MONTEIRO, A. R. M. M. et al. Sofrimento psíquico em crianças e adolescentes – a busca pelo tratamento. **Escola Anna Nery,** Rio de Janeiro, v. 16, n. 3, p. 523 – 529, 2012.
30. NUNES, C. K.; KANTORSKI, L. P.; COIMBRA, V. C. C. Interfaces entre serviços e ações da rede de atenção psicossocial às crianças e adolescentes. **Revista Gaúcha Enfermagem**, Porto Alegre, v. 37, n. 3, p. 1-8, 2016.
31. OLIVEIRA, Eliana Rocha. Ensinando a não sonhar: anti-pedagogia oficial destinada a adolescentes infratores no estado do Rio de Janeiro. **Katálysis,** Florianópolis, v. 6, n. 1, p. 85-95, jan./jun. 2003.
32. PASSONE, E. F. **Políticas sociais de atendimento à infância e juventude**: o caso da Fundação Abrinq. Dissertação (Mestrado em Educação) – Universidade Estadual de Campinas, Campinas, 2007.

33. PASSONE, E. F.; PEREZ, J. R. R. Políticas sociais de atendimento às crianças e aos adolescentes no brasil; **Cadernos de Pesquisa,** v.40, n.140, p. 649-673, maio/ago. 2010.
34. RIBEIRO, E.L.; PAULA, C. S. **Política de saúde mental para crianças e adolescentes**. In: Políticas de saúde mental. Baseado no curso políticas públicas de saúde mental do CAPS Luiz R. Cerqueira. p.322-346, 2013.
35. RIBEIRO, P.R.M. História da saúde mental infantil: a criança brasileira da colônia à república velha. **Psicologia em Estudo**. Maringá, v. 11, n. 1, p. 29-38, abril, 2006.
36. RIZZINI, I. **A proteção da infância e da sociedade**: In: A institucionalização de crianças no Brasil: percurso histórico e desafios do presente. Rio de Janeiro: Editora PUC-Rio; São Paulo (Loyola), p. 19-39, 2014.
37. ROMAGNOLI R.C.; AMORIM A.K.; SEVERO A.K.S.; NOBRE M.T. Intersetorialidade em saúde mental: tensões e desafios em cidades do sudeste e nordeste brasileiro. **Revista Subjetividades.** 2017;17(3):157-68.
38. SAPIENZA, G.; PEDROMÔNICO, M.R.M. Risco, proteção e resiliência no desenvolvimento da criança e do adolescente. **Psicol. Estud.**, v. 0, n.2, p. 209-216, 2005.
39. SEVERO, A. K.; DIMENSTEIN, M. Rede e intersetorialidade na atenção psicossocial: contextualizando o papel do ambulatório de saúde mental. **Psicologia: Ciência e Profissão,** v. 31, n. 3, p. 640-655, 2011.
40. TAÑO, B. L. Os **Centros de Atenção Psicossocial Infantojuvenis (CAPSi) e as práticas de cuidado para as crianças e adolescentes em intenso sofrimento psíquico**. 2014. 206f. Dissertação (Mestrado em Terapia Ocupacional) - Universidade Federal de São Carlos, São Carlos, 2014.
41. VASCONCELOS, E. M. Epistemologia, diálogos e saberes: estratégias para práticas interparadigmáticas em saúde mental. **Cadernos Brasileiros de Saúde Mental**, 1(1). [CD - ROM], 2009.
42. VERZA F.; SATTLER, M.K.; STREY M.N. Mãe, mulher e chefe de família: perspectivas de gênero na terapia familiar. **Pensando Fam.**, v.19, n1., p.46-60, 2015.
43. VICENTIN, M. C. G.; ROSA, M. D. Transtorno mental e criminalidade na adolescência: notas para uma análise crítica da patologização do adolescente autor de ato infracional. **Revista Brasileira de Ciências Criminais.** São Paulo, v.17, n.78, p. 320-347, maio/jun, 2009.
44. VICENTIN, M.C.G.; GRAMKOW, G.; ROSA, M.D. A patologização do jovem autor de ato infracional e a emergência de "novos" manicômios judiciários. **Rev. Bras Crescimento Desenvolv Hum.** v.20, n.1, p.61-69, 2010.

18

Promoção da saúde mental de crianças e adolescentes na pandemia da Covid-19: um relato de experiência

Martha Morais Minatel
Maria Fernanda Barboza Cid
Amanda Dourado Souza Akahosi Fernandes
Giovana Garcia Morato

PALAVRAS-CHAVE

- Saúde mental infantojuvenil; pandemia da Covid-19; extensão universitária.

APRESENTAÇÃO

Um dos pilares da universidade pública é a extensão universitária. Compondo o tripé "pesquisa-ensino-extensão", a extensão universitária se constitui a partir do compromisso social e ético junto à sociedade e implica em práticas emancipatórias, inventivas e criativas que potencializem a integração e encontro entre academia (docentes, discentes e técnicos), profissionais e poder público (nos mais diferentes setores) e sociedade civil. Assim, envolve um processo interdisciplinar, educativo, cultural, científico e político no território e cotidiano dos sujeitos, coletivos e organizações, pressupondo uma ação de transformação (POLÍTICA NACIONAL DE EXTENSÃO UNIVERSITÁRIA, 2012).

Refletimos, aqui, a prática extensionista sob a luz de Paulo Freire (1977, p.36), para quem "o conhecimento não se estende do que se julga sabedor até aqueles que se julgam não saberem; o conhecimento se constitui nas relações homem-mundo, relações de transformação, e se aperfeiçoa na problematização crítica destas relações". Essa compreensão implica em uma prática de extensão universitária que se dá por meio do diálogo e que vislumbra a autonomia dos sujeitos e coletivos com os quais se encontra.

Importa destacar esse lugar de construção de práticas – a universidade –, uma vez que é por meio dele que afirmamos a relevância política e social da universidade pública e a oportunidade de ser presença e composição em diferentes espaços da sociedade ao mesmo tempo, seja como suporte ou tensionamento do que está posto.

Nessa direção, este trabalho versa sobre ações de extensão universitária voltadas à construção de estratégias de promoção da saúde mental infantojuvenil frente à pandemia da Covid-19, coordenadas por docentes do Laboratório de Terapia Ocupacional e Saúde Mental (LaFollia) da Universidade Federal de São Carlos (UFSCar). As equipes envolvidas nessas ações extensionistas integraram, além das docentes, discentes de graduação de diferentes áreas (terapia ocupacional, psicologia e engenharia), alunos de pós-graduação (terapia ocupacional, educação especial e enfermagem) e profissionais de serviços públicos da saúde e assistência social.

Compreende-se que a pandemia da Covid-19, em curso no Brasil desde março de 2020, tem implicado na necessidade de criação de novos paradigmas e ações coletivas no que tange à extensão universitária, por meio da articulação da rede intersetorial, tendo em vista as atuais condições que essa situação coloca e as possibilidades de enfrentamento delas (BARBOSA, 2020; SERRÃO, 2020).

Considerando a complexidade da dinâmica pela qual se produz a saúde mental e também o sofrimento psíquico na população de crianças e adolescentes no cenário da pandemia da Covid-19, observamos que a extensão universitária tem sido um dispositivo participativo e transformador para o desenvolvimento de ações frente à realidade atual.

Partindo do campo da atenção psicossocial infantojuvenil, as ações aqui apresentadas são demarcadas pelo compromisso com crianças, adolescentes, suas famílias e comunidades; gestores e profissionais da rede de atenção em saúde, proteção e seguridade social; e organizações da sociedade civil. Atrelada a isso está a formação de estudantes de diferentes níveis acadêmicos a partir dessa realidade, possibilitando a apreensão e construção do conhecimento por meio dos diferentes saberes (científico, técnico e popular).

Assim, este capítulo tem como objetivo relatar as experiências de algumas ações de extensão universitária voltadas à construção de estratégias de promoção da saúde mental infantojuvenil frente à pandemia da Covid-19, tendo como referencial teórico-conceitual e metodológico a Atenção Psicossocial e as políticas que sustentam o campo.

Destacamos, ainda, que o conceito de promoção da saúde adotado aqui refere-se, de acordo com Buss (2009, p. 20),

> [...] a uma "combinação de estratégias": ações do Estado (políticas públicas saudáveis), da comunidade (reforço da ação comunitária), de indivíduos (desenvolvimento de habilidades pessoais), do sistema de saúde (reorientação do sistema de saúde) e de parcerias intersetoriais; isto é, trabalha com a ideia de "responsabilização múltipla", seja pelos problemas, seja pelas soluções propostas para os mesmos (BUSS, 2009, p.20).

Indo ao encontro dessa compreensão está a Política Nacional de Promoção da Saúde, que enfatiza a natureza intersetorial das ações de promoção que, na medida em que são propostas na direção de superar as fragmentações que regem as condutas do processo saúde-doença, abrem espaço para práticas contextualizadas, visando a redução das vulnerabilidades. A política sinaliza, ainda, que os processos de planejamento e implementação de ações de promoção da saúde sejam compostos com os sujeitos, coletivos e territórios, considerando sua autonomia e singularidade e reconhecendo que os modos de viver estão condicionados e determinados pelos contextos socioeconômico, político e cultural em que eles vivem (BRASIL, 2010, 2018).

No que se refere especificamente às ações de promoção da saúde mental infantojuvenil, vale apontar que são evidenciadas no documento "Atenção psicossocial a crianças e adolescentes no SUS: tecendo redes para garantir direitos", publicado em 2014 pelo Ministério da Saúde. Naquele momento, o documento guiava as práticas no campo da saúde mental infantojuvenil, com o qual corroboramos, na medida em que trata das ações de promoção e cuidado em saúde e saúde mental na perspectiva do direito e do fomento de espaços de participação social (BRASIL, 2014).

O CONTEXTO PANDÊMICO

Desde o final de 2019, temos vivenciado uma crise sanitária mundial, considerada como o maior surto de pneumonia típica desde a síndrome respiratória grave (SARS) em 2003 - a Covid-19 (WANG et. al., 2020). Com as altas taxas de transmissibilidade da doença e o risco de contágio, algumas medidas de segurança e proteção passaram a ser adotadas em diferentes países como, por exemplo, a lavagem e higienização frequente das mãos, uso de máscaras e o distanciamento físico (JILOHA, 2020; PIRES, 2020).

Nessa direção, no Brasil, ainda que sob a inconsistência das estratégias e políticas adotadas pelo Governo Federal, alguns estados têm deliberado como medida emergencial o distanciamento físico, fechando escolas, comércios e demais serviços não essenciais (BRASIL, 2020).

Diante desse cenário, a Covid-19 vem apresentando desafios de diferentes níveis em todos os aspectos da vida, além de gerar uma série de mudanças no cotidiano das famílias e da sociedade de forma geral, podendo impactar não só a saúde física e biológica, mas também a saúde mental (OMS, 2020; FIOCRUZ, 2020a). Autores apontam que essa doença traz consigo o risco da pandemia do sofrimento psíquico, dado seu potencial de gerar perturbações psicossociais cujos impactos, por vezes, ultrapassam a condição de enfrentamento pela população, o que sinaliza para a importância de se desenvolver estratégias de cuidado em saúde mental da população (CID et. al., 2020; FIOCRUZ, 2020a; HUREMOVIC, 2019; JILOHA, 2020).

Assim, destaca-se que, na situação atual, o aumento da sobrecarga, a confusão causada pelo excesso de informações, a quebra de rotina, o distanciamento de pessoas queridas e o medo configuram-se como um cenário potencial para o desenvolvimento de sofrimento psíquico na população em geral, inclusive nas crianças e adolescentes, o que pode perdurar por período significativo de tempo pós-pandemia (CID et. al., 2020; HUREMOVIC, 2019; OPAS, 2015).

Segundo Pires (2020), esse momento tem sido experimentado de modo diferente pelos indivíduos, a depender da vulnerabilidade presente, de suas trajetórias, territórios e formas de inserção no conjunto das relações sociais. Portanto, compreende-se que alguns grupos sociais, submetidos a processos de vulnerabilização, são os mais impactados pelos resultados adversos e pela fragilidade das políticas públicas adotadas para o enfrentamento da crise.

Para os grupos sociais advindos de contextos mais vulneráveis e propensos ao abandono, exclusão e negligência – como crianças e adolescentes – é fundamental maior atenção da comunidade e entidades públicas (JILOHA, 2020), por meio de estratégias de diferentes níveis e setores, para além da saúde (HUREMOVIC, 2019; JILOHA, 2020).

Dessa forma, entidades nacionais e internacionais (OMS, OPAS, UNICEF, CONANDA) têm se manifestado na direção da necessidade de proteger e cuidar das crianças e adolescentes, dando continuidade ao trabalho de garantia ao acesso a seus direitos básicos e provendo condições que permitam o cuidado à sua saúde física e mental frente à pandemia da COVID-19.

Estudos e documentos oficiais têm enfatizado as Políticas de Estado como forma de enfrentamento à crise advinda da pandemia (FIOCRUZ, 2020b; PIRES; CARVALHO; XAVIER, 2020), mas, sobretudo, reforçam as ações de caráter coletivo, incluindo a sociedade civil, conselhos, movimentos sociais populares e moradores locais, como agentes fundamentais para a criação de uma ampla rede de proteção e cuidado junto aos grupos mais vulneráveis (BARBOSA, 2020; O COMBATE À PANDEMIA....2020; PIRES, 2020).

Para dialogar com esse cenário pandêmico, apresenta-se, na próxima seção, o referencial que tem fundamentado as práticas extensionistas que serão relatadas neste texto, ou seja, a Atenção Psicossocial de crianças e adolescentes.

ATENÇÃO PSICOSSOCIAL E SAÚDE MENTAL INFANTOJUVENIL

A atenção psicossocial no Brasil, enquanto resultado concreto do processo da Reforma Psiquiátrica (DELGADO, 2015), apresenta-se como um campo constituído por saberes e práticas que fundamentam e orientam atualmente as ações no contexto da saúde mental (COSTA-ROSA, 2013). Tais saberes e práticas descendem de distintas disciplinas e experiências que subsidiaram (e ainda subsidiam) o processo de transformação assistencial, o qual esteve pautado na renúncia à racionalidade médica e ao paradigma psiquiátrico com consequente assunção da existência humana como processo complexo. Assunção essa que viabiliza a compreensão acerca da experiência do sofrimento psíquico (YASUI, 2010).

Yasui (2016) aponta alguns elementos que podem contribuir para engrenar a dimensão abstrato-conceitual ao plano das práticas da atenção psicossocial, sendo denominados conceitos-ferramentas. Dentre eles, têm-se o cuidar, o território, a responsabilização, o acolhimento, a equipe, o projeto terapêutico individual, a rede intersetorial, o cotidiano e o tempo.

Aponta-se que a Atenção Psicossocial no Brasil hoje se apresenta como o arranjo estruturante da Rede de Atenção Psicossocial (RAPS), concedendo subsídio teórico e técnico às estratégias de cuidado formuladas que fundamentam o funcionamento de tal rede, assim como a concepção e orientação de seus dispositivos e práticas (FERNANDES et al., 2020).

Importa ressaltar que a RAPS, enquanto estrutura operacional da Atenção Psicossocial, vislumbra a garantia da promoção da saúde mental e assistência a pessoas em sofrimento psíquico ou transtorno mental, bem como àquelas com necessidades decorrentes de uso de álcool e outras drogas, a partir da criação, ampliação e articulação de pontos de atenção à saúde no âmbito do Sistema Único de Saúde (SUS) (BRASIL, 2011). Assim, envolve serviços territoriais e pontos de atenção do SUS, com destaque aos grupos mais vulneráveis, dentre os quais, crianças e adolescentes. Também reafirma a importância de ferramentas como a intersetorialidade e a interdisciplinaridade como recursos para a garantia de cuidado, o que significa, no caso de crianças e adolescentes, a importância e a necessidade de articular as ações com outras instâncias, tais como educação, assistência social, esporte, cultura, justiça, dentre outros (FERNANDES et al., 2020).

Ainda que a RAPS tenha sido proposta considerando os mais diversos grupos vulneráveis, como a infância e a adolescência, a sua constituição parte daquilo que se tinha enquanto modelo e filosofia de cuidado em saúde mental para a população adulta (FERNANDES et al., 2020). Nesse sentido, considerando as particularidades da infância e adolescência, o Ministério da Saúde lançou, em 2014, um documento intitulado "Atenção Psicossocial a crianças e adolescentes no SUS: tecendo redes para garantir o cuidado". Esse documento aponta para a construção do cuidado em saúde mental infantojuvenil fundamentado em algumas diretrizes e ressalta uma série de aspectos específicos a essa população (BRASIL, 2014).

É a partir desse direcionamento que começa a ser possível vislumbrar um modelo de assistência à infância e adolescência, bem como uma dinâmica de funcionamento da rede, de forma que pilares de sustentação dessa transformação, como o exercício de direitos de cidadania e a inclusão social, possam realmente ser vivenciados pela população assistida (FERNANDES et al., 2020).

Dentre os princípios fundamentais da política de saúde mental infantojuvenil, destacam-se o acolhimento universal, o encaminhamento implicado e corresponsável, o trabalho no território, o cuidado compartilhado das necessidades de saúde mental e a construção permanente da rede e da intersetorialidade (BRASIL, 2014). Identifica-se que esses princípios, sob o enfoque da Atenção Psicossocial, visam diminuir os processos de institucionalização de crianças e adolescentes, principalmente por meio do direito à convivência em família e na comunidade, de forma a restituir e/ou inaugurar a capacidade contratual como expressão de cidadania a esse público (TAÑO, MATSUKURA, 2015).

Autores apontam que, diante das dificuldades de constituição de uma rede de atenção em saúde mental que possa efetivamente contribuir para a ampliação da contratualidade, exercício de cidadania e proteção para crianças e adolescentes no Brasil, é fundamental proporcionar diferentes estratégias de promoção da saúde mental, ou seja, que visem dimensões como participação social, educação, moradia e cidadania (TAÑO, MATSUKURA, 2015; FERNANDES et al., 2020). Aponta-se que as atividades extensionistas aqui apresentadas têm tido também essas dimensões como objetivos de suas práticas.

A EXPERIÊNCIA EXTENSIONISTA DE PROMOÇÃO DA SAÚDE MENTAL DE CRIANÇAS E ADOLESCENTES NO CONTEXTO DE PANDEMIA

As ações desenvolvidas em torno da promoção da saúde mental de crianças e adolescentes serão aqui apresentadas a partir de três eixos, ainda que sejam um conjunto e complementares entre si, mas considerando as especificidades na sua execução.

Destacamos que tais experiências são exemplos do que foi possível construir em tempos de distanciamento físico, do trabalho remoto e das inúmeras demandas que o momento atual tem exigido de cada cidadão, comunidade, instituição e poder público. Nossa intenção é de compartilhar as experiências de extensão universitária que foram possíveis e positivas na composição das redes e articulação do cuidado em saúde mental infantojuvenil, de modo comprometido com seu contexto e diferentes realidades de vida, ainda que de forma remota.

Como nota que antecede a apresentação propriamente das ações desenvolvidas, importa reafirmar que a noção de promoção da saúde, especialmente da saúde mental infantojuvenil, apresenta-se não só como fio condutor, mas também como horizonte desejado de todas as práticas aqui relatadas, reafirmando os princípios e diretrizes teóricos e políticos – já apresentados neste relato – sob os quais se assentam as práticas de cuidado por nós desenvolvidas.

Ações intersetoriais, territoriais e comunitárias

Esta frente de trabalho se dedicou a realizar ações junto aos sujeitos que vivem ou trabalham em contextos de vulnerabilidade social, sendo esta compreendida aqui a partir da Política Nacional de Assistência Social (PNAS), associando-se também fatores de risco que afetam negativamente as pessoas em seu cotidiano (MORAIS; RAFFAELI; KOLLER, 2012). Ela se expressa por diferentes situações, como a pobreza, a privação, a falta de acesso a serviços públicos, a fragilização de vínculos afetivo-relacionais e de pertencimento social (MUSSIAL; MARCOLINO-GALLI, 2019).

Considerando o aporte teórico metodológico deste trabalho – a Atenção Psicossocial –, fez-se a proposta da oferta do cuidado a partir e pelo coletivo, organizado por meio de ações intersetoriais e interdisciplinares, compondo um trabalho que integrou ações socioassistenciais, da comunidade civil e da universidade.

A intersetorialidade, enquanto uma metodologia e compromisso ético na atenção a crianças e adolescentes, se colocou como premissa para a construção das ações. Segundo Taño (2017), a intersetorialidade se afirma em práticas contextualizadas e deve ser implicada com o território, sinalizando a necessidade de articulação de propostas territoriais, em que se incluam a saúde mental e a atenção às crianças e adolescentes, de modo que comunidades e famílias sejam as protagonistas do processo – e de seus processos. A autora destaca a necessidade de investimento, paciência e entendimento do caráter processual e inclusivo das famílias e comunidades nesse processo, sendo estas as condições necessárias para que a intersetorialidade possa se efetivar enquanto ferramenta e estratégia para o desenvolvimento local e emancipação de grupos e coletivos no combate às iniquidades.

A intersetorialidade, e sua operacionalização na prática, torna-se o meio para que a promoção da saúde mental ocorra e seja capaz de garantir os direitos e as condições para a construção da cidadania, participação social, reconhecimento e fruição às crianças e adolescentes. Nessa direção, as ações dessa frente tiveram como objetivos:

- Promover a saúde mental infantojuvenil articulada ao fortalecimento da rede por meio da construção de ações intersetoriais.
- Fomentar as ações da sociedade civil (organizações e comunidade em geral) em parceria com os setores públicos, na articulação da rede de proteção e garantia de direitos das crianças e suas famílias, bem como na construção coletiva de intervenções direcionadas ao enfrentamento da Covid-19.
- Fomentar a organização popular, sua participação e compromisso com o cuidado coletivo e de proteção à infância e adolescência, bem como o desenvolvimento local do território.
- Apoiar e fortalecer a organização, planejamento e execução das ações de um programa socioassistencial, enquanto uma política intersetorial e de atenção à infância e suas famílias e a possibilidade de construção de projetos coletivos de cuidado em saúde mental de crianças e suas famílias, a partir de seus cotidianos e atividades produzidas.
- Ofertar um espaço de aprendizado aos estudantes da área da saúde, no que tange ao exercício do trabalho intersetorial, articulações comunitárias e territoriais, bem como a oferta do cuidado em saúde mental infantojuvenil a partir de projetos coletivos de cuidado.

Tais objetivos foram desenvolvidos por meio de uma metodologia de trabalho que pressupôs a participação e construção conjunta das ações. Todo o processo teve como premissa o diálogo e a autonomia, a valoração dos diferentes saberes e o entendimento de que o conhecimento e possíveis respostas às demandas da prática se constroem no encontro entre os diferentes atores envolvidos, que na presente experiência incluiu pessoas da comunidade, o poder público, a universidade, trabalhadores de serviços socioassistenciais e membros de organizações da sociedade civil.

A demanda por esse projeto surgiu a partir da aproximação junto à gestão do Sistema Único da Assistência Social (SUAS) no município em questão. Optou-se, como estratégia inicial de aproximação do público-alvo, pela escolha de um programa vinculado à proteção social básica (o Programa Criança Feliz – PCF), considerando a indicação da continuidade do serviço (Portaria 28/abril de 2020, MC) e sua potência enquanto um meio de aproximação e proteção de um coletivo que tem vivido intensamente as consequências desse período, sobretudo em relação à vulnerabilidade social.

O PCF foi implementado no município do estudo em 2018 e sua equipe é composta por: uma coordenação, um supervisor e visitadores sociais. Focaliza famílias inseridas no Cadastro Único da Assistência Social que possuem crianças de 0 a 3 anos e até 6 anos quando a criança possuir alguma deficiência, além do acompanhamento das gestantes. Sua metodologia de trabalho consiste na realização de visitas domiciliares cujos objetivos são a garantia de direitos, o fortalecimento de vínculos e a promoção do desenvolvimento infantil (BRASIL, 2016).

A partir dessa via de acesso, duas frentes de ação foram propostas, uma direta com o PCF e outra a partir de um grupo comunitário.

No que diz respeito aos referenciais teórico-metodológicos que orientaram o trabalho com a comunidade (grupo comunitário e famílias do PCF), utilizou-se a perspectiva da Educação Popular em Saúde (BRASIL, 2013; CRUZ, 2018) fundamentada pelos constructos da pedagogia crítica proposta por Freire (1979; 2002).

O trabalho junto ao PCF foi de supervisão semanal, realizada pela docente coordenadora do projeto de extensão junto à gestora e às visitadoras do PCF, a partir da discussão crítica sobre a prática desenvolvida pela equipe desse programa, provocando reflexões que garantissem tanto os objetivos do programa de maneira remota, com a criação de novas possibilidades de encontro e ação junto às famílias, quanto a sensibilização das visitadoras para a escuta atenta e proposições que ofertem um cuidado à saúde mental das mães/cuidadoras e suas crianças por meio do seu cotidiano.

Especificamente em relação ao grupo comunitário, este foi criado inicialmente para acolher e tentar responder às necessidades básicas das famílias nos diferentes âmbitos, promovendo a articulação dos serviços públicos e da sociedade civil na busca da garantia dos direitos e cuidado integral a essas famílias e suas crianças, fortalecendo um trabalho em rede, responsivo às necessidades sociais e aos direitos humanos, fomentador da participação social e da solidariedade. Como ações desse coletivo, destaca-se um documento feito pelas lideranças comunitárias e entregue ao Comitê de Crise frente à Pandemia da COVID-19 no município, indicando estratégias e fragilidades na comunidade no que diz respeito à proteção.

Dentre as demandas apresentadas, uma estava ao alcance do coletivo para realizar – a sensibilização e informação clara às crianças e adolescentes de modo acessível sobre os cuidados necessários diante da pandemia. Assim, com a necessidade apresentada, foi construída uma história em quadrinhos (HQ) com três super-heróis que representavam as estratégias de enfrentamento da Covid-19: o Aquabão (poder da água e do sabão), a Super Máscara (poder da máscara) e o Garoto Espaço (poder do distanciamento social). Os três heróis foram criados buscando a representatividade dos sujeitos e que as crianças e adolescentes pudessem se sentir representados neles. Portanto, ainda que a construção desse material tenha sido disparada pela equipe da atividade extensionista, sua elaboração foi pautada nas opiniões, solicitações e devolutivas dos integrantes do grupo comunitário e no perfil da população-alvo.

Feita a HQ, para sua impressão e entrega, por meio da Secretaria Municipal de Cidadania e Assistência Social, agregou-se à ação as Organizações da Sociedade Civil (OSC) que trabalham com crianças e adolescentes em situação de vulnerabilidade social no município. Desse encontro, foi possível fazer melhorias na HQ a partir da inclusão de passatempos, por exemplo; também foi possível conseguir doações para a impressão do material, além de ter sido realizada a entrega das HQs juntamente com máscaras de tecido que a Secretaria Municipal de Cidadania e Assistência Social obteve por doações.

Outra ação efetiva do grupo foi a construção de um documento com abaixo assinado, protocolado na Defensoria Pública, com o objetivo de indicar a situação do transporte coletivo local, a necessidade de ampliação de linhas e do aumento do número de veículos, considerando as superlotações e o número insuficiente de ônibus disponíveis à população da região.

O grupo comunitário tem se fortalecido, agregando novos sujeitos para a construção de uma associação de moradores dos bairros da região em que o projeto vem sendo desenvolvido, além de estar articulando um núcleo dentro dele composto por crianças e adolescentes, garantindo assim a voz e a participação desses sujeitos.

A conscientização e a reflexão, por meio do diálogo, têm sido ferramentas para promover a autonomia do coletivo e da comunidade. Legitimar esse grupo politicamente foi um dos objetivos centrais para o projeto, considerando, a partir disso, outras possibilidades de discussão junto aos demais atores (organizações da sociedade civil, serviços e o poder público), possibilitando a construção de estratégias coletivas em prol da comunidade.

Focalizando a saúde mental de adolescentes na pandemia: a rede social como um caminho

A pandemia da Covid-19 e as medidas necessárias para sua contenção têm apresentado inúmeros desafios para as ações de promoção e cuidado estratégico à saúde mental de adolescentes, considerando, inclusive, os índices crescentes relacionados à experiência do sofrimento psíquico intenso por adolescentes nos últimos anos. Aponta-se que essa situação tem se agravado ainda mais com a pandemia, especialmente em função do distanciamento físico; dos sentimentos que emergem da crise sanitária, tais como medo e angústia; das alterações impostas nas rotinas, nas atividades escolares e nos planos futuros; da preocupação com a situação socioeconômica familiar; dentre outros fatores (FIGUEIRAS e STULTS-KOLEHMAINEN, 2020; LIMA, 2020; WIGG et. al. 2020) .

Nesse contexto, as redes sociais têm sido, ainda mais, um "território" de circulação dessa população (DESLANDES e COUTINHO, 2020) e, portanto, na presente frente de trabalho, uma ferramenta em exploração no desenvolvimento de estratégias de promoção e cuidado em saúde mental direcionadas às adolescências.

Nessa direção, foi criado um perfil* na rede social Instagram® com o objetivo de produzir e divulgar conteúdos sobre saúde mental para adolescentes, fomentando um espaço virtual de interação e acolhimento.

O projeto se desenvolveu a partir da criação de conteúdos audiovisuais advindos de conhecimento produzido cientificamente. Tal criação aconteceu por meio de um processo de imersão coletiva, no qual a linguagem científica é o substrato para a produção de informações acessíveis e atrativas para a população-alvo, levando em conta as pluralidades das possibilidades do adolescer. Foram abordadas temáticas como ansiedade, estresse, racismo, conflitos familiares, uso de álcool e outras drogas, organização da rotina e estudos, o uso das redes sociais, autoestima, autocuidado, arte, educação sexual, redes de apoio, família, entre outras.

Observa-se que a escolha dos temas se deu pelas demandas dos próprios seguidores da página, por meio de interações disponibilizadas pelo aplicativo (enquetes, caixas de perguntas e votações). Atualmente, a página conta com aproximadamente 1.250 seguidores/as.

Os conteúdos abordados geraram engajamento por parte dos adolescentes, o que é observado pela participação nas interações sugeridas, mas principalmente pela troca de mensagens privadas, que alguns têm usado para pedir ajuda relacionada ao próprio sofrimento psíquico. Nesses casos, foram realizados acolhimentos, suportes informacionais pontuais e direcionamentos para a rede de Atenção Psicossocial. Vale pontuar que as interações ocorreram tanto com o público adolescente quanto o adulto por meio das publicações, sendo que profissionais dos setores da saúde, assistência social e educação sinalizaram à

* Perfil criado no Instagram®: des.fazer.nos.

equipe do projeto que utilizaram os conteúdos da página como apoio no trabalho com essa população.

Sobre a dinâmica de trabalho da equipe envolvida, destaca-se que, desde o início do projeto, o processo ocorreu de forma participativa com as(os) integrantes, partindo de experiências prévias tanto com as redes sociais virtuais quanto no que diz respeito à percepção delas(es) sobre a saúde mental no cenário da pandemia. O grupo se organizou por meio de uma dinâmica de trabalho semanal, relacionada à administração do perfil e reunindo-se quinzenalmente para avaliação, discussão, planejamento e estudo teórico relacionado à saúde mental e Atenção Psicossocial de adolescentes.

Alguns desafios foram observados pela equipe, a saber: o manejo da rede social e da tecnologia envolvida na produção dos conteúdos, o processo de "tradução" de conteúdos complexos e acadêmicos para uma linguagem visual e acessível e o descompasso entre o tempo da rede social e o tempo da equipe. Por outro lado, destaca-se a potência das reflexões e discussões teórico-práticas que ocorreram entre os participantes sobre o processo de implicação e não neutralidade na produção do conhecimento, sobre inclusão e acessibilidade e o aprofundamento das temáticas apresentadas na rede social.

Assim, essa experiência tem possibilitado reflexões acerca dos processos de produção de cuidado no campo da saúde mental de adolescentes e também da formação profissional que, ocorrendo de forma ativa e participativa, parece ampliar o alcance tanto no que se refere à proposta e público-alvo quanto no desenvolvimento de competências profissionais para atuação, no campo psicossocial, de acordo com as demandas advindas dos tempos e contextos históricos.

Produzir conteúdo visando a promoção da saúde mental de adolescentes por meio das redes sociais virtuais é desafiador, contudo, mostra caminhos interessantes para a costura de outros nós na rede do cuidado em saúde mental em tempos de pandemia. Sinaliza-se, assim, que a real disponibilidade de todos os envolvidos com as adolescências faz com que outros territórios sejam explorados, potencializando a criação de ações que reconheçam as dificuldades, mas que busquem, de fato, considerar as demandas e potencialidades de adolescentes.

Intervenções informacionais voltadas a crianças e adolescentes com transtorno do espectro autista (TEA) e suas famílias

Essa frente de trabalho teve início logo que as medidas de distanciamento físico foram adotadas, uma vez que as mudanças advindas com a pandemia trouxeram uma série de implicações na vida de crianças e adolescentes com transtorno do espectro autista (TEA), assim como de suas famílias (HOU-

TING, 2020), como estudos internacionais têm investigado (COLIZZI et al., 2020; DI RENZO, et al., 2020). Os resultados apontam que além das crianças e adolescentes com TEA estarem apresentando dificuldades cotidianas e intensificação do sofrimento psíquico, seus cuidadores principais se sentem sobrecarregados, uma vez que pouco conseguem compartilhar as tarefas do dia a dia, evidenciando fragilidades na rede de suporte social (COLIZZI, et al., 2020; DI RENZO, et al., 2020; FERNANDES, et al., 2020b).

Diante desse cenário, as ações desenvolvidas nessa frente de trabalho partiram das demandas advindas de famílias que passavam por atendimento em terapia ocupacional em uma clínica-escola, anteriormente à pandemia. Após o levantamento das demandas, a equipe do projeto de extensão se reuniu para refletir sobre as potenciais estratégias que poderiam favorecer o enfrentamento dessas dificuldades, ainda que de forma remota.

Com tantas dúvidas, incertezas, riscos e prejuízos à vida, compreendeu-se que lançar mão de um conjunto de práticas assistenciais que minimamente possam responder às demandas dos diferentes cenários é ainda mais urgente e desafiador. Amarante (2013) afirma que o campo da saúde mental e Atenção Psicossocial precisa estar pautado em um processo flexível que, a partir da inovação de atores, conceitos e princípios, possa captar, compreender e transformar toda a complexidade e totalidade envolvida.

A partir das demandas levantadas, a equipe identificou que em um primeiro momento a urgência se pautava na necessidade de oferta de suporte, apoio e orientação às famílias e a conscientização da comunidade, visando não só amenizar as dificuldades cotidianas, como também viabilizar o exercício da cidadania, participação social e a garantia dos direitos dessa população (BARBOSA et al., 2020; FERNANDES et al., 2020b).

Tendo em vista que as ações teriam de, obrigatoriamente, ocorrer de forma remota, a alternativa foi o desenvolvimento de Intervenções Informacionais, caracterizadas pelo compartilhamento de informações entre as pessoas e que, quando utilizadas de forma estratégica, podem servir como um elo entre os profissionais da saúde e as comunidades (MORAES, 2008). Ressalta-se que foi valorizado o compartilhamento de conhecimento, a partir do respeito aos aspectos culturais, econômicos e sociais dos sujeitos envolvidos. Vasconcellos-Silva e Castiel (2020) sinalizam que, em tempos remotos, a possibilidade de acesso a informações sérias e confiáveis por meio da tecnologia e das redes sociais tem sido uma potência.

Dessa forma, foram produzidos cinco materiais:

- Cartilha voltada às famílias: objetivou orientar as famílias de crianças e adolescentes com TEA quanto às estratégias de enfrentamento da situação no começo da pandemia, quando as atividades das escolas e serviços foram temporariamente suspensas.

- Cartilha voltada à comunidade: visou a conscientização da comunidade acerca das particularidades das crianças e adolescentes com TEA, procurando desmistificar preconceitos e ilustrar como o momento pandêmico é um desafio ainda maior para essa população, de forma a sensibilizar as pessoas sobre esse momento delicado.
- Animação: envolveu a produção de um vídeo curto de animação, com o objetivo de transmitir informações à população em geral a respeito do TEA. Com o vídeo, foi possível ilustrar algumas características do quadro clínico, como as alterações sensoriais e dificuldades quanto às mudanças de rotina. Além disso, foram problematizadas questões quanto ao estigma e preconceito vivenciado por essa população.
- Infográfico: teve como intuito abordar com a comunidade como identificar crianças e adolescentes com TEA que frequentam espaços públicos em tempos de pandemia, no sentido de informar algumas estratégias que vêm sendo utilizadas pelos familiares para alertar a comunidade em geral que se trata de um indivíduo com TEA. Essa estratégia objetivou a garantia dos direitos dessa população como, por exemplo, o atendimento preferencial, assim como evitar que crianças/adolescentes e suas famílias fossem hostilizadas(os) diante da impossibilidade de usarem máscaras.
- Cartilha com orientações específicas aos familiares: consistiu em orientações práticas aos familiares sobre o processo de adaptação e aceitação do uso de máscaras pelas crianças e pelos adolescentes que apresentam resistência. Além disso, continha orientações sobre o manejo nos momentos em que era necessário sair de casa junto com a criança/o adolescente com TEA.

Tendo em vista o maior acesso das famílias de crianças e adolescentes com TEA, assim como da comunidade de modo geral, foi proposto um plano de comunicação, a partir do qual os materiais foram divulgados† em diferentes mídias sociais como Instagram®, Facebook® e Whatsapp®, além do compartilhamento em grupos *on-line* de mães de crianças e adolescentes com TEA, grupos de profissionais que lidam com essa população e em serviços territoriais.

Com o processo de divulgação, a equipe foi convidada a dar entrevistas nas rádios, programas de televisão, jornais e sites eletrônicos. Todas as demandas que chegaram à equipe foram respondidas, de forma que foi possível identifi-

† Os materiais encontram-se disponíveis na página do Laboratório de Terapia Ocupacional e Saúde Mental no Facebook® (@TOLaFollia) e no Instagram® (@lafollia_dto_ufscar).

car que os materiais chegaram a diferentes estados e instituições, sendo amplamente compartilhados. Observa-se que os materiais também têm sido citados por instituições científicas referência no Brasil, tais como a Sociedade Brasileira de Pediatria (SBP) e a Fundação de Amparo à Pesquisa do Estado de São Paulo (FAPESP) (AGÊNCIA FAPESP, 2020; SBP, 2020).

CONSTRUINDO PRÁTICAS ALINHADAS COM SUJEITOS, COLETIVOS E COMUNIDADES

O relato apresentado carrega consigo, além do compromisso em responder ao objetivo proposto, ou seja, relatar as experiências de algumas ações de extensão universitária voltadas à construção de estratégias de promoção da saúde mental infantojuvenil frente à pandemia da COVID-19, o comprometimento em revelar e afirmar – a partir de práticas plurais pautadas em referenciais teóricos e metodologias de trabalho condizentes com o campo da saúde mental infantojuvenil – a necessária assunção de um posicionamento ético, político e social pela universidade e, portanto, por nós, agentes diretos envolvidos no processo de construção e disseminação do conhecimento.

Enquanto agentes diretos em tal processo, o que buscamos iluminar e defender com as práticas que apresentamos foi justamente uma concepção de construção e disseminação de conhecimento que não se faz a partir da universidade para a comunidade, mas, ao contrário, que se produz e se reproduz a partir do encontro entre distintos atores sociais, distintas culturas, crenças e saberes. Ou seja, as práticas aqui apresentadas se comprometeram em reafirmar que conhecimento é matéria viva, pulsante, que se faz, se molda e se modifica no processo do encontro, das trocas, do diálogo e das reflexões coletivas, sendo a partir dessa dinâmica que os saberes aqui apresentados foram instaurados, possibilitando a construção e a execução de práticas de cuidado em saúde mental infantojuvenil condizentes com as realidades encontradas pelo caminho.

Ainda, é sob essa perspectiva que compreendemos a operacionalização da promoção da saúde mental infantojuvenil, ou seja, sua compreensão teórica por nós assumida ganha materialidade a partir das práticas de cuidado realizadas, as quais foram concebidas e concretizadas em conjunto com aqueles que dela puderam se beneficiar.

É importante ressaltar também que a defesa aqui feita e ilustrada a partir das práticas descritas é a de que a intersetorialidade é força motriz de todo o trabalho no campo da saúde mental infantojuvenil. Arrisca-se dizer, inclusive, que é também ela que possibilita tessituras entre concepções teóricas, práticas e saberes entre os distintos atores envolvidos, conferindo às ações desenvolvidas a característica de serem mutáveis, flexíveis e passíveis de incontáveis reformulações.

As ações extensionistas perpassaram por diferentes processos no âmbito interdisciplinar, educativo, cultural, assistencial, científico e político em parceria com diferentes atores e redes de cuidado. Nessa direção, tido como ferramenta institucional, o projeto de extensão aqui relatado (a partir das diversas atividades que o compuseram e que foram apresentadas) possibilitou o desenvolvimento de estratégias de promoção da saúde mental infantojuvenil, em diferentes cenários, a partir das demandas advindas da própria comunidade, sujeitos e coletivos, tendo em vista as melhorias das condições sociais, especialmente daqueles em situação de vulnerabilidade.

REFERÊNCIAS

1. AGÊNCIA FAPESP. UFSCar publica cartilhas com informações sobre cuidados com autistas ante Covid-19. **Agência FAPESP**, São Paulo, 9 abr. 2020. Disponível em: https://agencia.fapesp.br/ufscar-publica-cartilhas-com-informacoes-sobre-cuidados-com-autistas-ante-covid-19/32926/. Acesso em: 04 nov. 2020.
2. AMARANTE, P. **Saúde mental e atenção psicossocial.** 4. ed. Rio de Janeiro: Fiocruz, 2013.
3. BARBOSA, D. S. Saberes e práticas da extensão universitária na resposta ao enfrentamento da Covid-19 no Brasil. **Revista Práticas em Extensão**, São Luís, v. 04, n.01, p. 50-21 2020. Disponível em http://ppg.revistas.uema.br/index.php/praticasemextesao/article/view/2224. Acesso em: 30 jun. 2020.
4. BARBOSA, A. M. et al. Os impactos da pandemia Covid-19 na vida das pessoas com transtorno do espectro autista. **Revista da SJRJ**, Rio de Janeiro, v. 24, n. 48, p. 91 – 105, mar./jun. 2020. Disponível em: http://revistaauditorium.jfrj.jus.br/index.php/revistasjrj/article/view/357/244. Acesso em: 29 out. 2020.
5. BRASIL. Ministério da Saúde. Secretaria de Vigilância em Saúde. Secretaria de Atenção à Saúde. Política Nacional de Promoção da Saúde. Ministério da Saúde, Secretaria de Vigilância em Saúde, Secretaria de Atenção à Saúde, 3. ed. – Brasília: Ministério da Saúde, 2010.
6. BRASIL. Ministério da Saúde. **Portaria n. 3.088,** de 23 de dezembro de 2011. Institui a Rede de Atenção Psicossocial para pessoas com sofrimento ou transtorno mental e com necessidades decorrentes do uso de crack, álcool e outras drogas, no âmbito do Sistema único de Saúde (SUS), 2011.
7. BRASIL. Ministério da Saúde. **Portaria n. 2.761**, de 19 de novembro de 2013. Institui a Política Nacional de Educação Popular no âmbito do Sistema Único de Saúde (PNEPS-SUS).
8. BRASIL. Ministério da Saúde. **Atenção psicossocial a crianças e adolescentes no SUS:** tecendo redes para garantir direitos / Ministério da Saúde, Conselho Nacional do Ministério Público. – Brasília: Ministério da Saúde, 2014. 60 p.: il.
9. BRASIL. **Decreto n. 8.869**, de 5 de outubro de 2016. Institui o Programa Criança Feliz. Brasília: Presidência da República, 2016. Disponível em: www.planalto.gov.br/ccivil_03/)ato2015-2018/2016/decreto/D8869.htm.
10. BRASIL. Ministério da Saúde. Secretaria de Vigilância em Saúde. Secretaria de Atenção à Saúde. Política Nacional de Promoção da Saúde: PNPS: Anexo I da Portaria de Consolidação n. 2, de 28 de setembro de 2017, que consolida as normas sobre as políticas nacionais de saúde do SUS/ **Ministério da Saúde, Secretaria de Vigilância em Saúde, Secretaria de Atenção à Saúde**. – Brasília: Ministério da Saúde, 2018.

11. BRASIL. Ministério da Saúde. **Boletim Epidemiológico**. Secretaria de Vigilância em Saúde. Centro de Operações de Emergências em Saúde Pública – COE-nCoV. Brasília: Ministério da Saúde, 2020. Disponível em: https://portalarquivos.saude.gov.br/images/pdf/2020/fevereiro/04/Boletim-epidemiologico-SVS-04fev20.pdf.
12. BUSS, P. M. Uma introdução ao conceito de promoção da saúde. In: CZERESNIA, D.; DE FREITAS, C. M. (Ed.). **Promoção da saúde: conceitos, reflexões, tendências.** SciELO-Editora FIOCRUZ, 2009. Cap. 1, 19-42.
13. CID, M. F. B.; FERNANDES, A. D. S. A.; MORATO, G. G.; MINATEL, M. M. Atención psicosocial y pandemia de Covid-19: Reflexiones sobre la atención a infancia y adolescencia que vive en contextos socialmente vulnerables. **Multidisciplinary Journal of Educational Research**, v. 10, n. 2, p. 178-201, 2020. Disponível em: <doi: 10.4471/remie.2020.5887>. Acesso em: julho 2020.
14. COLIZZI, M. et al. Psychosocial and behavioral impact of Covid-19 in autism spectrum disorder: an online parent survey. **Brain Sciences**, [*s. l.*], v. 10, n. 06, p. 1-14, 2020. Disponível em: https://doi.org/10.3390/brainsci10060341. Acesso em: 07 nov. 2020.
15. COSTA-ROSA, A. **Atenção psicossocial além da reforma psiquiátrica:** contribuições a uma clínica crítica dos processos de subjetivação na saúde coletiva. São Paulo: Unesp, 2013.
16. CRUZ, P. J. S. C. Como aprendi a abordar as questões sociais com os princípios freirianos. In: CRUZ, P. J. S. C. (org.). **Educação popular em saúde**: desafios atuais. 1 ed. São Paulo: Hucitec, 2018. p. 153-165.
17. DELGADO, P.G.G. O desafio da produção de conhecimento sobre a reforma psiquiátrica brasileira. **Ciênc. Saúde Coletiva**, Rio de Janeiro, v. 20, n. 2, p. 312, Feb. 2015.
18. DESLANDES, S. F.; COUTINHO, T. O uso intensivo da internet por crianças e adolescentes no contexto da Covid-19 e os riscos para violências autoinflingidas. **Ciênc. Saúde Coletiva**, Rio de Janeiro, v. 25, supl. 1, p. 2479-2486, jun. 2020.
19. DI RENZO, M. et al. Parent-Reported Behavioural Changes in Children With Autism Spectrum Disorder During the Covid-19 Lockdown in Italy. **Continuity in Education,** [*s. l.*], v. 1, n. 1, p. 117 – 125, 2020. Disponível em: https://continuityineducation.org/articles/10.5334/cie.20/. Acesso em: 07 nov. 2020.
20. FERNANDES, A. D. S. A. et al. Reflexões sobre a atenção psicossocial no campo da saúde mental infantojuvenil. **Cad. Bras. Ter. Ocup.**, São Carlos, v. 28, n. 2, p. 725-740, jun. 2020a. Disponível em: https://www.scielo.br/pdf/cadbto/v28n2/2526-8910-cadbto-2526-8910ctoARF1870.pdf. Acesso em: 07 nov. 2020.
21. FERNANDES, A. D. S. A. et al. Desafios cotidianos e possibilidades de cuidado às crianças e adolescentes com Transtorno do Espectro Autista (TEA) frente à Covid-19. **Cad. Bras. Ter. Ocup.**, São Carlos, Preprint, 2020b. Disponível em: https://preprints.scielo.org/index.php/scielo/preprint/view/955/version/1011. Acesso em: 07 nov. 2020.
22. FILGUEIRAS, A.; STULTS-KOLEHMAINEN, M. The Relationship Between Behavioural and Psychosocial Factors Among Brazilians in Quarantine Due to COVID-19. **The Lancet**. Preprint. Disponível em: https://ssrn.com/abstract=3566245 ou http://dx.doi.org/10.2139/ssrn.3566245. 2020.
23. FIOCRUZ. **Saúde mental e atenção psicossocial na pandemia Covid-19:** Recomendações para Gestores, 2020a. Disponível em: https://www.fiocruzbrasilia.fiocruz.br/wp-content/uploads/2020/04/Sa%C3%BAde-Mental-e-Aten%C3%A7%C3%A3o-Psicossocial-na-Pandemia-Covid-19-recomenda%C3%A7%C3%B5es-para-gestores.pdf. Acesso em: 16 maio 2020.
24. FIOCRUZ. **Saúde mental e atenção psicossocial na pandemia Covid-19:** Recomendações Gerais, 2020b. Disponível em: https://www.fiocruzbrasilia.fiocruz.br/wp-content/uploads/2020/04/Sa%c3%bade-Mental-e-Aten%c3%a7%c3%a3o-Psicossocial-na-Pandemia-Covid-19-recomenda%c3%a7%c3%b5es-gerais.pdf. Acesso em: 16 maio 2020.
25. FREIRE, P. **Extensão e comunicação?** Rio de Janeiro: Paz e Terra, 1977.
26. FREIRE, P. **Educação como prática da liberdade**, 9ª. ed. Rio de Janeiro: Paz e Terra, 1979.
27. FREIRE, P. **Pedagogia da uutonomia**: saberes necessários à Prática Educativa. São Paulo: Paz e Terra, 2002.

28. HOUTING, Jac den. Stepping out of isolation: Autistic people and Covid-19. **Autism in Adulthood**, [*s. l*], v. 2, n. 2, p. 103-10, 2020. Disponível em https://www.liebertpub.com/doi/pdf/10.1089/aut.2020.29012.jdh:. Acesso em: 07 nov. 2020.
29. HUREMOVIC, D. **Psychiatry of pandemics**. A mental health response to infection outbreak. Springer. North Shore University Hospital Manhasset, NY, 2019.
30. JILOHA, R.C. COVID-19 and Mental Health – Special Issue on SARS-CoV-2 (Covid-19). **Epidemiology International**, v.5, n.1, p.7-9, 2020.
31. LIMA, R. C. Distanciamento e isolamento sociais pela Covid-19 no Brasil: impactos na saúde mental. **Physis: Revista de Saúde Coletiva,** Rio de Janeiro, v. 30, n. 2 e300214, 2020.
32. MORAES, A. F. Informação estratégica para as ações de intervenção social na saúde. **Ciênc. Saúde Coletiva**, Rio de Janeiro, v. 13, supl. 2, p. 2041-2048, Dec. 2008. Disponível em: https://www.scielo.br/pdf/csc/v13s2/v13s2a08.pdf. Acesso em: 07 nov. 2020.
33. MORAIS, A.N.; RAFFAELLI, M.; KOLLER, S.H. Adolescentes em situação de vulnerabilidade social e o continuum risco-proteção. **Av. Psicol. Latinoam.**, Bogotá, v. 30, n. 1, p. 118-136, jun. 2012. Disponível em <http://www.scielo.org.co/scielo.php?script=sci_arttext&pid=S1794-47242012000100010&lng=en&nrm=iso>. access on 16 Nov. 2020.
34. MUSIAL, D.C.; MARCOLINO-GALLI, J.F. Vulnerabilidade e risco: apontamentos teóricos e aplicabilidade na Política Nacional de Assistência Social. O Social em Questão, v.44, p.291-306, 2019. Disponível em: http://osocialemquestao.ser.pucio.br/media/OSQ_44_SL2%20(1).pdf.
35. Observatório de Análise Política em Saúde. **O combate à pandemia covid-19 nas periferias urbanas, favelas e junto aos grupos sociais vulneráveis:** propostas imediatas e estratégias de ação na perspectiva do direito à cidade e da justiça social. 2020. Disponível em: ttps://analisepoliticaemsaude.org/oaps/noticias/ca218b98ba4f3f05842ea00744b21bc5/1/.
36. ORGANIZAÇÃO MUNDIAL DE SAÚDE (OMS). **Mental health and psychosocial considerations during the Covid-19 outbreak**, 2020. Disponível em: https://www.who.int/docs/default-source/coronaviruse/mental-health-considerations.pdf.
37. ORGANIZAÇÃO PAN-AMERICANA DE SAÚDE. **Primeiros cuidados psicológicos:** guia para trabalhadores de campo. Brasília, DF: OPAS, 2015. Disponível em: https://www.paho.org/bra/index.php?option=com_docman&view=download&category_slug=prevencao-e-cont-doencas-e-desenv-sustentavel-071&alias=1517-primeiros-cuidados-psicologicos-um-guia-para-trabalhadores-campo-7&Itemid=965.
38. PIRES, R. **Nota técnica n. 33 IPEA**: Os efeitos sobre grupos sociais e territórios vulnerabilizados das medidas de enfrentamento à crise sanitária da covid-19: propostas para o aperfeiçoamento da ação pública. 2020. Disponível em: http://repositorio.ipea.gov.br/bitstream/11058/9839/1/NT_33_Diest_Os%20Efeitos%20Sobre%20Grupos%20Sociais%20e%20Territ%c3%b3rios%20Vulnerabilizados.p.
39. PIRES, L.N.; CARVALHO L.; XAVIER, L.L. **COVID-19 e desigualdade:** a distribuição dos fatores de risco do Brasil, 2020. Disponível em: https://www.researchgate.net/publication/340452851.
40. POLÍTICA NACIONAL DE EXTENSÃO UNIVERSITÁRIA. **Fórum de Pró-Reitores das Instituições de Educação Superior Brasileiras.** Manaus, AM, 2012. Disponível em: <https://proex.ufsc.br/files/2016/04/Pol%C3%ADtica-Nacional-de-Extens%C3%A3o-Universit%C3%A1ria-e-book.pdf>. Acesso em: 30 jun. 2020.
41. SERRÃO, A. C. P. Em tempos de exceção como fazer extensão? Reflexões sobre a Prática da Extensão Universitária no Combate à Covid-19. **Revista Práticas em Extensão**, São Luís, v. 04, n.01, 2020. Disponível em: https://ppg.revistas.uema.br/index.php/praticasemextesao/article/view/2223. Acesso em: 30 jun 2020.
42. SOCIEDADE BRASILEIRA DE PEDIATRIA – SBP. **Covid-19 e o Transtorno do Espectro Autista.** Nota de alerta, 17 de abril de 2020. Disponível em: https://www.sbp.com.br/fileadmin/user_upload/22455c-NA_-_COVID-19_e_Transtorno_do_Espectro_Autista__1_.pdf. Acesso em: 04 nov. 2020.

43. TAÑO, B.L. **A constituição de ações intersetoriais de atenção às crianças e adolescentes em sofrimento psíquico**. 2017. Tese (Doutorado em Educação Especial) – Programa de Pós-graduação em Educação Especial, Universidade Federal de São Carlos, São Carlos, 2017.
44. TAÑO, B.L.; MATSUKURA, T.S. Saúde mental infantojuvenil e os desafios do campo: reflexões a partir do percurso histórico. **Cadernos de Terapia Ocupacional da UFSCar,** v.23, n.2, p.439-447, 2015.
45. VASCONCELLOS-SILVA, Paulo R.; CASTIEL, Luis David. Covid-19, as fake news e o sono da razão comunicativa gerando monstros: a narrativa dos riscos e os riscos das narrativas. **Cadernos de Saúde Pública**, Rio de Janeiro, v. 36, n. 7, e00101920, 2020. Disponível em: https://www.scielo.br/pdf/csp/v36n7/1678-4464-csp-36-07-e00101920.pdf. Acesso em: 07 nov. 2020.
46. WANG, C. et al. Immediate Psychological Responses and Associated Factors during the Initial Stage of the 2019 Coronavirus Disease (Covid-19) Epidemic among the General Population in China. **Int. J. Environ. Res. Public Health**. v.17, p.2-25, 2020.
47. WIGG, C. M. D., COUTINHO, I. M. F. de A.; SILVA, I. C. da, LOPES, L. B. The mental health of children and adolescents during the Covid-19 pandemic: a narrative review. **Research, Society and Development**, v.9, n.9, e704997687.2020.
48. YASUI, S. **Rupturas e encontros: desafios da reforma psiquiátrica brasileira**. Rio de Janeiro: Fiocruz, 2010.
49. YASUI, S. **Vestígios, desassossegos e pensamentos soltos:** atenção psicossocial e a reforma psiquiátrica em tempos sombrios (Tese de Livre Docência). 2016. Faculdade de Ciências e Letras de Assis, Universidade Estadual Paulista, Assis, SP, Brasil, 2016.

Índice remissivo